U0928093

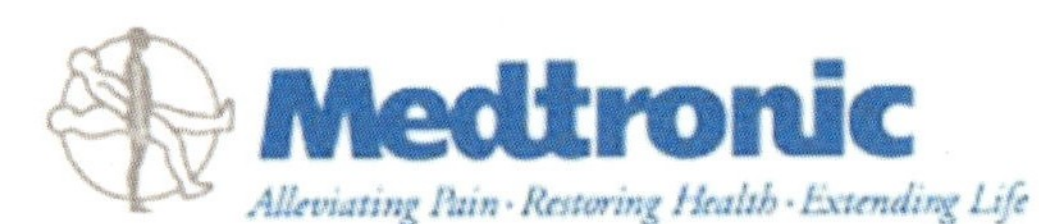

美敦力医疗用品技术服务（上海）有限公司

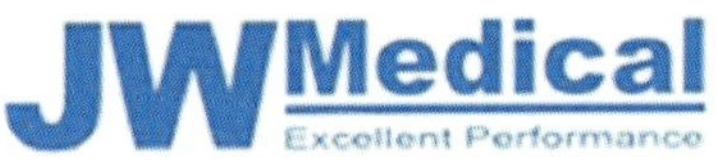

山东吉威医疗制品有限公司

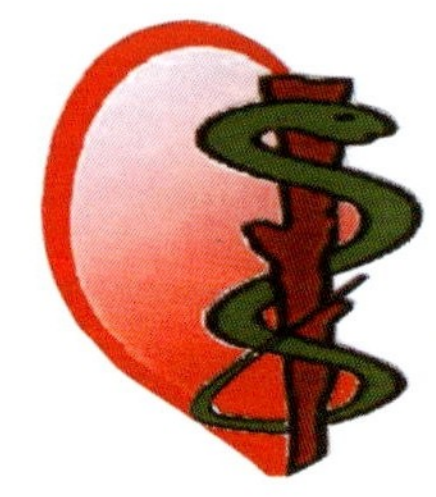

献给

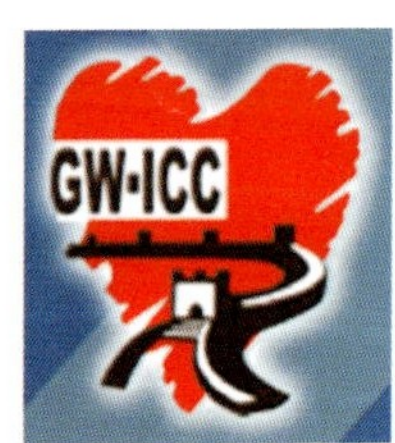

第三届中国控烟与心血管疾病预防学术论坛

暨第二届越医心血管病论坛

中国医师控烟手册

主审　胡大一　王宁夫

主编　郭航远　马长生
　　　方唯一　霍　勇

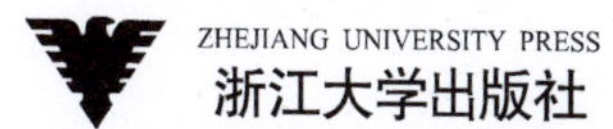

本书编写人员

主　　审　胡大一　王宁夫

主　　编　郭航远　马长生　方唯一　霍　勇

副 主 编　杨芳芳　邢杨波　孙　勇　徐　超　徐　佳

编写人员　（按姓氏笔画排序）

马长生　方唯一　王　平　龙德勇

刘兴鹏　刘晓惠　孙　勇　池菊芳

汤日波　许伟源　邢杨波　何益平

余　瑜　李　刚　杨　彪　杨芳芳

周　妍　房溶娟　徐　佳　徐　超

袁　敏　郭　英　郭航远　彭　放

游斌权　董建增　裘宇芳　霍　勇

序　言

烟草危害是当今世界严重的公共卫生问题之一，世界卫生组织已将烟草流行作为全球最严重的公共卫生问题列入重点控制领域。数据显示，中国约有3.5亿烟民，约占全球13亿烟民的1/3；且每年有近百万人死于吸烟相关疾病，在今后的50年内，将有1亿中国人死于烟草相关疾病。吸烟已经被定义为是一种慢性、高复发性疾病。控烟和戒烟不仅可使冠心病的发病率下降，也可减少很多其他相关疾病的发病率和病死率，而且，也是改善心血管疾病远期预后最经济有效的措施，因此，我们应积极推动控烟和戒烟工作。

从国外多年控烟和戒烟成功的经验来看，医生是帮助吸烟者控烟和戒烟的主力。先有医师吸烟率的下降，才有全民吸烟率的下降。此外，研究显示，约70%~90%的吸烟者每年与医生接触，约70%的戒烟成功者是听从医生的劝告实现的。由此可见医生在劝导吸烟者控烟和戒烟中的重要作用。当吸烟者因病痛就医时，一个能以身作则拒绝烟草的医生给患者提出的不要再吸烟的简单忠告，就可能完全改变患者以后的吸烟行为，而医生简短的建议就会使戒烟率提高一倍。

但是，我国目前医务工作者吸烟率还是很高的，男性医生吸烟率高达56%，心内科男医生的吸烟率为29.8%。此外，医生缺乏对戒烟和控烟的责任感和紧迫感；缺少关于戒烟知识和技能的学习与培训；缺乏对吸烟有害的认识、未担当起表率作用、未积极履行医生控烟责任等等也是目前我国控烟和禁烟工作中存在的重大问题，应引起全国医疗界同仁的重视和应对，控烟和戒烟工作不容忽视，心内科医师更加责无旁贷。

可喜的是,我们已经开始行动。第19届长城国际心脏病学会议的一项重要内容，就是数千名参会的心内科医生在长城砖上签上自己的名字,并郑重承诺:戒烟以身作则,从“心”做起,拒绝烟草，争当戒烟表率。我们还提倡每个心血管专科医生在每个吸烟病人身上多花3分钟时间来劝导其控烟和戒烟,并设置控烟门诊、开通咨询电话等等,将控烟工作真正付诸于行动。鉴于此,我们有理由坚信我们能取得与国外同仁一样的成功;然而其任重而道远,我们每一个医师应认识到这一工作的艰巨性，应投入更大的热情和行动,打好这一次的控烟大战。

胡大一 教授

2012年3月1日

前　言

吸烟已经被界定为一种慢性、成瘾性疾病，对吸烟者自身及其他人的健康都是有危害的，与心脑血管病的关系更大。吸烟不仅会缩短人群平均寿命，使人群罹患冠心病、脑卒中、猝死等疾病的风险大大增加，而且给整个社会带来巨大的经济负担。因此，我们必须坚决戒烟。有研究表明，从吸最后一支烟起，20 分钟内血压下降，体温、心率恢复到正常；24 小时内致命性冠心病风险即可降低；1 年内冠心病风险可降低 50%；戒烟 5 年后脑卒中风险可降至和不吸烟者相似的水平，15 年后冠心病风险可降至和不吸烟者相似水平，其花费却远小于血压、血糖或血脂的药物控制。从这个意义上说，戒烟是最经济的干预方式。

我们必须理性地认识到目前的控烟现状，认识到控烟和戒烟是一场持久战，需要全体吸烟者坚定的决心和不懈的努力，只有戒烟者强烈的坚持，辅以药物及心理的综合干预，运用科学的方法，我们才能打胜这一场控烟大战。基于国外 40 多年控烟的成功经验，我们有理由相信，控烟和戒烟是可以成功的。

戒烟已经不是一种个体行为，它已经上升为一种社会群体的控烟行动。控烟有两层含义：一是针对 3.5 亿的吸烟人群而言，通过各种方式进行宣教和劝阻，使其认识到吸烟的危害性，尽最大可能，动用各种资源，使吸烟人数得到有效控制；二是针对 5.4 亿的被动吸烟者而言，这一群体无吸烟的意愿，但由于主动吸烟者无空间、无场所限制的随意吸烟，使得这一人群被动地卷入烟雾之中，特别是妇女、儿童成为最大的受害者。我们有责任呼吁有关部门，应该在公共场所设置无烟区，保护这些可能会受到烟草毒害的人群。

发达国家40年成功控烟的经验告诉我们，医生是控烟行动的主导力量，可使全民吸烟率大大下降，最终引导公众迎来控烟运动的黎明。考虑到吸烟与心血管疾病的关系，以及与高血压、高血脂、糖尿病等心血管疾病危险因素的关系，心血管医师更有理由和责任成为控烟先锋、戒烟模范。

烟草依赖是一种慢性成瘾性疾病（WHO国际疾病分类ICD-10, F17.2）。我们心内科医师更应带头戒烟，不在病房和门诊等工作场所吸烟，不面对患者吸烟，主动拒绝吸烟的邀请，给患者作出戒烟的榜样；积极将控烟和戒烟知识融入心内科门诊和住院诊疗的日常医疗实践中，积极为患者提出控烟和戒烟建议，并经常性参与各种戒烟培训、参与政府的控烟活动。本书的主编都是心内科学科带头人，科主任的控烟理念、榜样和示范作用在日常控烟工作中的作用不容忽视。

吸烟是一种疾病，戒烟可以获得一份健康。在控烟的道路上，我们还是新兵、小兵。控烟的路很长，任重而道远。将来医学科学的发展，一定是临床、教学、科研、预防和康复并重，预防对医学发展的作用和贡献将更加突出。我们心内科医师要一肩挑规范诊疗，一肩挑疾病预防，为全社会健康事业贡献自己的力量。感谢我国著名心血管病学专家、医学教育家、中国医师协会心血管内科医师分会主任委员、中华心血管病学会候任主任委员胡大一教授主审了本书并为之作序。

本书由美敦力医疗用品技术服务(上海)有限公司和山东吉威医疗制品有限公司赞助出版，感谢其为控烟工作所作的努力和奉献。

郭航远　马长生

方唯一　霍　勇

2012年3月1日

目 录

烟 草 篇

1. 烟草最早起源于哪里？ ………………………………………… 1
2. 烟草在考古学上有哪些发现？ ……………………………… 2
3. 国外烟草的历史如何？ ………………………………………… 3
4. 我国烟草的历史如何？ ………………………………………… 4
5. 国外的烟草是如何传播的？ ………………………………… 4
6. 我国的烟草是如何传播的？ ………………………………… 5
7. 烟草的命名是如何得来的？ ………………………………… 5
8. 烟草的品种有哪些？ …………………………………………… 6
9. 烟草的种类有哪些？ …………………………………………… 7
10. 烟制品经历了哪些演变？ …………………………………… 8
11. 卷烟的发展史如何？ …………………………………………… 9
12. 历史上有哪三次卷烟革命？ ……………………………… 9
13. 卷烟过滤嘴是如何演变的？ ……………………………… 10
14. 烟草制品的制作流程是怎样的？ ………………………… 11
15. 烟草的主要成分有哪些？ ………………………………… 12

吸烟现状篇

16. 目前世界烟草的流行情况如何？…… 15
17. 全球烟草导致死亡的发展趋势如何？…… 16
18. 中国烟草流行的现状如何？…… 17
19. 我国吸烟人群的分布如何？…… 18
20. 我国青少年吸烟的现状如何？…… 18
21. 青少年开始吸烟的心理因素有哪些？…… 19
22. 女性吸烟的现状如何？…… 20
23. 女性吸烟的心理因素有哪些？…… 21
24. 医务人员吸烟的现状如何？…… 22
25. 公民对吸烟现状危害的认识如何？…… 23
26. 什么是被动吸烟？…… 25
27. 被动吸烟的影响因素有哪些？…… 25
28. 中国被动吸烟的现状如何？…… 26

吸烟危害篇

29. 吸烟者寿命会缩短吗？…… 28
30. 尼古丁的毒性有多大？…… 29
31. 尼古丁可对人体造成哪些损害？…… 30
32. 烟焦油和一氧化碳对人体的危害有哪些？…… 31
33. 烟雾其他成分对人体的危害有哪些？…… 31
34. 吸烟对人体哪些脏器有致癌作用？…… 32
35. 吸烟对心脑血管的影响如何？…… 33
36. 吸烟对呼吸道的影响如何？…… 34
37. 吸烟对消化道的影响如何？…… 35
38. 吸烟对人体还有哪些其他危害？…… 35

39. 被动吸烟可造成哪些危害? …… 36
40. 男性吸烟会引起脱发吗? …… 37
41. 吸烟对男性生殖健康可产生哪些影响? …… 37
42. 吸烟引起男性不育的机制是什么? …… 38
43. 吸烟对男性心肺功能的影响有哪些? …… 39
44. 男性吸烟易患肿瘤吗? …… 40
45. 男性吸烟易患风湿性关节炎吗? …… 41
46. 女性吸烟危害与男性有何不同? …… 41
47. 女性吸烟与妇科疾病有何关系? …… 42
48. 吸烟可以引起宫颈癌吗? …… 42
49. 女性吸烟与衰老有何关系? …… 43
50. 吸烟对妇女生育有何影响? …… 43
51. 女性吸烟容易生女儿吗? …… 44
52. 吸烟可引起宫外孕吗? …… 45
53. 吸烟对女性肿瘤有何影响? …… 46
54. 孕产妇吸烟可引起胎儿哪些危害? …… 46
55. 孕期吸烟会影响其儿子的精子数量吗? …… 47
56. 孕期吸烟会增加婴儿唇腭裂风险吗? …… 47
57. 父母吸烟对子女有何影响? …… 48
58. 儿童咽痛与父母吸烟有关吗? …… 49
59. 父母吸烟会引起婴儿腹痛吗? …… 49
60. 父母吸烟对孩子的心脏有害吗? …… 50
61. 吸烟对青少年呼吸系统的危害有哪些? …… 50
62. 吸烟对青少年生长发育的危害有哪些? …… 51
63. 吸烟对青少年大脑功能的危害有哪些? …… 51
64. 吸烟对青少年心理行为的危害有哪些? …… 52
65. 青少年犯罪与母亲吸烟有关吗? …… 53
66. 吸烟对青少年视力的影响有哪些? …… 53

67. 儿童吸烟与罹患感染性疾病的关系如何？…………………… 54
68. 吸烟与老年性失明有何关系？………………………………… 55
69. 吸烟与老年痴呆有何关系？…………………………………… 55
70. 为什么说被动吸烟的危害更大？……………………………… 56
71. 被动吸烟对女性的危害有哪些？……………………………… 57
72. 被动吸烟对儿童的危害有哪些？……………………………… 58
73. 孕妇被动吸烟有哪些危害？…………………………………… 58
74. 孕产妇被动吸烟对胎儿会产生哪些危害？…………………… 59
75. 烟草能产生放射性损害吗？…………………………………… 60
76. 烟草产生放射性损害的机制是什么？………………………… 61
77. 熬夜时吸烟有危害吗？………………………………………… 61

吸烟与疾病篇

78. 为什么说吸烟是肺癌的“罪魁祸首”？………………………… 63
79. 吸烟可增加罹患 COPD 的风险吗？…………………………… 64
80. 吸烟可增加肺纤维化风险吗？………………………………… 65
81. 吸烟能诱发哮喘的发生吗？…………………………………… 65
82. 吸烟是否会加重肺结核病情？………………………………… 66
83. 吸烟是否会损害大脑？………………………………………… 67
84. 吸烟可以致中风吗？…………………………………………… 67
85. 吸烟与头痛有关吗？…………………………………………… 68
86. 吸烟可引起哪些眼部疾病？…………………………………… 69
87. 吸烟可引起口腔白斑吗？……………………………………… 70
88. 吸烟可引起口腔癌吗？………………………………………… 70
89. 吸烟可引起喉癌吗？…………………………………………… 71
90. 吸烟与牙周病有关吗？………………………………………… 72
91. 吸烟会加重颈椎病病情吗？…………………………………… 73
92. 吸烟可引起哪些胃部疾病？…………………………………… 73

93. 吸烟可使消化性溃疡穿孔的发生率增加吗？…………………… 74
94. 吸烟与大肠癌的关系如何？………………………………………… 75
95. 吸烟可引起膀胱疾病吗？…………………………………………… 75
96. 吸烟增加罹患肾癌风险吗？………………………………………… 76
97. 吸烟可引起黑色素瘤吗？…………………………………………… 76
98. 吸烟可引起鳞状细胞癌吗？………………………………………… 77
99. 吸烟可引起冻疮吗？………………………………………………… 77
100. 吸烟可引起老年腰背痛吗？……………………………………… 78
101. 吸烟可引起多发性硬化症吗？…………………………………… 79
102. 吸烟可引起儿童分泌性中耳炎吗？……………………………… 79
103. 吸烟可增加患白血病的风险吗？………………………………… 80
104. 吸烟对艾滋病患者有哪些影响？………………………………… 80
105. 吸烟可诱发腹股沟疝吗？………………………………………… 80
106. 吸烟可增加罹患糖尿病风险吗？………………………………… 81
107. 糖尿病患者吸烟会引起病情恶化吗？…………………………… 81
108. 吸烟可导致哪些心血管疾病？…………………………………… 82
109. 吸烟如何诱发冠心病？…………………………………………… 82
110. 烟雾中哪些物质与冠心病有关？………………………………… 83
111. 为什么吸烟会加重动脉粥样硬化？……………………………… 84
112. 吸烟可诱发心绞痛吗？…………………………………………… 84
113. 吸烟的冠心病患者冠脉造影有何特点？………………………… 85
114. 吸烟对接受冠脉介入治疗患者有何影响？……………………… 87
115. 吸烟增加 PCI 支架术冠脉再狭窄风险吗？……………………… 87
116. 吸烟可增加 ACS 患者体内的 CRP 水平吗？…………………… 87
117. 吸烟可诱发心律失常吗？………………………………………… 88
118. 吸烟对心率变异性有何影响？…………………………………… 88
119. 吸烟如何诱发心房纤维化的发生？……………………………… 88
120. 年轻女性吸烟易诱发心梗吗？…………………………………… 89

121. 吸烟为什么会引起高血压？ …… 90
122. 吸烟可使血栓形成增加吗？ …… 91
123. 吸烟可引起血栓闭塞性脉管炎吗？ …… 91
124. 吸烟可增加静脉血栓栓塞的风险吗？ …… 92
125. 吸烟可增加猝死的风险吗？ …… 92
126. 吸烟能增加心原性猝死的风险吗？ …… 93
127. 吸烟可增加脑血管意外风险吗？ …… 93
128. 吸烟可增加外周血管疾病危险吗？ …… 94
129. 吸烟会增加动脉瘤的危险吗？ …… 94
130. 吸烟可影响哪些药物的作用？ …… 95
131. 吸烟对外科手术有何影响？ …… 96
132. 被动吸烟如何致病？ …… 96
133. 被动吸烟会增加冠心病风险吗？ …… 97
134. 被动吸烟会增加急性心梗风险吗？ …… 98
135. 被动吸烟可诱发心绞痛吗？ …… 98
136. 被动吸烟可引起维生素 C 缺乏吗？ …… 99
137. 被动吸烟可诱发哮喘吗？ …… 99
138. 被动吸烟可引起打鼾吗？ …… 100
139. 吸烟对机体身心健康还可产生哪些负面效应？ …… 100
140. 吸烟会降低人的智商吗？ …… 101
141. 吸烟可增加老年人罹患抑郁症的风险吗？ …… 102

烟草依赖篇

142. 什么是烟草依赖？ …… 103
143. 为什么说烟草依赖是一种慢性成瘾性疾病？ …… 103
144. 烟草成瘾性的形成过程如何？ …… 104
145. 产生烟草依赖的原因有哪些？ …… 104
146. 引起烟草成瘾的基因有哪些？ …… 105

147. 治疗烟草依赖的重点是什么？……………………………… 106
148. 烟草依赖的药物治疗有哪些？……………………………… 107
149. 什么是尼古丁依赖？………………………………………… 107
150. 尼古丁依赖的症状有哪些？………………………………… 107
151. 尼古丁成瘾分几期？………………………………………… 108
152. 如何对尼古丁依赖进行评分？……………………………… 108
153. 什么是判定尼古丁依赖的 DSM-IV-TR 标准？…………… 109
154. 尼古丁依赖的发病机制是什么？…………………………… 109
155. 什么是尼古丁成瘾环？……………………………………… 109
156. 环境刺激在尼古丁依赖形成过程中的作用如何？………… 110

戒 烟 篇

157. 戒烟可产生哪些机体变化？………………………………… 111
158. 戒烟后会给人体带来哪些好处？…………………………… 112
159. 戒烟能减少癌症的发生吗？………………………………… 113
160. 戒烟可带来哪些心血管方面的获益？……………………… 114
161. 戒烟使心血管疾病获益的机制有哪些？…………………… 114
162. 为什么说戒烟是冠心病强效干预措施？…………………… 114
163. 戒烟可使心梗患者得到哪些获益？………………………… 116
164. 为什么说戒烟是一次行为矫正？…………………………… 116
165. 戒烟的方法有哪些？………………………………………… 117
166. 什么是尼古丁替代治疗(NRT)？…………………………… 119
167. 尼古丁替代治疗安全吗？…………………………………… 119
168. 尼古丁替代治疗会引起依赖吗？…………………………… 120
169. 尼古丁替代治疗产品会导致滥用和成瘾吗？……………… 120
170. 年轻人可以使用尼古丁替代治疗吗？……………………… 121
171. 孕妇可以使用尼古丁替代治疗吗？………………………… 121
172. 常用的尼古丁替代品有哪些？……………………………… 122

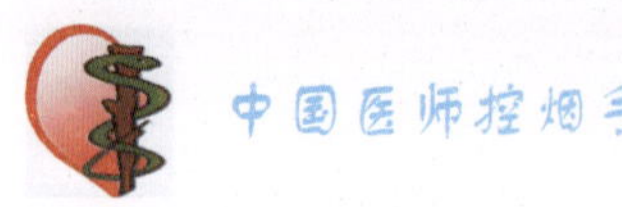

173. 使用尼古丁贴片应注意哪些事项？ …………………… 122
174. 应如何使用尼古丁咀嚼胶？ …………………………… 123
175. 使用尼古丁咀嚼胶应注意哪些事项？ ………………… 124
176. 使用尼古丁鼻喷剂应注意哪些事项？ ………………… 124
177. 如何正确使用尼古丁鼻喷剂？ ………………………… 125
178. 使用尼古丁吸入剂应注意哪些事项？ ………………… 125
179. 如何正确使用尼古丁吸入剂？ ………………………… 126
180. 使用尼古丁舌下含片应注意哪些事项？ ……………… 126
181. 尼古丁舌下含片与其他剂型相比有什么优点？ ……… 126
182. 使用尼古丁戒烟糖应注意哪些事项？ ………………… 127
183. 尼古丁替代产品可联合使用吗？ ……………………… 127
184. 尼古丁乙酰胆碱受体部分激动剂的作用机制是什么？ … 128
185. 伐尼克兰的戒烟机制是什么？ ………………………… 128
186. 如何正确使用伐尼克兰？ ……………………………… 128
187. 盐酸安非他酮的戒烟机制是什么？ …………………… 129
188. 如何正确使用安非他酮？ ……………………………… 129
189. 使用安非他酮有哪些注意事项及禁忌证？ …………… 130
190. 服用安非他酮会出现哪些不良反应？ ………………… 130
191. 可乐定的戒烟机制是什么？ …………………………… 130
192. 去甲替林的戒烟机制是什么？ ………………………… 131
193. 药物联合治疗方案有哪几种？ ………………………… 131
194. 如何选择戒烟药物？ …………………………………… 131
195. 目前常用戒烟药物的疗效如何？ ……………………… 131
196. 逐渐减量法和突然停止法哪个更佳？ ………………… 132
197. 是否应鼓励使用戒烟药物？ …………………………… 132
198. 畅沛是一种什么药? …………………………………… 133
199. 畅沛的作用机制是什么？ ……………………………… 133
200. 畅沛用于戒烟有哪些优势？ …………………………… 134

201. 畅沛临床疗效评价如何？ …………………………………… 134
202. 畅沛的服用方法及注意事项有哪些？ ……………………… 134
203. Rimonabant 能帮助戒烟吗？ ……………………………… 135
204. 甲氧呋豆素如何帮助吸烟者戒烟？ ………………………… 135
205. 中医中药戒烟方法有哪些？ ………………………………… 135
206. 针灸戒烟疗法可行吗？ ……………………………………… 137
207. 什么是尼古丁疫苗？ ………………………………………… 138
208. 戒烟的非药物治疗措施有哪些？ …………………………… 139
209. 什么是戒烟的行为疗法？ …………………………………… 139
210. 戒烟的心理疗法有哪些？ …………………………………… 140
211. 运用催眠疗法戒烟有效吗？ ………………………………… 141
212. 什么是成功的戒烟法？ ……………………………………… 142
213. 什么是"五日戒烟法"？ …………………………………… 142
214. 什么是"主动戒烟法"？ …………………………………… 143
215. 什么是"锻炼戒烟法"？ …………………………………… 143
216. 器械戒烟法有哪些？ ………………………………………… 144
217. 什么是电子香烟？ …………………………………………… 145
218. 什么是电子烟盒？ …………………………………………… 145
219. 戒烟的新产品还有哪些？ …………………………………… 146
220. 适合戒烟者的营养处方有什么要求？ ……………………… 147
221. 戒烟者为什么需多吃碱性药物？ …………………………… 147
222. 鱼类食物能减轻吸烟的损害吗？ …………………………… 148
223. 解烟毒的食物有哪些？ ……………………………………… 148
224. 戒烟者应如何科学饮水？ …………………………………… 148
225. 戒烟茶有哪些？ ……………………………………………… 149
226. 戒烟的通常模式是什么？ …………………………………… 149
227. 如何识别愿意戒烟的吸烟者？ ……………………………… 150
228. 为什么说戒烟者应了解自己的吸烟特点？ ………………… 150

229. 如何计算吸烟指数？…… 151
230. 如何确定开始戒烟的日期？…… 151
231. 如何创造一个有助于戒烟的环境？…… 152
232. 如何制订个体化的戒烟方案？…… 152
233. 你做好戒烟的准备了吗？…… 153
234. 如何预测烟瘾？…… 154
235. 哪些诱惑可使戒烟者复吸？…… 154
236. 如何制定一个戒烟总体规划？…… 155
237. 戒烟的常见理由有哪些？…… 155
238. 不同吸烟者的戒烟理由有何不同？…… 156
239. 签一份戒烟协议书有必要吗？…… 157
240. 如何写戒烟日记？…… 157
241. 哪几类人群需及早戒烟？…… 158
242. 女性如何戒烟？…… 160
243. 什么是戒烟 5A？…… 161
244. 什么是戒烟 5R？…… 162
245. 如何帮助有戒烟意愿者戒烟？…… 163
246. 明确吸烟者戒烟意愿有什么意义？…… 164
247. 如何强化个体的戒烟意识？…… 164
248. 如何对戒烟者进行随访？…… 165
249. 如何控制吸烟者持续吸烟的欲望？…… 166
250. 什么是戒烟后复吸？…… 166
251. 如何应对那些能增加复吸危险的环境因素？…… 167
252. 应对复吸的实用处理方法有哪些？…… 168
253. 心理治疗对复吸有用吗？…… 169
254. 如果复吸了应该怎么办？…… 170
255. 如何对待复吸人群？…… 170
256. 什么是防止复吸的初级方案和规范方案？…… 171

257. 什么是尼古丁戒断症状？ ………………………………… 172
258. 尼古丁戒断症状的诊断标准是什么？ ……………………… 172
259. 如何减轻和消除尼古丁的戒断症候群？ ………………… 173
260. 常见戒断症状的处理方法有哪些？ ………………………… 174
261. 如何应对戒烟初期的戒断症状？ ………………………… 174
262. 如何度过戒烟最难熬的前 5 天？ ………………………… 175
263. 如何维持戒烟成绩？ ……………………………………… 175
264. 如何应对烟瘾发作？ ……………………………………… 176
265. 什么是抗烟瘾疫苗？ ……………………………………… 176
266. 吸烟者存在哪些错误认识？ ……………………………… 177
267. 转吸无烟烟草产品能降低患病风险吗？ ………………… 178
268. 戒烟者常犯的错误有哪些？ ……………………………… 178
269. 为什么说戒烟不当可以引起糖尿病？ …………………… 179
270. 为什么说吃糖戒烟反易加重烟瘾？ ……………………… 180
271. 戒烟会引起体重增加吗？ ………………………………… 180
272. 戒烟过程中如何应对体重增加？ ………………………… 180

控 烟 篇

273. 控烟与戒烟有何不同？ …………………………………… 182
274. 世界各国控烟形势如何？ ………………………………… 182
275. 中国控烟现状如何？ ……………………………………… 183
276. 国外医疗机构有哪些成功的控烟经验？ ………………… 185
277. 国外医务人员有哪些成功的控烟经验？ ………………… 185
278. 为什么需要医生作戒烟表率？ …………………………… 186
279. 医生的劝说可对吸烟者产生怎样的影响？ ……………… 187
280. 临床医师在控烟工作中应扮演怎样的角色？ …………… 188
281. 为什么说医生是帮助吸烟者戒烟的最佳人选？ ………… 188
282. 目前我国医师在戒烟工作中的现状如何？ ……………… 189

283. 针对医务人员有何控烟对策？ …………………………… 189
284. 心血管医师如何做好戒烟表率？ ………………………… 190
285. 科室主任在控烟工作中扮演的角色有哪些？ …………… 192
286. 如何把控烟工作融入日常的临床诊疗工作中？ ………… 192
287. 中国控烟工作中的大事件有哪些？ ……………………… 193
288. 我国控烟工作面临的挑战有哪些？ ……………………… 195
289. 无烟医疗卫生机构标准包括哪些？ ……………………… 195
290. 无烟医院的评估标准是怎样的？ ………………………… 196
291. 如何执行无烟医院标准？ ………………………………… 197
292. 医院可提供的戒烟服务模式有哪些？ …………………… 197
293. 如何开设戒烟门诊？ ……………………………………… 198
294. 戒烟门诊的评价指标有哪些？ …………………………… 199

295. 公共场所应如何控烟？ …………………………………… 200
296. 如何提供戒烟热线服务？ ………………………………… 201
297. 如何推进戒烟社区教育？ ………………………………… 201
298. 历年无烟日的主题是什么？ ……………………………… 203
299. 我国控烟办公室是怎样的机构？ ………………………… 204
300. 什么是中国医师控烟协会？ ……………………………… 204
301. 什么是《烟草控制框架公约》？ …………………………… 205
302. 什么是 MPOWER 策略？ ………………………………… 206
303. 第十九届长城会上与戒烟相关的举措有哪些？ ………… 207
304. 什么是《中国心血管医生临床戒烟实践共识》？ ………… 208
305.《中国临床戒烟指南》的主要内容是什么？ ……………… 208
306. 什么是“SHAO 100”原则？ ……………………………… 209
307.戒烟在预防策略中的地位如何？ ………………………… 210

烟草篇

1. 烟草最早起源于哪里?

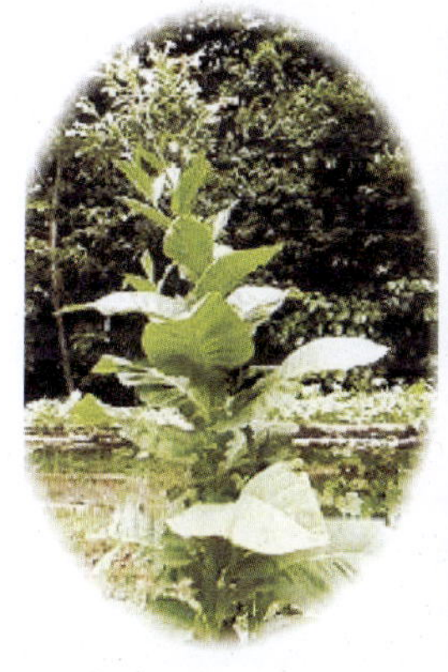

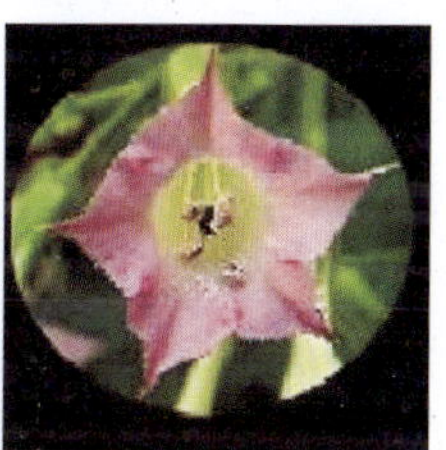

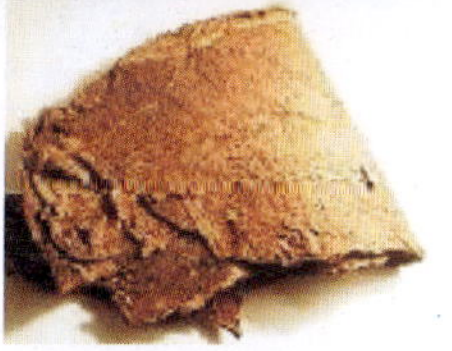

目前普遍认为烟草最早源于中南美洲。《简明不列颠百科全书》:“普通烟草原产美洲、墨西哥和西印度群岛。”

虽然不能确定烟草种植的最早时间,但可以肯定美洲大陆的原住民是首先种植烟草,并且也是最早抽烟草的一群人。他们可能是从墨西哥尤卡坦(Yucatan) 半岛引进烟草的。中美洲的玛雅人早有使用烟草的历史,当玛雅文明瓦解后,散落的部落就将烟草带到南美洲和北美洲。在北美洲,很可能是密西西比印第安人最先在其祭典仪式上使用烟草。直到 1492 年,哥伦布发现了新大陆,烟草才受到世界其他地区的瞩目。

早在 4000 年前,玛雅人(居住在今天的墨西哥)就开始了烟草的种植和吸食。他们在摘取植物时闻到烟草有醉人的香气,能提神解乏，便把烟草当作刺激物咀嚼，并渐渐成为一种嗜好。人类的吸烟是从咀嚼烟叶演变过来的。前苏联柯斯的《原始文化始纲》和美国摩尔根的《古代社会》都曾指出早期美洲印第安人即有吸烟嗜好。当地居民吸食烟草，据说主要是为了祛邪治病，颇有迷信色彩，后来慢慢成为一种癖好。

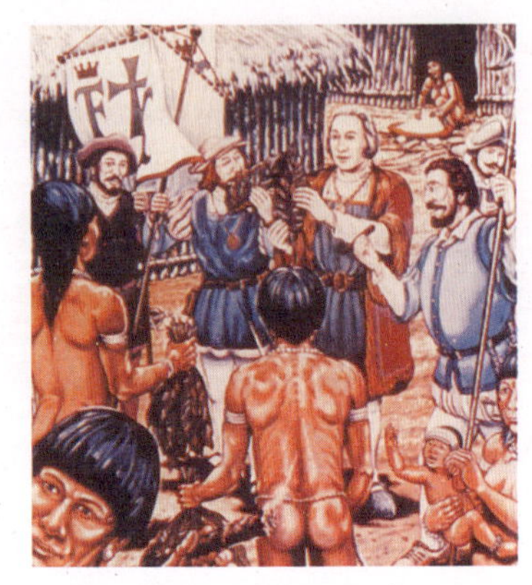

2.烟草在考古学上有哪些发现？

墨西哥南部的阿帕斯州有一座建于公元432年的宫殿，其中的石刻浮雕上有玛雅神职人员身着礼服吸着管状烟斗的形象，这是被公认的世界上最古老的吸烟图。在美国亚利桑那州北部布罗城，曾发现公元656年印第安人居住过的地穴，其中留有烟草和烟斗中吸剩的烟丝。另据考古发现，在墨西哥德雷山中的一个海拔4000英尺的山洞里，也曾发现一支塞有烟草的空心草秆，经放射性测量，科学家判断是700年前之物。美洲土著人有崇拜太阳和祭祀吸烟的习俗。一些考古分析还发现，3500年前的美洲居民已经有了吸烟的习惯。

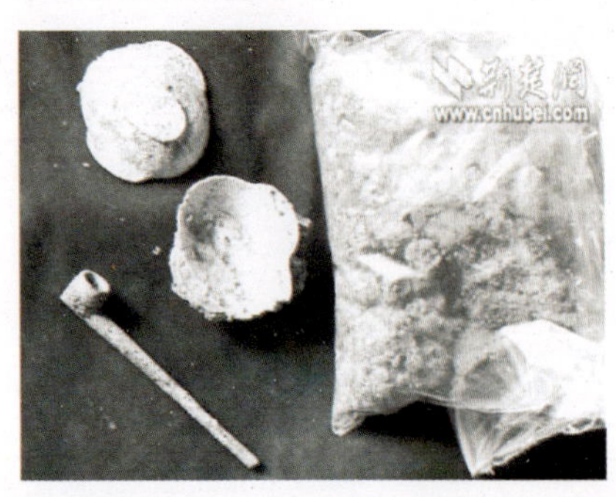

我国考古发掘队在郧县五峰乡一座东汉墓中首次发现了一根精致铜烟斗。参与此次考古发掘的专家惊讶不已：“墓主人既抽烟又喝酒。可见早在1900多年前，古人就已开始烟酒不分家了。”

3.国外烟草的历史如何?

1492 年哥伦布的船员杰雷兹是欧洲吸烟第一人。船队返回西班牙后,人们吃惊地发现从他嘴里往外冒烟,断定他一定是魔鬼附身,按当时的天主教教规,他被送进了监狱。

1518 年, 西班牙探险家发现阿兹台克人和玛雅人用空芦苇吸烟草,西班牙人也学着吸起来,第一支卷烟就这样产生了。

1612 年,约翰·罗尔弗在美国弗吉尼亚州种植了第一亩商用的烟草。

1843 年,法国烟草经营商开始生产西班牙式烟卷,并以法文正式命名为 cigarette,英文香烟一词由此而来。

1881 年,一种日产 12 万支烟卷的卷烟机获发明专利,而之前都是手卷制作的。

1916 年,美国烟草公司请一位从不吸烟的著名歌剧演员为"好运牌"香烟做广告,广告词为:此烟对嗓子无害。

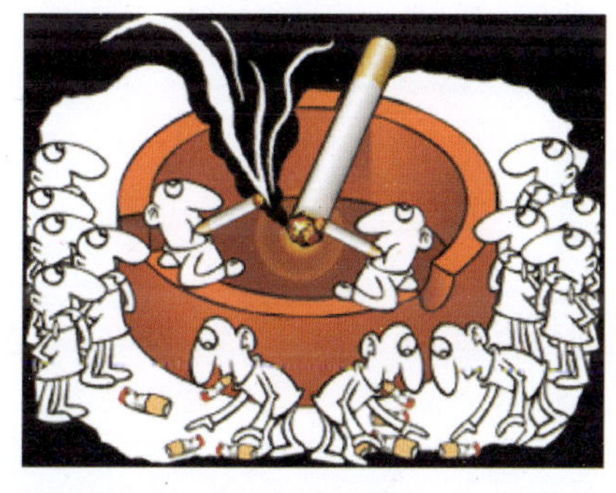

1924 年,美国《读者文摘》第一次发表文章,提醒人们注意吸烟有害健康。

1941 年,第二次世界大战期间,美国总统罗斯福宣布烟草是农业必需品之一,并在征兵时规定烟草种植者可延期入伍。

1955 年,美国联邦商业委员会规定,禁止在香烟广告中使用有关健康的词汇。

1966 年,美国香烟包装上开始印有新标志:当心! 吸烟有害健康。

1971 年元月,美国法律规定,禁止在广播、电视中做香烟广告。

1973 年,美国航空公司国内航班专门给吸烟乘客提供吸烟舱,使不吸烟乘客免受其害。

1986年,美国医学权威人士报道:被动吸烟同样严重危害健康。

1990年，报道称美国每年有126000名妇女死于吸烟引起的身心机能失调。

4.我国烟草的历史如何?

明朝万历三年(1575),烟草由吕宋传入台湾、福建。1579年,利玛窦把鼻烟带入广东,中国吸烟人口大增。开始传入的是晒晾烟,距今已有400多年的种植历史。1900年在台湾试种烤烟,自1910年后相继在山东、河南、安徽、辽宁等地试种烤烟成功,1937—1940年开始在四川、贵州和云南试种,发展成为我国主产优质烟区。20世纪50年代引进香料烟,60年代引进白肋烟，分别在浙江新昌、湖北建始试种成功。黄花烟约在200年前由俄罗斯传入我国北部地区种植。

5. 国外的烟草是如何传播的?

1492年10月12日,哥伦布率船队探险航行到美洲圣萨尔瓦多岛,看见那里的印第安人手执火把,嘴里叼着草叶在吸烟雾,感到很奇怪。当他们继续航行到今天的古巴和海地时,又见到许多男女也是手里拿着点燃的草叶在吸，后来才知道他们点燃的是用烟草叶包裹的玉米叶丝。哥伦布本人虽然对印第安人抽烟的习俗并不感兴趣，但是船上的那些来自西班牙和其他欧洲国家的水手们却对此着迷不已，步后尘者还有西班牙殖民者和殖民地的居民们。殖民者们返回自己的国家后，便将抽烟的习俗带回西班牙和葡萄牙。后来这种象征财富的习俗又传入法国，再通过派驻葡萄牙的法

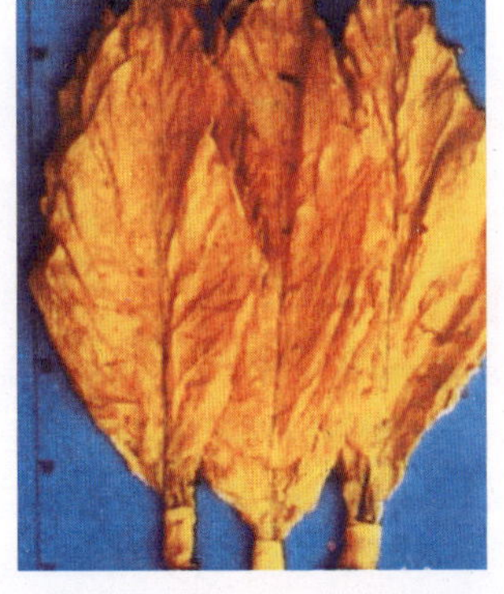

国大使让·尼科(Jean Nicot,尼古丁和烟草的拉丁文学名 Nicotiana tabacum 就是取自他的名字)传入意大利。在英国，沃尔特·雷利(Walter Raleigh)爵士可能是引入烟草并使抽烟成为一种新时尚的第一人。1612 年,美国的弗吉尼亚(Virginia)州就率先开辟了烟草种植园。1631 年,马里兰(Maryland)州也开始种植烟草。

6.我国的烟草是如何传播的?

明末名医张介宾的《景岳全书》中记载:“烟草自古未闻,近自我明万历时始出于闽、广之间,自后吴、楚间皆种植之矣。”现代历史学家吴晗经过考证认为:“最初传入烟草的是 17 世纪初的福建水手，他们从吕宋带回烟草的种子,再从福建南传到江浙。”烟草传入我国的路线，一般认为有四条:(1)第一条路线:从吕宋直接传到我国福建的漳、泉两州。(2)第二条路线:从南洋即南海以西的沿海各国或越南传入澳门、广东。(3)第三条路线:从日本经过朝鲜传入辽东。(4)第四条路线:从俄罗斯由新疆传入我国。

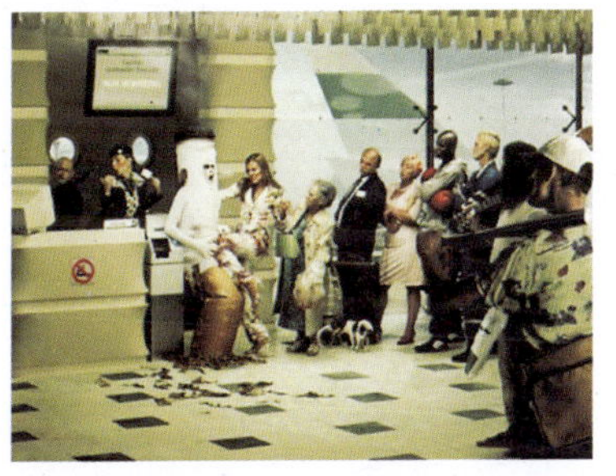

明代东南沿海地区手工业和商业繁荣，明政府允许与外人通商,烟草得以大量传入我国,并形成了中国烟草种植业和吸烟兴盛的风气。

7.烟草的命名是如何得来的?

北美洲的印第安人所流行的烟草，是今天普通烟草的一个品种——红花烟草。在西印度群岛叫“约里”,在巴西叫“碧东木”,在墨西哥叫“叶特尔”,在古巴叫“科依瓦”。印第安人将他们吸入烟气的一种“丫”型植物空管(下面用来装入玉米叶裹卷烟叶的烟卷,上面两管对着两个鼻孔吸入烟气)，即烟管或烟杆，称之为"Tabaco"。哥伦布一行对印第安人吸入烟气这一行为深感怪异，所以把吸烟这种肢体行为也叫"Tabaco"。航海史学家芬南德奥维多在1535年出版的《印第安通史》一书中记载："在别的邪恶习惯里，印第安人有种特别有害的便是吸某一种烟……他们的酋长使用一种'丫'型管子，将有叉的两端插入鼻孔，另一端装有燃烧着的野草。他们用这种方式吸烟，直到失去知觉，伸着四肢躺在地上，像喝醉酒微睡的人一样。""Tabaco"就是西班牙文"烟"的由来。英文演变成"Tobacco"。而其他各国则大同小异：葡萄牙称之为"Tobacco"，法国称之为"Tapat"，德国称之为"Tabak(塔巴克)"，日本称之为"他巴寇"，等等。

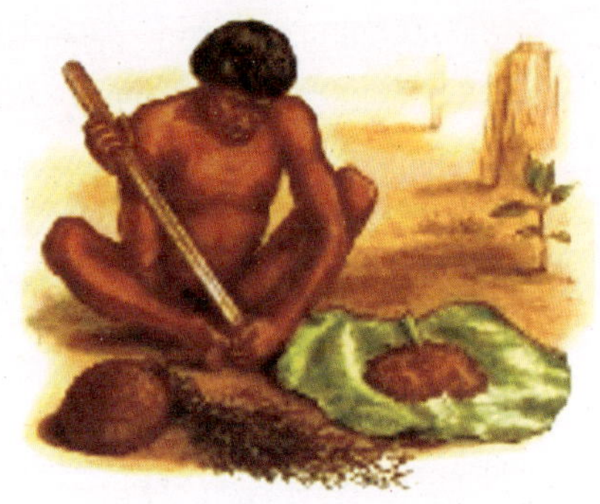

8.烟草的品种有哪些？

烟草起源于美洲、大洋洲和南太平洋的一些岛屿。美洲印第安人栽培利用烟草最早。目前发现有66个品种，被栽培利用的仅有2个品种，即普通烟草(N. tabacum. L.，又叫红花烟草)和黄花烟草(Nrustica L.，又称堇烟草)。红花烟草是一年生或二三年生草本植物，宜种植于较温暖地带。黄花烟草是一年生或两年生草本植物，耐寒能力较强，适宜在低温地区栽培。此外，还有一种由智利人培育出来的白花烟草，绿叶白花，十分美艳，在国外只作为观赏花卉，一般都不把它列在烟草的范围之内。我国栽培的烟草除北方

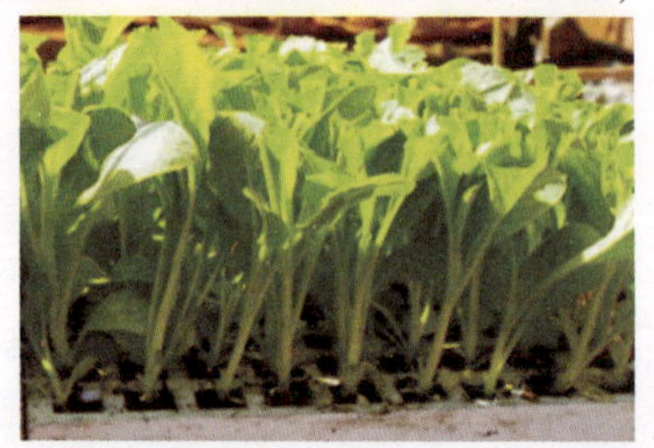

有少量黄花烟草之外，大部分是普通烟草。人们所食用的通常是烟草的叶片，所以也把烟草称为烟叶。

另外，近年来，我国农学家已经选育成功了一种新型的“药烟”，它是利用药用植物与烟草进行远缘杂交之后培育成功的。

9. 烟草的种类有哪些？

根据各种烟草的品种特性，主要分以下6类：

(1)晾晒烟：最早传入我国，俗称土烟，加工方法较简单，把成熟烟叶采摘、扎把挂在屋檐下晾晒干燥后，手工制成烟丝。辛辣味重，刺激性大，消费面较窄。

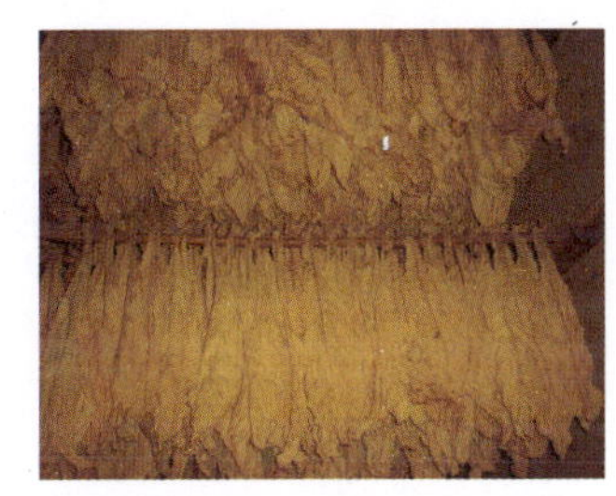

(2)烤烟：原产于美国弗吉尼亚州，国际上称弗吉尼亚型烟，也叫美烟。烤烟是在烤房内装上火管加温烘烤而成的。烟叶经烘烤后，叶片色泽金黄，光泽鲜明，味香醇和，是生产卷烟的主要原料。

(3)白肋烟：原产于美国，由于叶片的茎、脉呈乳白色而得名。调制方法：把成熟烟叶挂在能控制温度、湿度的晾棚内调制晾干。香气浓郁，尼古丁含量较高，是生产混合型卷烟的主要原料。

(4)香料烟：主要产于土耳其、保加利亚、希腊、泰国等国，属特殊品种。叶片很小，含有较高的芳香物质，是生产混合型卷烟的配方烟叶，也可生产香料型卷烟。

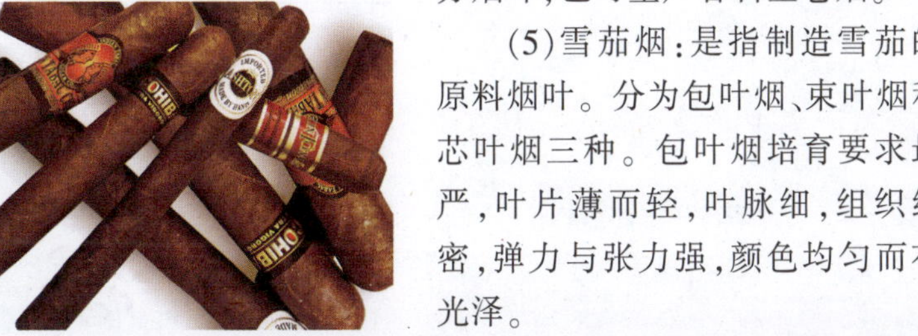

(5)雪茄烟：是指制造雪茄的原料烟叶。分为包叶烟、束叶烟和芯叶烟三种。包叶烟培育要求最严，叶片薄而轻，叶脉细，组织细密，弹力与张力强，颜色均匀而有光泽。

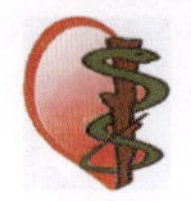

(6)黄花烟:黄花烟与上述5种红花烟在植物分类上属不同的种。植株比红花烟矮小,生长期短,耐寒力强,大多加工制为斗烟和水烟。

10. 烟制品经历了哪些演变?

鼻烟:明朝万历年间,意大利传教士利马窦以鼻烟进贡,后来鼻烟在我国风靡朝野。鼻烟放在精美的烟壶中,随身携带。中国人比欧洲人讲究,鼻烟壶有碧玉制的、翡翠制的、玛瑙制的、水晶制的……精雕细镂,形状不一。有的山水图画是从透明的玻璃壶里勾画的,俗称"内画壶",工艺鬼斧神工。壶有盖,盖下有小勺匙,以勺匙取鼻烟置玉垫上,然后用指端蘸而吸之。由于烟客不时在鼻孔处抹鼻烟,鼻孔和上唇都会染上焦黄的颜色。

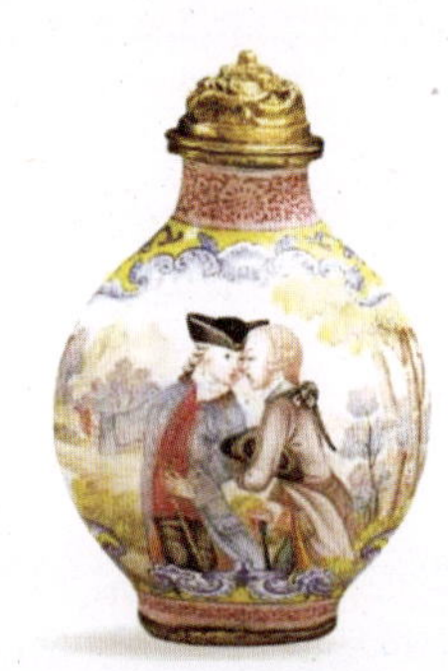
清康熙御制铜胎珐琅花卉图鼻烟壶(资料图片)

旱烟:民间较为流行。烟管一尺多长,翡翠烟嘴,白铜烟袋锅,叶子就贮在一个绣花的红缎子葫芦形荷包里。有些旱烟管四五尺长,点烟相当吃力。无人伺候的时候,只好自己划一根火柴插在烟袋锅里,然后急速掉过头来抽吸。

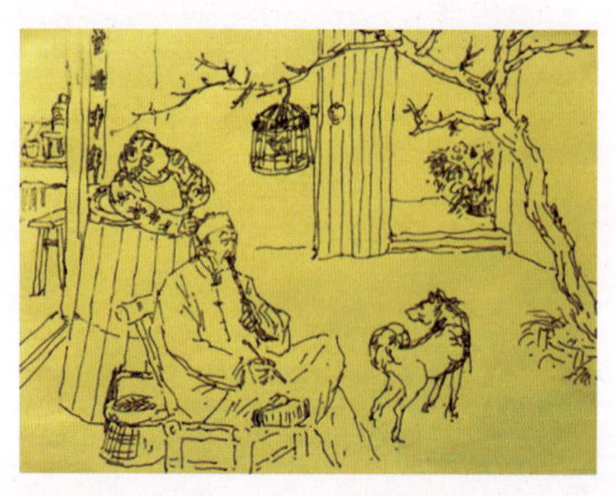

水烟:主要流行于清末至民国时期。水烟袋仿自阿拉伯人的水烟筒,不过中国制造的白铜烟袋,形状乖巧得多。水烟袋抽的是一种特制的烟丝,比较柔软。

卷烟:俗称香烟,现风靡世界,品牌繁多。有雪茄、烤

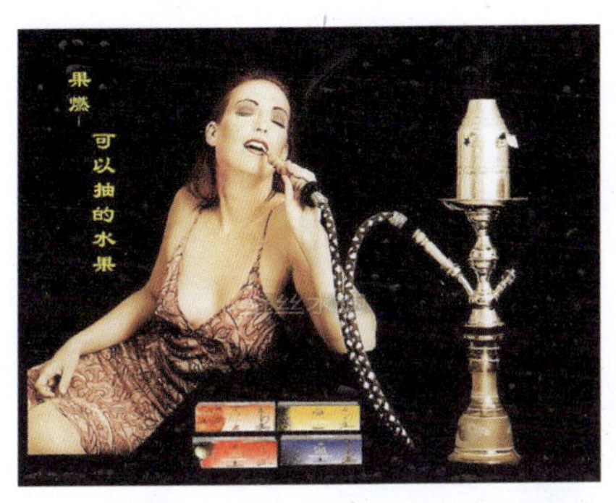

烟型或混合型，也有盒装或罐装。

11. 卷烟的发展史如何？

现代人吸烟多为卷烟。其起源可追溯至南美的阿兹台克人，他们将烟叶揉碎卷在玉米壳里吸食。西班牙人15世纪初发现这种吸烟形式并采用，17世纪初开始用纸代替玉米壳。改良后的吸烟习惯很快传遍了葡萄牙、意大利、希腊、土耳其，最后传到了俄国的南部。19世纪30年代又传到了法国。克里米亚战争期间（1853—1856年），参战的英国士兵学会了抽吸卷烟，并把这种习惯带回了英国。

1756年，墨西哥建立了第一座手工卷烟厂，从此开始了卷烟工业。1853年，古巴人苏西尼发明了世界上第一台卷烟机，其方法是将烟丝填充到预制的空纸管内制成卷烟，每分钟可生产60支左右。随着1860年切碎机的发明和1867年苏西尼卷烟机在巴黎博览会上的展出，卷烟制作的机械化生产方式很快传播到了世界各地。

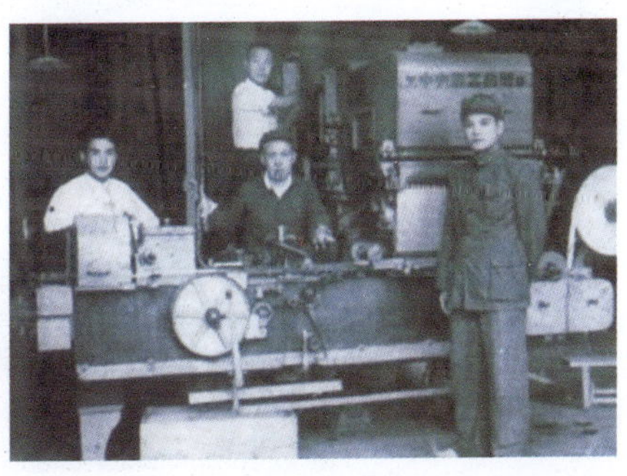

12. 历史上有哪三次卷烟革命？

世界卷烟史上三次革命性的发展变化：

第一次是1913年美国混合型卷烟的问世。将烤烟、香料烟和白肋烟混合在一起制作，与过去的烤烟型卷烟相比，节约了原料，

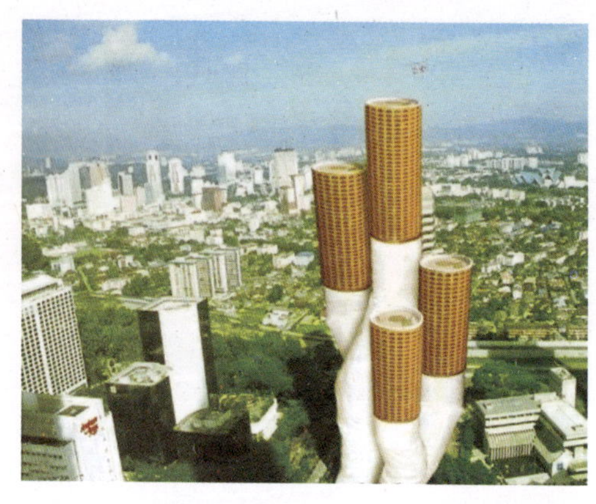

降低了毒性，味香、醇和，为烟民广泛接受。

第二次是1954年美国人发明过滤嘴香烟。过滤嘴使嘴唇不沾烟丝，更加舒服，可滤掉一部分毒素。目前全世界过滤嘴香烟已超过香烟总产销量的90%。

第三次是1976年美国生产出低焦油卷烟。今天，美国和欧盟成员国市场上销售的卷烟，焦油含量都已低于12毫克，日本市场则已降到9毫克以下。

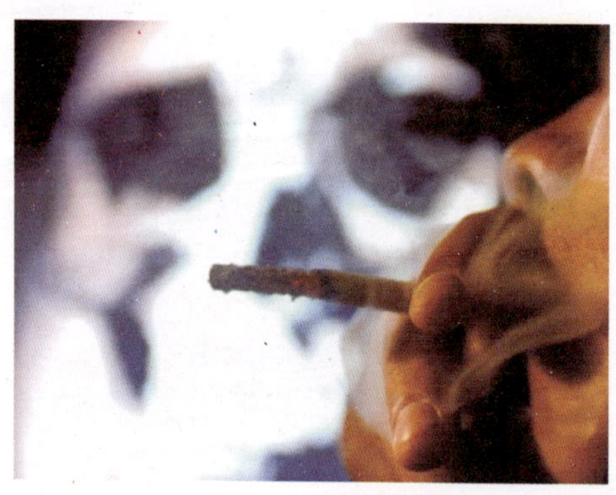

13. 卷烟过滤嘴是如何演变的？

20世纪50年代以来，过滤嘴卷烟开始在世界大部分市场上崭露头角。过滤嘴的主要功能包括直接拦截、惯性压紧和扩散沉淀。过滤是一个复杂的过程，焦油小滴从烟雾中分离出来后，到达过滤嘴材料表面时就附着在上面。

(1)醋纤滤嘴:50多年来，醋酸纤维已成为低焦油和高焦油卷烟消费者广泛接受的机械过滤嘴。醋酸纤维的规格已经从1.8登尼尔达到了5.0登尼尔，使它能够制成一系列适应不同压力和不同保留特性的过滤嘴。

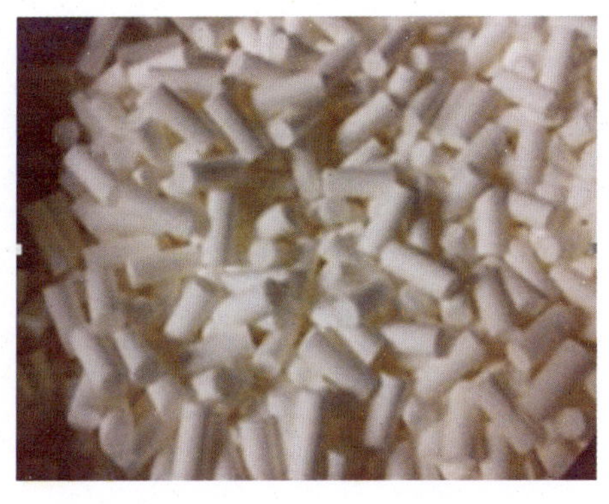

(2)纸过滤嘴:20世纪六七十年代,英国普遍使用双滤嘴,过滤嘴末端有一层装饰纸。KDF2—乙酸酯过滤嘴的出现,大大节约了纸张。半绉丝纸比醋酸纤维有更强的去除焦油和尼古丁的能力,而且更便宜。没有被广大消费者接受的原因是它有“纸张的味道”。

(3)Lyocell滤嘴:Lyocell属再生纤维素,系Accordis公司于20世纪90年代末开发。纤维组织非常多,大大改善了去除烟雾的效率,可能是最有效的过滤嘴。它不用充分通风就能达到低焦油和低尼古丁挥发的水平,使卷烟中一氧化碳的挥发量减少。

14. 烟草制品的制作流程是怎样的?

现代卷烟产品的制作大致要经过烟叶初烤、打叶复烤、烟叶发酵、卷烟配方、卷烟制丝、烟支卷制、卷烟包装七个大项的生产工艺流程。

(1)烟叶初烤:这是将烟叶变成卷烟原料的首要环节。把新鲜烟叶放置在烤房中烘烤调制,通过控制烤房的温度、湿度和通风条件,使烟叶脱水干燥。烘烤后,烟叶由黄绿色变成黄色;其含水量由80%~90%的膨胀状态变为凋萎、干枯直到干焦。

(2)打叶复烤:初烤后的烟叶要经过复烤,其作用:调整水分,防止霉变;排除杂气,净化香气;杀虫灭菌,有利储存;保持色泽,利于生产。复烤之前,先通过打叶设备使烟片和烟梗分离,分别进行复烤,尔后分别打包和贮存。

(3)烟叶发酵:复烤后未经过一年以上贮存醇化的烟叶,统称

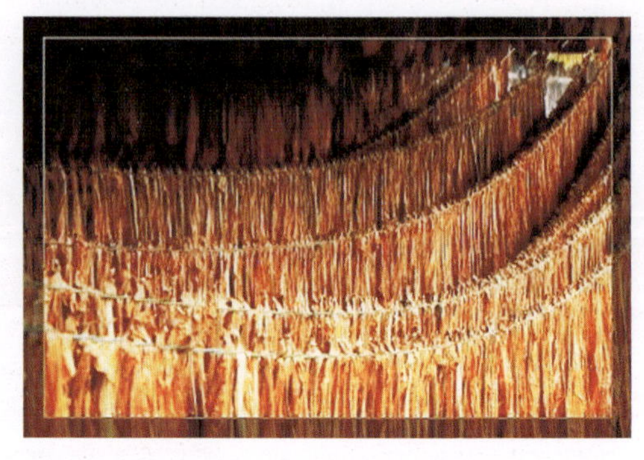

为新烟，在卷制前必须经过自然醇化或人工发酵。自然发酵法：把复烤后的烟叶存放在仓库中，气候变化促使烟叶的内在质量转化，是最温和的发酵方法。人工发酵法：将新烟放在温度和湿度可控制的发酵室内，加速烟叶的陈化过程，以便在短时间内取得改善原料品质的效果。

(4)卷烟配方：把各种类型、等级、风格的烟叶原料和香精、香料等辅料合理搭配在一起，使之产生最佳的品质效果。

(5)卷烟制丝：工艺流程分为制叶片、制梗丝、制叶丝三个相对独立的工艺过程。

(6)烟支卷制：利用专门的卷烟卷接设备，将卷烟原辅材料制造成滤嘴烟支或无滤嘴烟支的过程。

15. 烟草的主要成分有哪些？

香烟中有4000多种化学成分，其中约有250种有毒或致癌物(40种化学致癌物)。香烟燃烧时，有3000多种化合物在烟雾中缭绕。我们最熟悉的烟草燃烧产物是尼古丁（即烟碱）、烟焦油、一氧化碳、氢氰酸、氨、丙酮、丁烷、砷、镉、甲苯及芳香化合物等一系列有害物质。

烟草点燃时的烟雾由两部分组成。气体部分占92%，包括大量的氧与氮无害气体、一定量的一氧化碳与微量的致癌、促癌及纤毛毒物质；颗粒部分占8%，主要就是尼古丁和烟焦油。烟草中也含有蛋白质、碳水化合物、维他命、氨基酸等人体需要的营养成分。

最新研究表明，烟草是一种营养价值极高的作物，1 公顷产量的青烟叶，可提取 3.5 吨左右的蛋白质，而 1 公顷产量的大豆提取的蛋白质尚不足 0.8 吨。如果滤除烟草中的有害物质，就可得到纯蛋白粉。

我国明末名医张介宾最早记载烟草的危害，其医学著作《景岳全书》中说："烟，味辛，气温，性微热，升阳也，烧烟吸之，大能醉人，用时唯吸一口或二口，多吸令人醉倒。"《本草纲目拾遗》中也有记载："友人张寿庄，己酉与予同馆临安，每晨起，见咳吐浓痰遍地，年余迄未愈，以为痰火老疾，非药石所能疗。一日或不食烟，如是一月，晨亦不咳，终日亦无痰唾，精神顿健，且饮食倍增，啖饭如汤沃雪，食饱后少顷即易饥，予乃悟向之痰咳，悉烟之害也，耗肺损血，世多阴受其祸而不觉，因笔于此，以告知医者。"

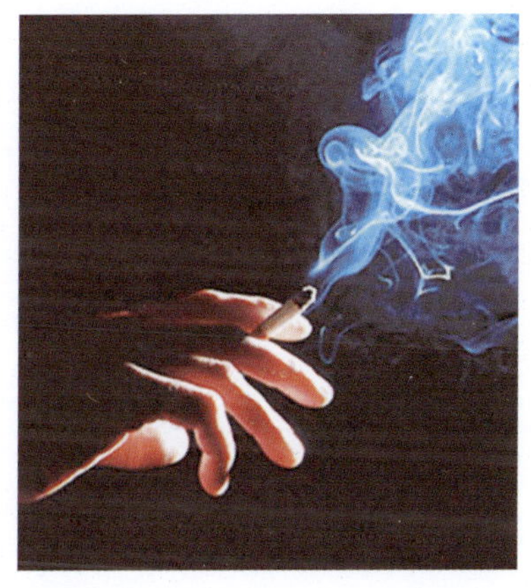

烟草的主要成分见下表。

- 烟草
  - 无机成分
    - 水分(12%~15%)
      - 自由水(重力水、明水)
      - 吸湿水(吸附水，存在于物质的分子表面)
      - 结晶水(化合水，存在于物质的分子中)
    - 矿物质(10%~12%)
      - 金属元素(离子态、盐类和络合态)
        - 大量元素K、Ca、Mg(6%~8%)
        - 微量元素Cu、Fe、Mn、Ze、Mo
      - 非金属元素(离子态)
        - 大量元素N、P、S、Si等盐类
        - 微量元素B、Cl等
  - 有机成分
    - 碳水化合物
      - 水溶性糖
        - 还原糖：单糖、低聚糖
        - 非还原糖：蔗糖等
      - 多糖
        - 淀粉2.5%~14%
        - 纤维素4%
        - 半纤维素、果胶质、木质素
      - 糖苷、糖脂等
    - 含氮化合物
      - 氨基酸和酰胺2.5%
      - 蛋白质(8%~15%)
        - 水溶性蛋白(主要是酶蛋白等功能蛋白)
        - 非水溶性蛋白
          - 贮藏蛋白
          - 结构蛋白
      - 生物碱(有20多种，其中95%为烟碱) 2%~8%
      - 含氮杂环化合物(主要为吡咯、吡啶、吡嗪类、咪唑、恶唑等类)
    - 有机酸及其衍生物(10%~16%)
      - 有机酸及有机酸盐(包括高级脂肪酸和多元酸)
      - 酸酐(两分子酸脱水缩合)
      - 酯类(一分子醇和一分子酸脱水缩合)
    - 萜烯类化合物(0.9%~1.8%)
      - 多种香气成分：类胡萝卜素降解物、西柏烷类、赖百当类
    - 有色物质
      - 质体色素：绿色素(叶绿素a,b)，类胡萝卜素、花青素等
      - 酚醌类：芸香苷、绿原酸等(烤烟中3%~5%)；黄酮素、儿茶素
      - 美拉德反应物

吸烟现状篇

16.目前世界烟草的流行情况如何？

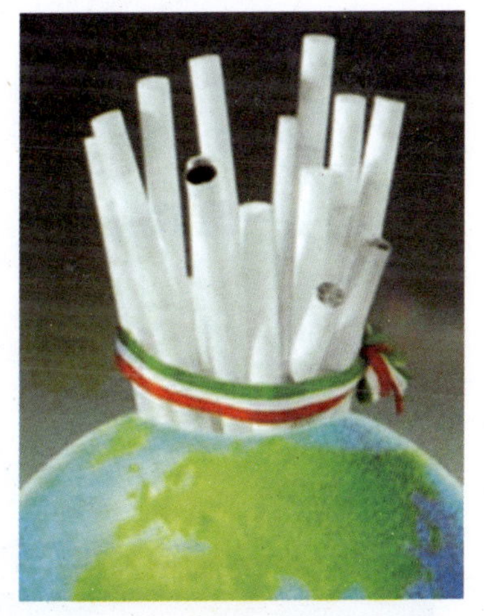

世界卫生组织(WHO)在《世界卫生组织全球烟草流行问题报告》中警告说，如果各国政府和社会不加强对烟草销售的控制，本世纪内全球可能会有10亿人因烟草危害而死亡。报告预计，到2030年全球每年将有800万人死于与吸烟相关的疾病，其中80%以上是在发展中国家。在20世纪烟草已经导致1亿人丧命，如果不采取措施，在21世纪死亡的人数将是上世纪的10倍；全球将近2/3的烟民集中在中国、印度、印度尼西亚、俄罗斯、美国、日本、巴西、孟加拉、德国、土耳其等10个国家。

在工业化国家中，15岁以上的男性有1/3吸烟；而第三世界国家差不多是1/2。在工业化国家中，女性吸烟者人数和男性差不多；在第三世界国家，有10%的女性吸烟，而且这个比例在不断加大。

自 20 世纪 60 年代初开始，美国就大力宣传戒烟，政府制定有关法律。至今，美国成人的吸烟率已由 42%下降至 25%，已有约 5000 万烟民戒烟，男性肺癌发病率得到了遏制。目前，加拿大已有 600 万人戒烟，英国已有 1500 万人戒烟。目前，工业化国家的吸烟率每年以 1%左右的速度下降；但由于西方国家的烟草商大力向第三世界倾销烟草制品，第三世界国家的吸烟率每年以 1%~2%的速度递增。

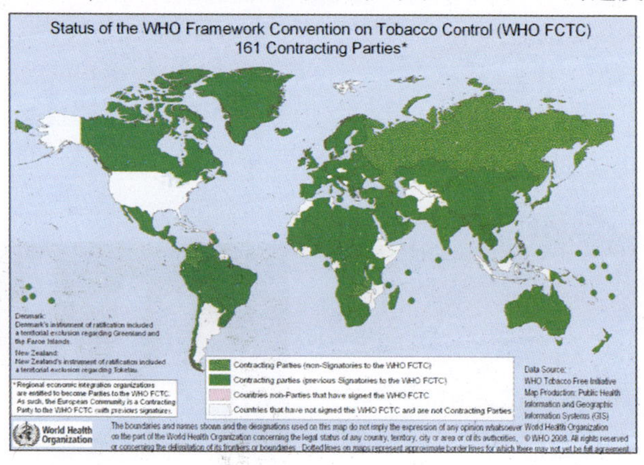

17. 全球烟草导致死亡的发展趋势如何？

目前全世界吸烟人数约有 13 亿，每年有 490 万人死于烟草相关疾病，占总死亡构成的 1 / 10。烟草相关死亡目前已占全球死因构成的第一位，到 2025 年其死亡总数将超过肺结核、疟疾、生育和围生期并发症及艾滋病的总和。

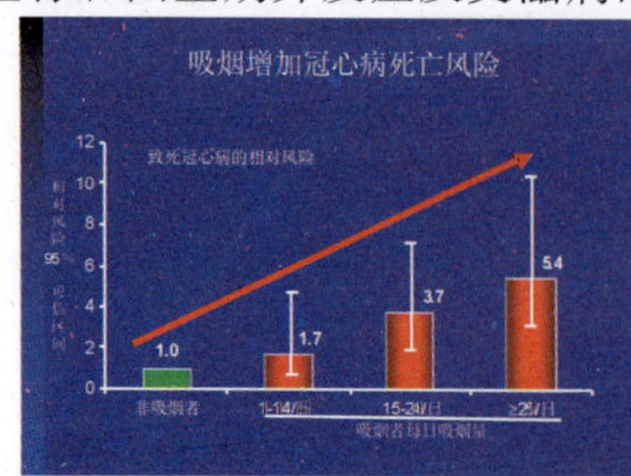

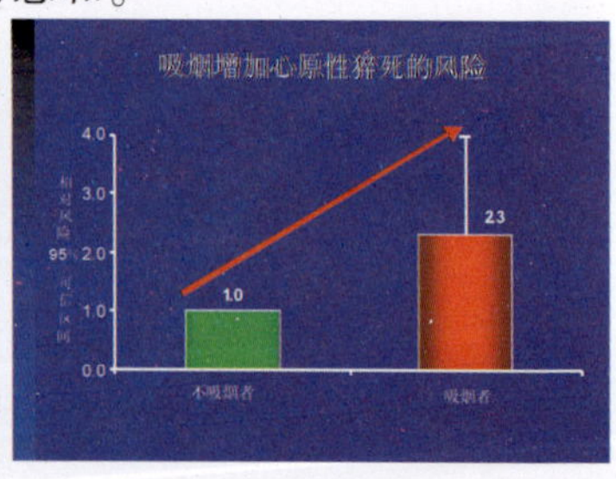

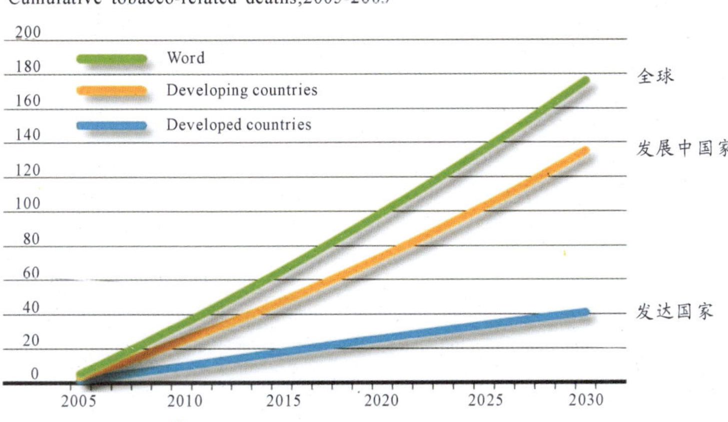

18. 中国烟草流行的现状如何？

我国是世界上最大的烟草生产国和消费国。2002 年吸烟现状调查结果显示，我国有烟民 3.5 亿，其中 15 岁以上男性吸烟率为 67.0%，是世界上男性吸烟率最高的国家之一。吸烟者中只有 26%

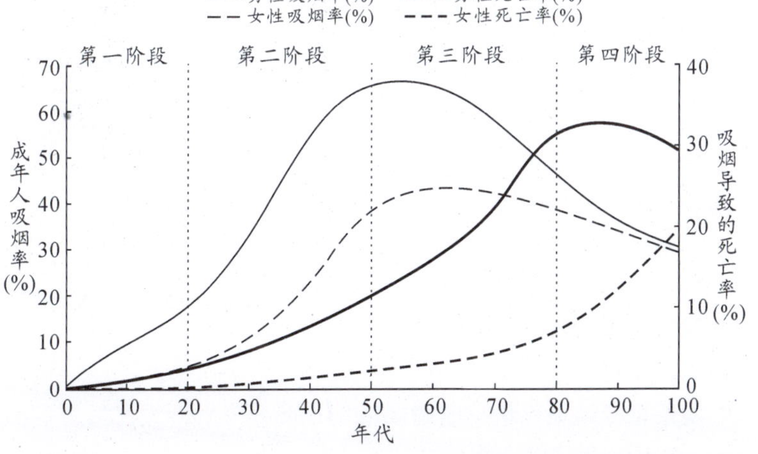

的人希望戒烟,戒烟成功率仅为11.5%。吸烟是中国人心血管疾病的重要危险因素。目前我国每年约有100万人死于吸烟,吸烟导致死亡相关疾病前三位依次是：肺癌、慢性阻塞性支气管炎和冠心病。预计到2020年,这一数字将达到200万;到2050年,我国因烟草所致的疾病死亡将达300万。

19. 我国吸烟人群的分布如何?

中国目前约有3.5亿烟民,约占全球13亿烟民的1/3。被动吸烟者有5.4亿。2002年我国15岁以上人群吸烟率为35.8%,其中男性和女性吸烟率分别为67.0%和3.1%。人群中52%的非吸烟者受到被动吸烟的危害。此外,我国吸烟人群有年轻化的趋势,与20世纪80年代相比,开始吸烟的平均年龄由22.4岁降为19.7岁。

中国男性吸烟率高(67%)

被动吸烟人群中35%
在工作场所接触二手烟

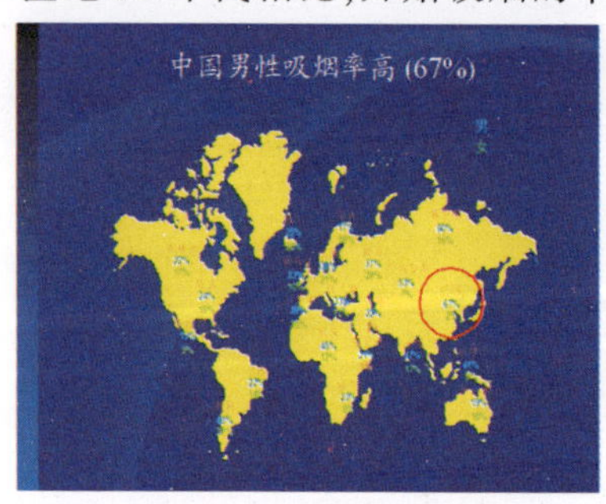

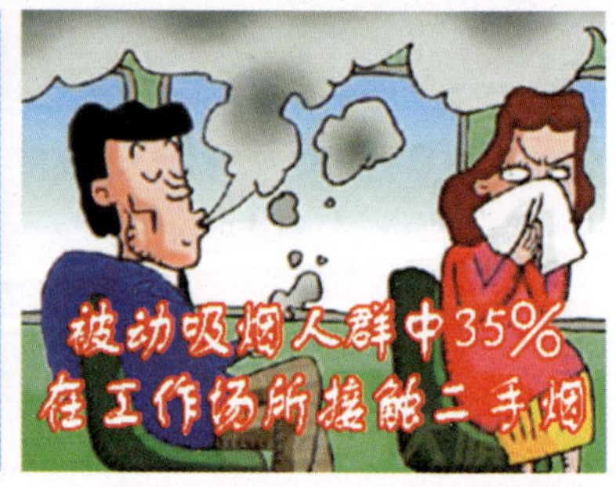

20. 我国青少年吸烟的现状如何?

中国烟民正趋于低龄化。卫生部公布的《2008年中国控制吸烟报告》指出，我国青少年尝试吸烟率和现在吸烟率均在逐年上升。目前约有1500万名青少年是烟民,尝试吸烟的青少年不少于4000万。与1984年相比,2002年开始吸烟的年龄提早了4~5岁,其中男性由22岁降至18岁,女性由25岁降至20岁。少数烟民开始抽烟的年龄甚至在10岁以下。

女性青少年烟民增长的幅度很大。世界卫生组织提供的数据

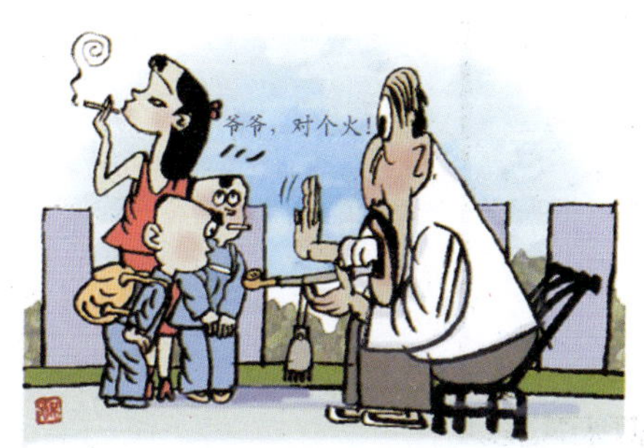

显示，我国成年女性的吸烟率是2.6%，而青少年女性的吸烟率却高达4.1%；成年男性和青少年男性的吸烟率分别是57.0%和7.1%。

女性青少年烟草使用者的增加是烟草流行恶化可能加剧的最不祥的征兆之一。这意味着，烟草厂商成功开发了青少年市场，尤其是女性市场。而在传统上，女性是不吸食烟草的。

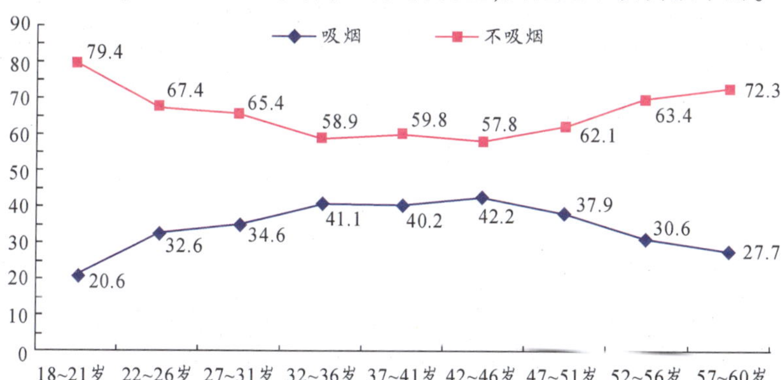

资料来源：基于零点调查2002年4月对北京、上海、广州、武汉、成都、沈阳、西安、郑州、济南、厦门10市4261名18岁以上成年市民的随机入户抽样访问

21. 青少年开始吸烟的心理因素有哪些？

（1）好奇模仿心理：刚刚步入青春期少年，往往在心理上产生成人感，觉得自己已经不再是小孩子了，同时对各种事物充满好奇，凡事都想试一试。吸烟的家长无意中轻率地流露出“成年才可以吸烟”的思想，不少青少年把吸烟当作是否成熟的标志，开始模仿成人吸烟。

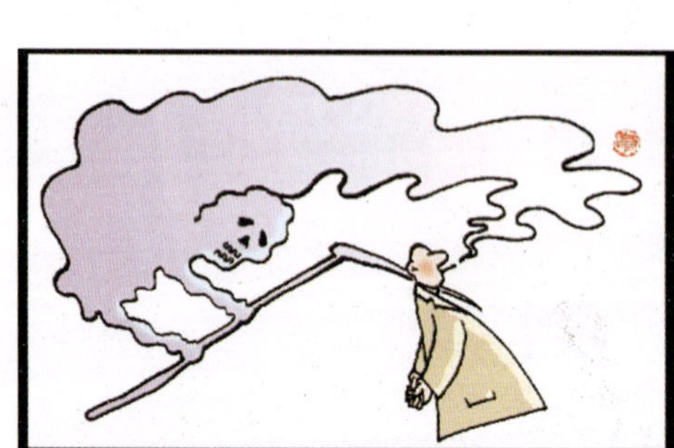

烟"神"

(2)交往心理:在当前社会风气影响下,有时为了办事顺利,联络感情,以烟引路,烟酒不分家。如在某大学调查表明,男生间相互敬烟已成为习惯,甚至在干部竞选、评优、评奖等方面都离不开"香烟开路"。

(3)虚荣心理:一些青少年崇拜影视剧中明星的吸烟镜头,认为吸烟时髦、潇洒,盲目追求、模仿。

(4)夸耀攀比心理:在当今商品社会影响下,大款们摆阔气、讲排场,导致一些有经济条件的青少年在人际交往中通过烟的档次来抬高自己的身价。

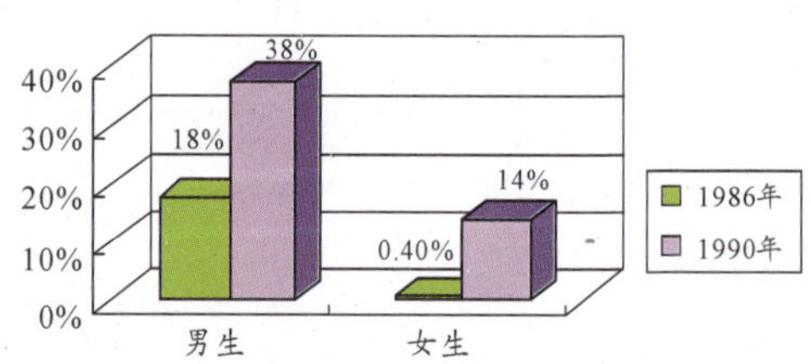

(5)消愁心理:青少年涉世不深,社会经验不足,但又对社会有较高的期望值。面对纷繁复杂的世界,难免遭受各种心理挫折,出现心理失衡。香烟可暂时麻醉青少年的神经,使他们获得短暂的快乐,满足了他们消愁解闷的心理需要。

(6)对烟的错误认识:错误地认为抽烟能提神、消除疲劳,在学习紧张或思考难题时借助吸烟来提高学习效率;有的青少年甚至认为,所谓"吸烟有害身体健康"不过是宣传而已,并不可信。

22. 女性吸烟的现状如何?

根据统计,尽管欧洲男性的吸烟率正在下降,但在一些地区年轻女性吸烟者的数量却在上升。根据一项政府调查,德国 15~30 岁的女性有一半是烟民；在原东德地区，自1989年柏林墙倒塌以后，女性吸烟者的数量上升了3倍。欧洲其他地区的情况也不乐观。在苏格兰，15岁的女孩中有24%的人吸烟，而同龄男孩只有14%的人吸烟。英格兰、比利时、奥地利、捷克、斯洛伐克和芬兰，十几岁女孩中的吸烟者数量都在上升。欧洲南部和前东欧地区的统计数据更加让人担忧，尤其是在前东欧地区低教育水平妇女较多的地方，男女烟民的对比数据非常惊人。如匈牙利，1995—2003年，男性吸烟比例从49%下降到了42%，而女性吸烟的比例则从22%上升到了29%。根据世界卫生组织(WHO)的调查，在几乎所有的欧盟国家，十几岁女孩都要比同龄男孩更爱吸烟，而且更多的女孩比男孩还要更早开始吸烟。

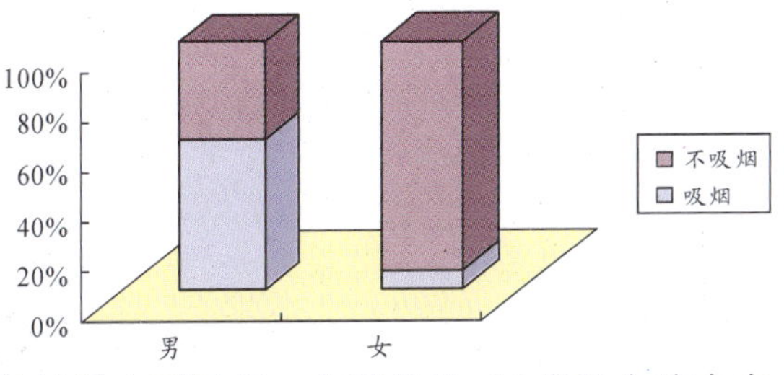

《2006年中国“吸烟与健康”报告》指出：我国目前的男性人群吸烟率高达67%，和1996年调查相比，有微弱下降。青少年人群、年轻女性的吸烟率有所上升。统计表明，在我国3.5亿烟民中，有3000万是成瘾的女性烟民，并且以每年10%的速度递增。

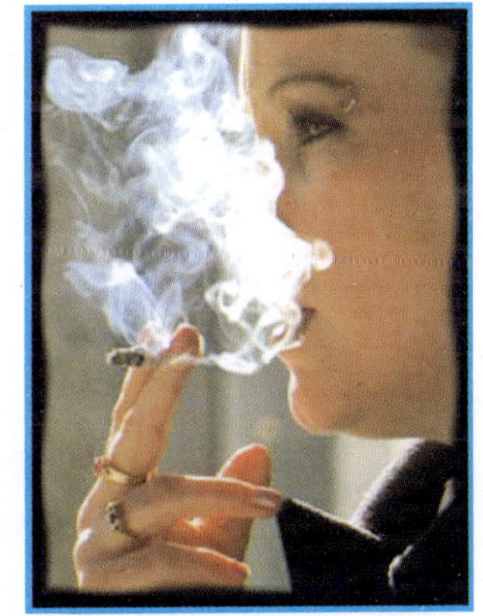

23. 女性吸烟的心理因素有哪些？

女性吸烟的心理因素主要有：

(1)出于喜欢。

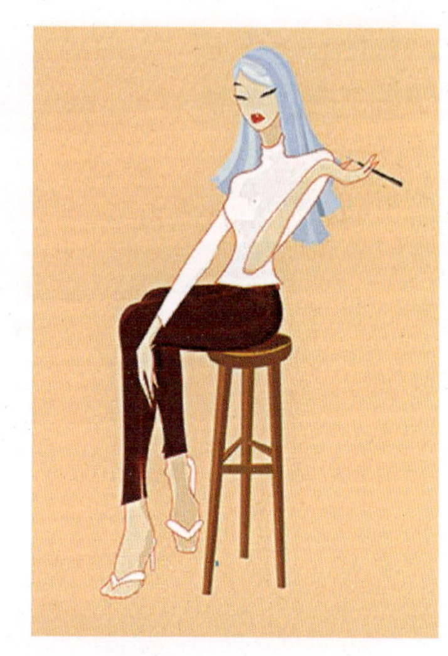

(2)出于强烈的男女平等欲望。

(3)“从众”心理:即受周围环境的影响而吸上瘾,她们在女性瘾君子中所占的比例最大。其中尤以青年女工和个体劳动者居多。她们认为:在音乐茶座、咖啡馆等开放型的社交场合,人人叼着一支烟,你不抽会遭人奚落,于是学着抽,后来逐渐上了瘾。

(4)有些女性则因审美标准不同而吸烟,如把吸烟看成是一种“阳刚之美”。她们认为,吸烟颇能显示一种气质和风度。

(5)此外还有因失恋、失意、赋闲等导致女性吸烟。

24. 医务人员吸烟的现状如何?

中国疾病预防控制中心控烟办公室于2004年9月至11月在全国抽取了天津、哈尔滨、广州等6个省会城市,按照三级医院临床科室医生数量的比例,每个城市抽取不同医院、不同科室约600名医生,共3650名医生接受了调查。6个城市医生总吸烟率为25.8%,其中男性为45.8%,女性为1.3%,外科医生吸烟率达到48.1%,超过其他科别的医生。在全部调查对象中,40~50岁男性组的医生吸烟率超过了50.0%,在男性医生中,20~30岁组现在吸烟率最低,不到30.0%。吸烟的医生平均每天吸烟12支,男女医生之间差别不大。20~30岁医生平均每

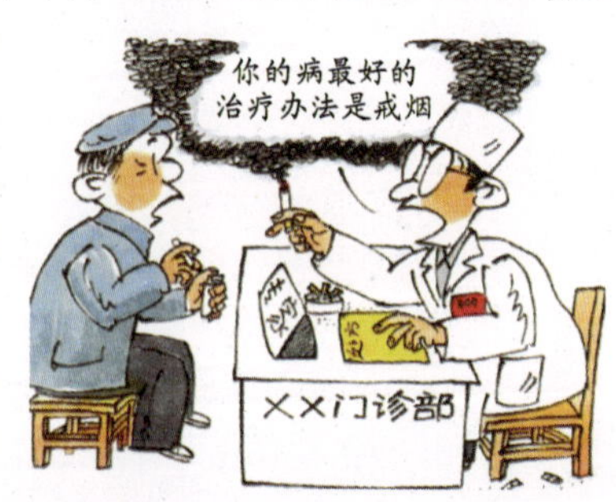

天吸烟 10 支,30~40 岁医生为 12 支,40~50 岁医生为 13 支,50~60 岁医生每天平均每天吸 14 支。60 岁以前的医生,随着年龄增长、吸烟时间增加,烟瘾随之加大,平均的吸烟量也在逐渐增加。

发达国家吸烟率下降的成功经验之一,是以医务人员的吸烟率下降带动全民吸烟率的下降。以美国为例,目前全民吸烟率约 25%,而医务人员吸烟率仅为 9%。英国医务人员的吸烟率,已从 20 世纪 40 年代的 70%下降至现在的 2%。与之相比,我国医务人员的吸烟状况堪忧,参与戒烟的情况更为糟糕。

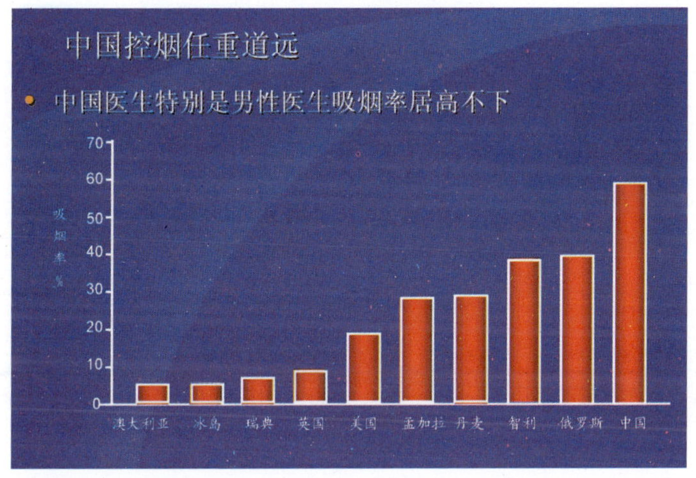

25. 公民对吸烟现状危害的认识如何?

美国、德国、英国等多年前就已经禁止在公共场所吸烟。英格兰室内禁烟法令已经颁布,从 2007 年 7 月 1 日起,英格兰室内公共场所全面禁烟。德国的公共场所都设立了专门的吸烟室,餐厅一般划出吸烟区和非吸烟区,宾馆也分吸烟房和非吸烟房。在公共场所禁止吸烟已经成为人们的自觉行动。

目前,我国居民对吸烟、控烟及烟草危害仍认知不足。北京、沈阳、上海、长沙、广州、银川等 6 城市抽取 4815 名成年吸烟者进行入户调查,计算其对吸烟健康危害相关知识的知晓率,调查对象中男性占94.9%。75.5%的调查对象认为吸烟有害健康,知道吸烟可以导致吸烟者和被动吸烟者患肺癌的比例分别为68.1%和53.0%,但是知道吸烟可以导致中风、阳痿以及知道低焦油卷烟同样有害的人所占比例较低,分别为16.0%,16.6%和17.2%。有研究发现,在我国大城市,即使是作为正确健康知识传播者的医生也有50%不知道吸烟和阳痿、结核有关系。

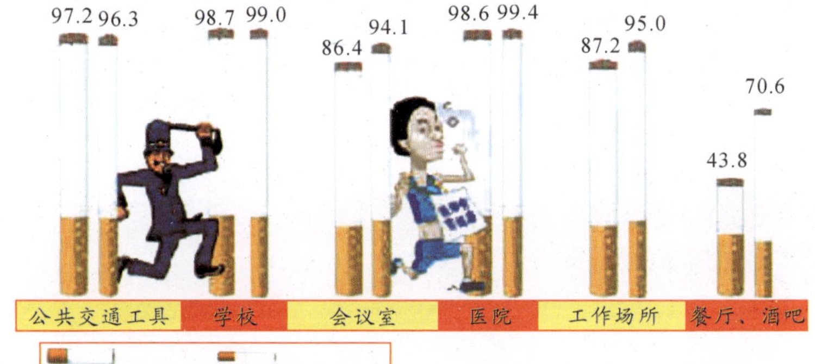

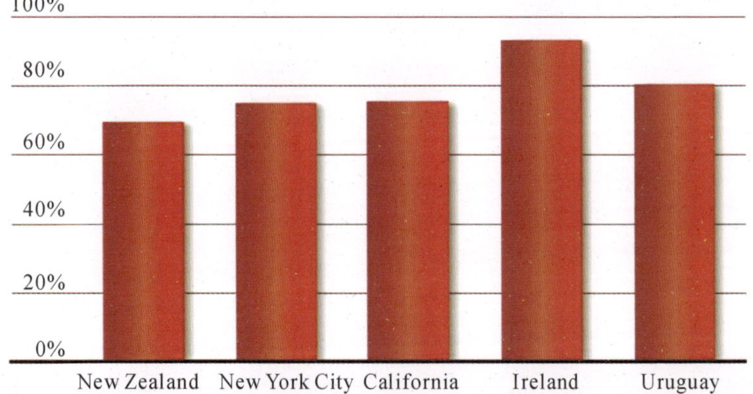

26. 什么是被动吸烟？

被动吸烟是指不愿吸烟的人无可奈何地吸入别人吐出来的烟气和香烟燃烧时散发在环境中的烟雾。被动吸烟又称“强迫吸烟”、“间接吸烟”、“吸二手烟”。WHO 定义：被动吸烟是指不吸烟者，一周中有一天以上吸入吸烟者呼出的烟雾长于 15 分钟/天。

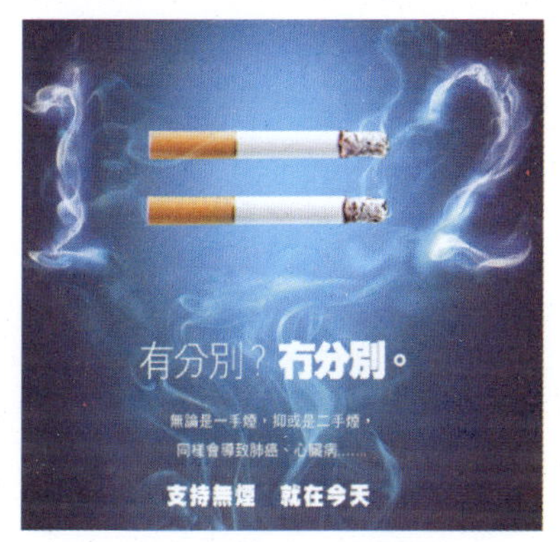

家庭、公共场所和工作场所都是接触“二手烟”的地点。根据 2002 年的一项调查，被动吸烟人群中，有 82%是在家庭中接触“二手烟”，67%是在公共场所，35%是在工作场所。

被动吸烟的女性 90%是在家庭中接触“二手烟”，20~59 岁的男性在公共场所和工作场所接触“二手烟”的比例最高。母亲、父亲或两人都吸烟的家庭超过一半，兄弟姐妹吸烟者超过 1/3，亲密朋友吸烟者超过 55%。

27. 被动吸烟的影响因素有哪些？

(1)男性吸烟率居高不下(67%)，吸烟行为几乎不受限制。

(2)缺乏有效的在公共场所和工作场所禁止吸烟的法律法规：我国还没有全国性“公共场所禁止吸烟”的法规，一半以上的地级市尚未制定公共场所禁止吸烟的地方法规。

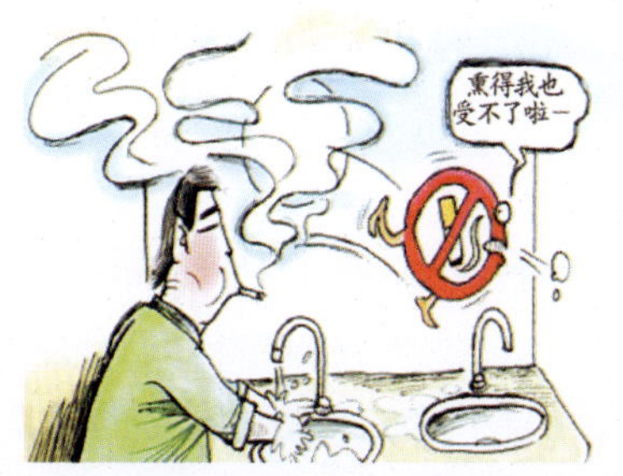

(3)不吸烟、不敬烟、不送烟的文明社会风气尚未形成：我国相当多的地区，“以烟待客”、“以烟送礼”的社会风气盛行，“敬烟”被当作有礼貌的表现和社会

交往的需要。

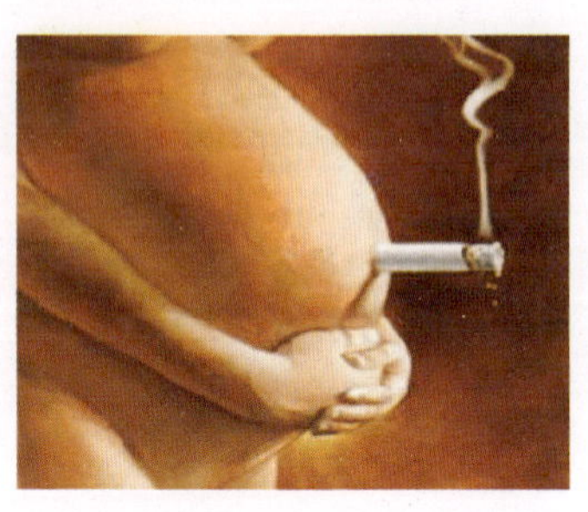

(4) 公众仍然缺乏对被动吸烟危害的认识：尽管被动吸烟危害健康的知晓率由 1996 年的 24%提高到 2002 年的 35%，但仍有很多人错误地相信“只要有通风设施,通风条件好，在室内吸烟对其他人没什么影响”。

(5)其他社会因素:在我国一些地区(特别是农村),由于“男尊女卑”的观念仍有相当影响,广大妇女往往无力制止家庭内和社会上的吸烟行为。

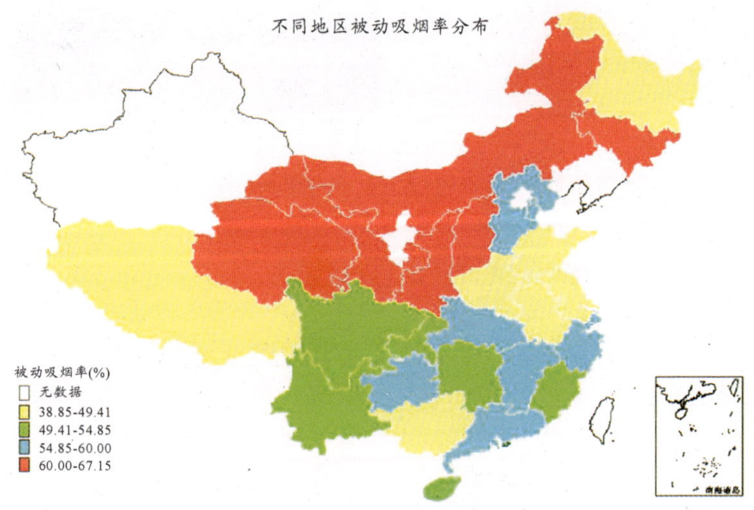

28. 中国被动吸烟的现状如何?

卫生部发布的《2007 年中国控制吸烟报告》显示,目前我国吸烟人数为 3.5 亿,居世界各国之首。根据研究推算,我国遭受被动吸烟危害的人数高达 5.4 亿,其中 15 岁以下儿童有 1.8 亿,每年死于被动吸烟的人数超过10万。

我国农村人群接触"二手烟"的比例高于城市,两者的比例分别为54%和49.7%。全国有20个省份50%以上的人接触"二手烟",其中,青海、甘肃、山西、陕西、吉林、内蒙古等地超过60%。调查发现,只有35%受访者知道被动吸烟危害健康,而且还存在许多错误认识。

吸烟危害篇

29.吸烟者寿命会缩短吗？

烟草燃烧时释放的烟雾中含有4000多种已知的化学物质，绝大

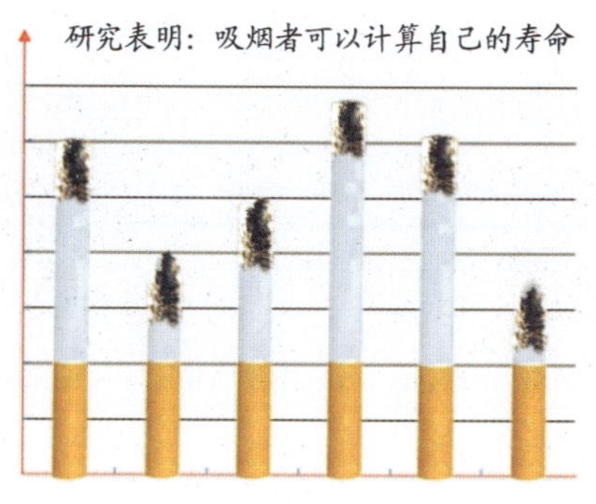

部分对人体有害，其中包括一氧化碳、尼古丁等生物碱、胺类、腈类、醇类、酚类、烷烃、醛类、氮氧化物，多环芳烃、杂环族化合物、羟基化合物、重金属元素、有机农药等，范围很广，它们有多种生物学作用，可对人体造成各种危害。每吸一支烟，寿命缩短 5~15 分钟。吸烟者平均减寿 8 年；就中年死亡的人而言，减寿年岁高达 22 年。

30. 尼古丁的毒性有多大？

尼古丁又称烟碱，是一种无色透明的油状挥发性液体，具有刺激的烟臭味。尼古丁是主要的成瘾源。尼古丁吸入后 7.5 秒即可到达大脑，使吸烟者感到愉快。它可使中枢神经系统先兴奋后抑制。尼古丁在血浆中的半衰期为 30 分钟，当尼古丁血浆浓度较低时，吸烟者会感到烦躁、不适、恶心、头痛，并渴望吸一支烟以补充尼古丁。1 支香烟中的尼古丁可以毒死 1 只小白鼠，25 克烟中的尼古丁可以毒死 1 头牛，40~60 毫克纯尼古丁可以毒死一个人。

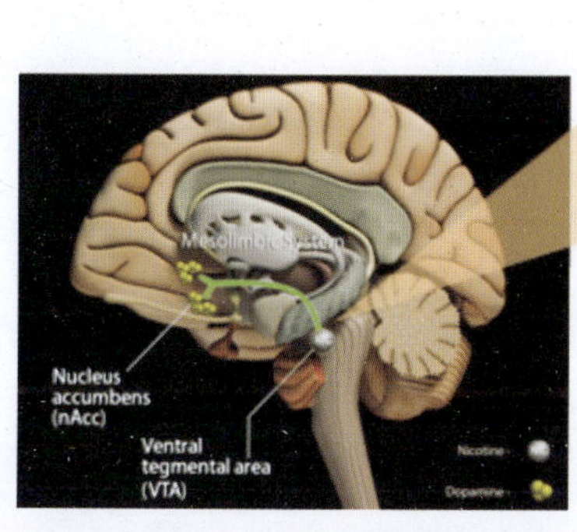

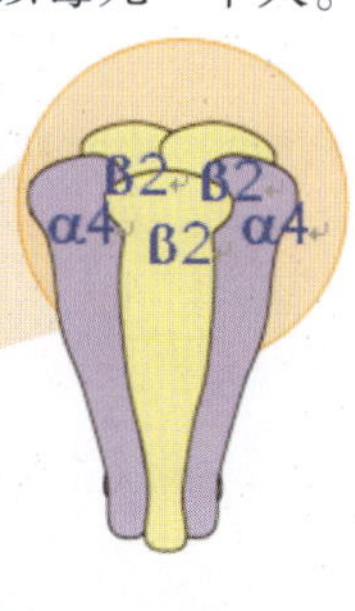

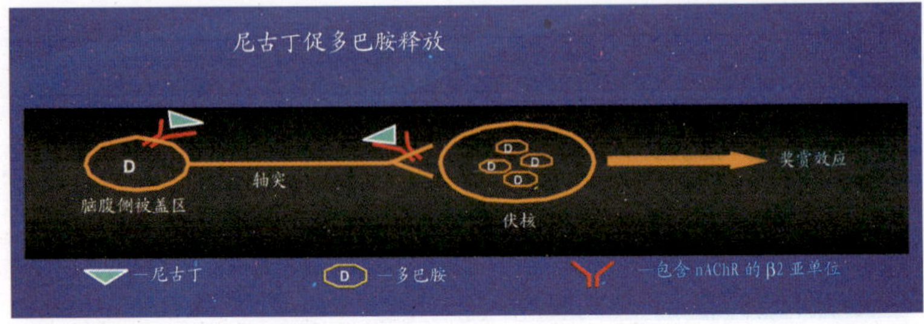

31.尼古丁可对人体造成哪些损害?

尼古丁的含量随烟叶质量和加工工艺而不尽相同，一般每支烟中含1.5~3毫克。吸烟时，约25%的尼古丁被燃烧破坏，5%残留在烟头内，50%扩散到空间，真正被人体吸收的尼古丁只有20%，所以，有的人一天吸一盒香烟也未出现中毒现象。但尼古丁对人体许多器官的刺激和损害作用却与日增加。尼古丁可引起胃痛及其他胃病；可造成血压升高、心跳加快、甚至心律失常并诱发心脏病；损害支气管黏膜，引发气管炎；毒害脑细胞，可使吸烟者出现中枢神经系统症状；可促进机体癌的形成。

尼古丁成瘾环
尼古丁与受体结合导致多巴胺释放增加
多巴胺
多巴胺带来平静愉快 感
尼古丁
吸烟者一般来讲会增加吸烟量，以获得更大的愉快感并避免戒断症状和对烟草的渴求
吸烟者为了恢复平静愉快感渴求尼古丁
每支烟之间，多巴胺减少引起易怒和紧张等戒断症状

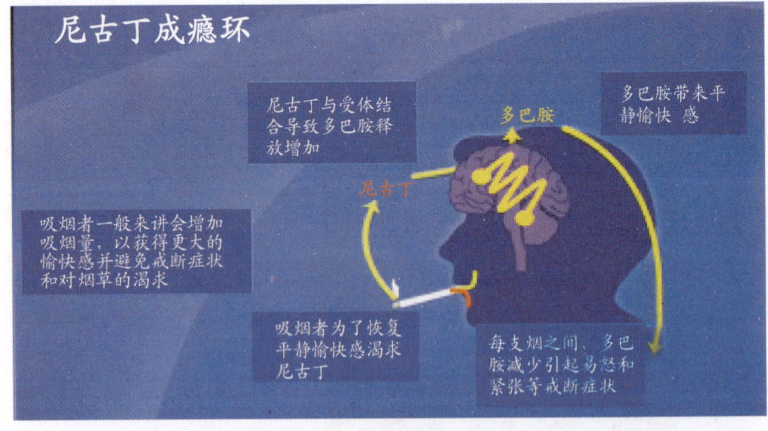

32. 烟焦油和一氧化碳对人体的危害有哪些？

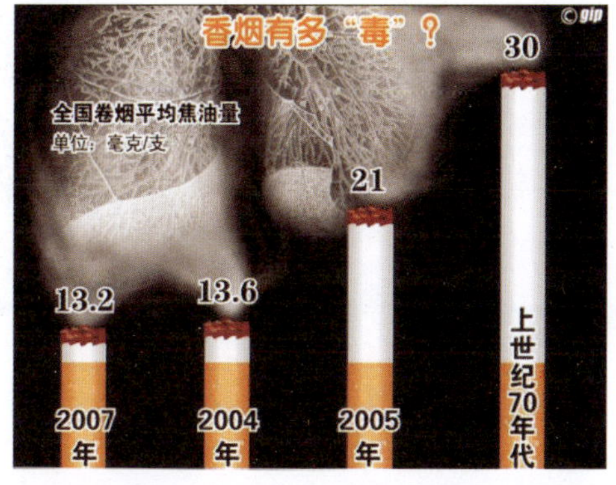

烟焦油是一种棕黄色、具黏性的树脂，俗称"烟油子"。烟焦油含多种致癌物，可附着于气管、支气管和肺泡表面产生物理和化学性刺激，损害人体的呼吸功能。

一氧化碳与血红蛋白的亲和力比氧气高250倍。当人们吸入较多的一氧化碳时，一氧化碳与血红蛋白结合形成大量的碳合血红蛋白，而使氧合血红蛋白大大减少，造成组织和器官缺氧，进而使大脑、心脏等多种器官产生损伤。每支烟燃烧时可产生一氧化碳20~30毫克。若许多吸烟者聚集在封闭的房间内，空气中的一氧化碳浓度可达0.05%，接近发生煤气中毒的浓度。

33. 烟雾其他成分对人体的危害有哪些？

(1)苯并芘：是一种强致癌物。存在于煤、石油天然气中，但可被大气稀释；而香烟中的苯并芘被吸烟者直接吸入或弥漫于室内，浓度很高。燃烧一包香烟可产生0.24~0.28微克的苯并芘。空气中的苯并芘含量每增加1微克/1000米^3，肺癌发病率增加5%~15%。

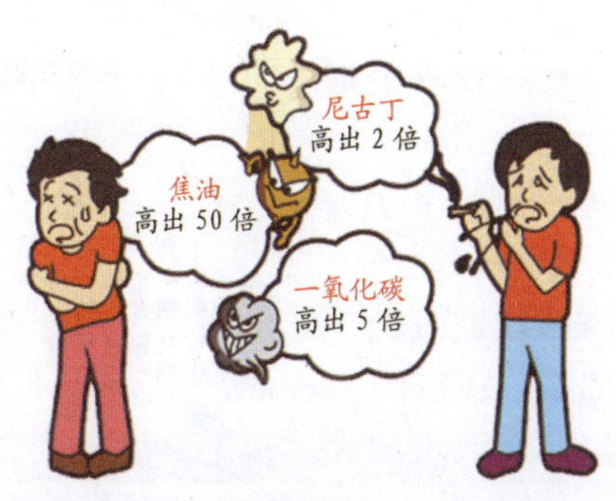

(2)放射性物质：卷烟烟雾中含^{210}铅、^{201}钋两种放射性同位素，吸烟时可被吸收入肺并沉积于体内。它们不断放出射线，长期损伤肺组织。每天吸 20 支烟,1 年受到的辐射量，相当于拍了 300 张 X 线胸片。

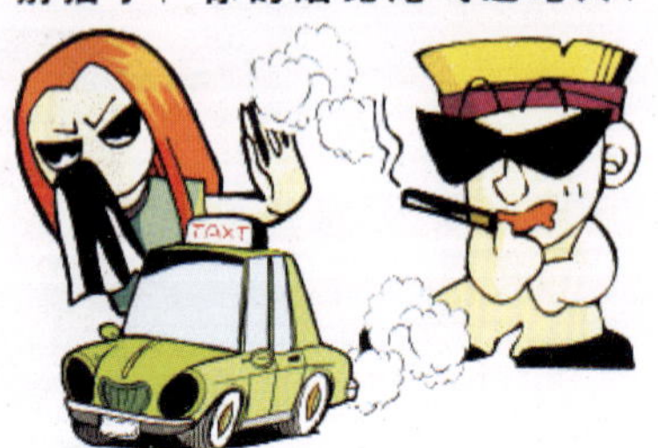

(3)刺激性化合物:烟草烟雾中含有多种刺激性化合物,其中有氰化氢、甲醛、丙烯醛等。如 1 支无过滤嘴卷烟可产生丙烯醛 45 微克,氰化氢 100~400 微克,它们可破坏支气管黏膜,并减弱肺泡巨噬细胞的功能,使肺和支气管易发生感染。

(4)有害金属:烟草中含砷、汞、镉、镍等有害金属。镉可蓄积于体内,引起哮喘、肺气肿;微量的镉可杀灭输精管内的精子,影响生育;大量镉进入骨组织,引起骨骼脱钙、变形、变脆,极易发生骨折。

(5)其他有害物质:烟草中尚含有多种其他有害成分,如致癌物质二甲基亚硝胺、甲基乙基亚硝胺、二乙基亚硝胺、亚硝基吡咯烷、联氨、氯乙烯、尿烷等;促癌物质甲醛苯醇、脂肪酸等。

34. 吸烟对人体哪些脏器有致癌作用?

流行病学调查表明,吸烟是肺癌的重要致病因素之一,特别是鳞状上皮细胞癌和小细胞未分化癌。吸烟者喉癌发病率较不吸烟者高十几倍,膀胱癌发病率增加 3 倍。此外,吸烟与唇癌、舌癌、口腔癌、食道癌、胃癌、结肠癌、胰腺

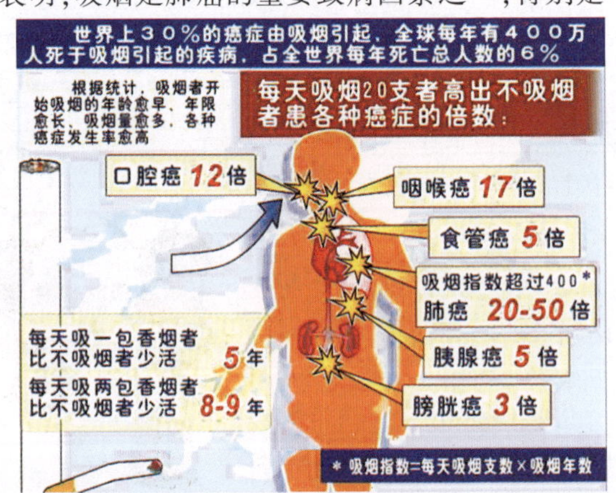

癌、肾癌和子宫颈癌的发生都有一定关系。临床研究和动物实验表明，烟雾中的致癌物质还能通过胎盘影响胎儿，致使其子代的癌症发病率显著增高。

35. 吸烟对心脑血管的影响如何？

吸烟者的冠心病、高血压病、脑血管病及周围血管病的发病率均明显升高。统计资料表明，冠心病和高血压病患者中75%有吸烟史。冠心病发病率吸烟者较不吸烟者高3.5倍，病死率吸烟者较不吸烟者高6倍。心肌梗死发病率吸烟者较不吸烟者高2~6倍。冠状动脉粥样硬化病变前者较后者广泛而严重。具备高血压、高胆固醇及吸烟三项者冠心病的发病率增加9~12倍，而高血压、高胆固醇和吸烟三项如得到有效控制，可使心血管疾病的发病率减少85%。此外，吸烟者发生中风的危险性是不吸烟者的2~3.5倍；如果吸烟和高血压同时存在，中风的危险性就会升高近20倍。此外，吸烟者易患闭塞性动脉硬化症和闭塞性血栓性动脉炎。吸烟可引起慢性阻塞性肺病(COPD)，最终导致肺原性心脏病。

吸烟令我增加患上肺气肿、支气管炎、中风、哮喘的机会
吸烟令我增加患肺癌及其他癌症的机会，例如喉癌、口腔癌、胃癌、膀胱癌等
吸烟令我面色灰黄，外貌苍老，不但口臭，指尖及牙齿亦变黄
每吸一支香烟会将我的寿命缩短数分钟
吸烟伤害我的心脏，引致冠状动脉心脏病

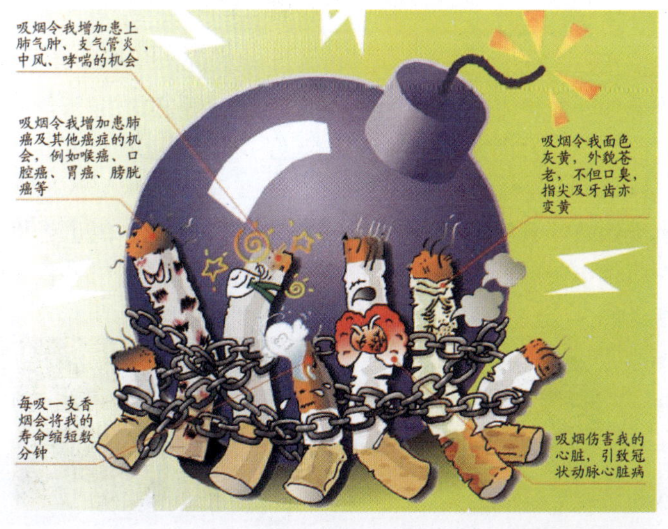

36. 吸烟对呼吸道的影响如何？

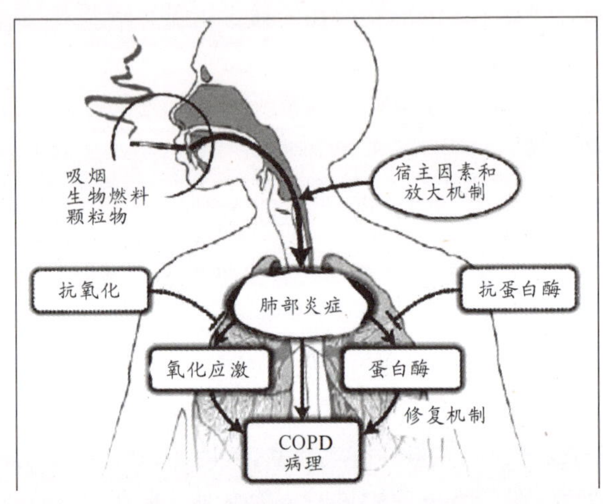

吸烟是慢性支气管炎、肺气肿和慢性气道阻塞的主要诱因之一。实验研究发现，长期吸烟可使支气管黏膜的纤毛受损、变短，影响纤毛的清除功能。此外，吸烟可使黏膜下腺体增生、肥大，黏液分泌增多，成分也有改变，容易阻塞细支气管。国内的一项研究发现，吸烟者下呼吸道巨噬细胞(AM)、嗜中性粒细胞(PMN)和弹性蛋白酶较非吸烟者明显增多。吸烟者患慢性气管炎较不吸烟者高 2~4 倍，且与吸烟量和吸烟年限成正比。患者往往有慢性咳嗽、咳痰和活动时呼吸困难。肺功能检查显示呼吸道阻塞，肺顺应性、通气功能和弥散功能降低及动脉血氧分压下降。即使年轻的、无症状的吸烟者也有轻度肺功能减退。COPD 易致自发性气胸。吸烟者常患有慢性咽炎和声带炎。

吸烟是导致肺癌的首要危险因素，因肺癌死亡的患者中，87% 是由吸烟(包括被动吸烟)引起的，男性吸烟者肺癌的死亡率是不吸烟者的 8~20 倍，而且吸烟与肺癌的发生呈量效关系。

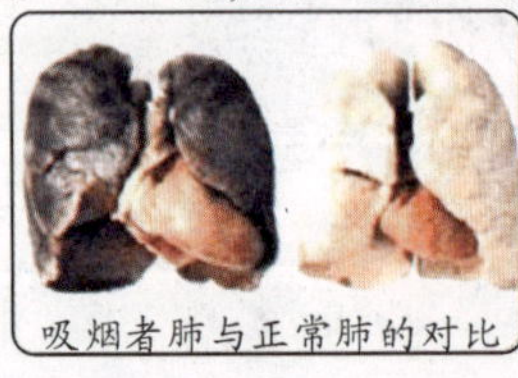
吸烟者肺与正常肺的对比

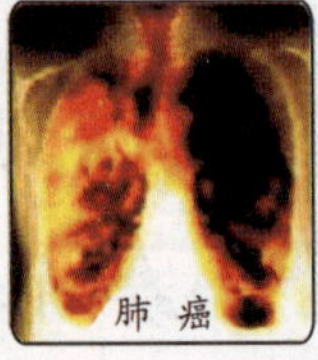
肺 癌

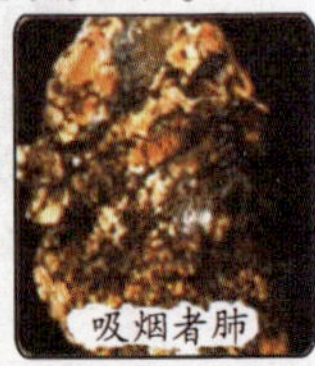
吸烟者肺

37. 吸烟对消化道的影响如何？

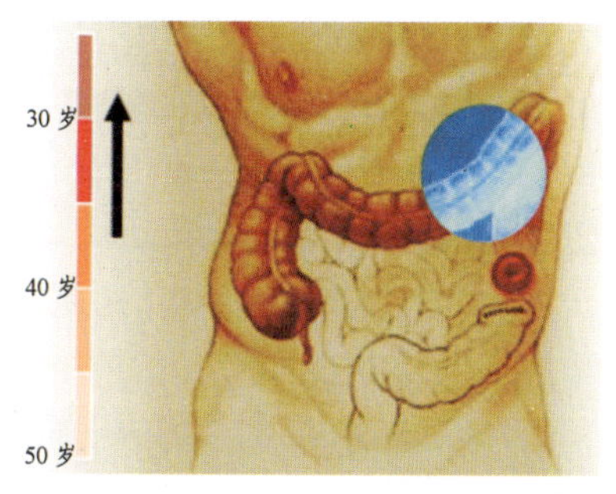

吸烟可引起胃酸分泌增加，一般比不吸烟者增加91.5%，并能抑制胰腺分泌碳酸氢钠，致使十二指肠的酸负荷增加，诱发溃疡。烟草中的烟碱可使幽门括约肌张力降低，使胆汁易于反流，从而削弱胃、十二指肠黏膜的防御功能，促使慢性炎症及溃疡的发生，并使原有的溃疡延迟愈合。此外，吸烟可降低食管下括约肌的张力，易造成反流性食管炎。

38. 吸烟对人体还有哪些其他危害？

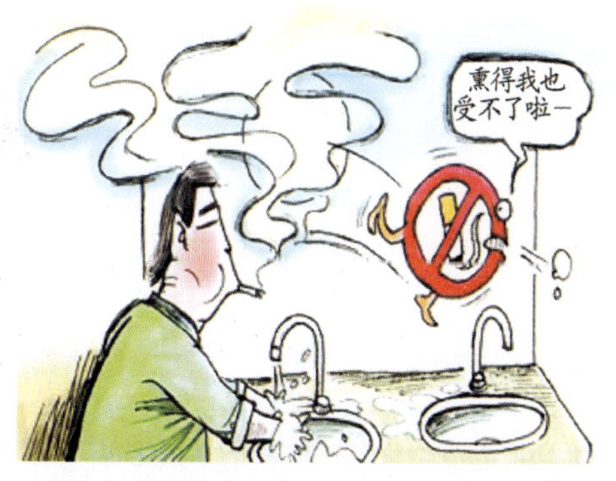

吸烟对妇女的危害更甚于男性，吸烟妇女可引起月经紊乱、受孕困难、宫外孕、雌激素低下、骨质疏松以及更年期提前等。孕妇吸烟易引起自发性流产、胎儿发育迟缓和新生儿低体重。其他如早产、死产、胎盘早期剥离、前置胎盘等均可能与吸烟有关。妊娠期吸烟可增加胎儿出生前后的死亡率和先天性心脏病的发生率。这是由于烟雾中的一氧化碳等有害物质进入胎儿血液，形成碳氧血红蛋白，造成缺氧；同时尼古丁又使血管收缩，减少了胎儿的血供及营养供应，从而影响胎儿的正常生长发育。女性90%的肺癌、75%的COPD和25%的冠心病都与吸烟有关。吸烟妇女死于乳腺癌的比例比不吸烟妇女高25%。尼古丁有降低性激素分泌和杀伤精子的作用,使精子数量减少、形态异常和活力下降。

吸烟还可造成睾丸功能损伤、男子性功能减退和性功能障碍,导致男性不育症。吸烟可引起烟草性弱视,老年人吸烟可引起黄斑变性,这可能是由于动脉硬化和血小板聚集率增加,促使局部缺氧所致。最近,美国一项研究发现,在强烈噪声中吸烟,会造成永久性听力衰退,甚至耳聋。

39. 被动吸烟可造成哪些危害?

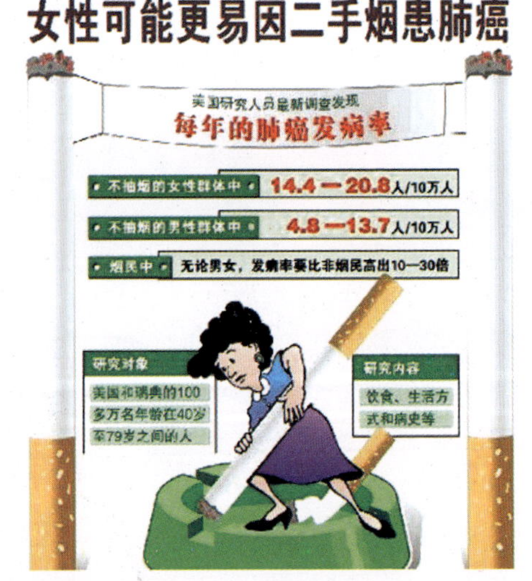

吸烟所散发的烟雾可分为主流烟(即吸烟者吸入口内的烟)和支流烟(即烟草点燃外冒的烟)。支流烟比主流烟所含的烟草燃烧成分更多。其中一氧化碳,支流烟是主流烟的5倍;焦油和烟碱为3倍;氨为46倍;亚硝胺为50倍。据计算,在通风不畅的场所,不吸烟者1小时内吸入的烟量,平均相当于吸入1支卷烟的剂量。根据全国吸烟情况抽样调查结果:343563名不吸烟者中,39.75%受到被动吸烟危害。在家中被动吸烟的占67.1%,在工作场所或其他公共场所遭受被动吸烟的占14.4%,每日在家及在公共场所都受到被动吸烟危害的占18.96%。被动吸烟主要场所分别为家庭(71.2%)和公共场所(32.5%)。美国医学研究人员最近发现,一些与吸烟者共同生活的女性,患肺癌的几率比常人高出6倍。

被动吸烟对婴幼儿、青少年及妇女的危害尤为严重。对儿童来

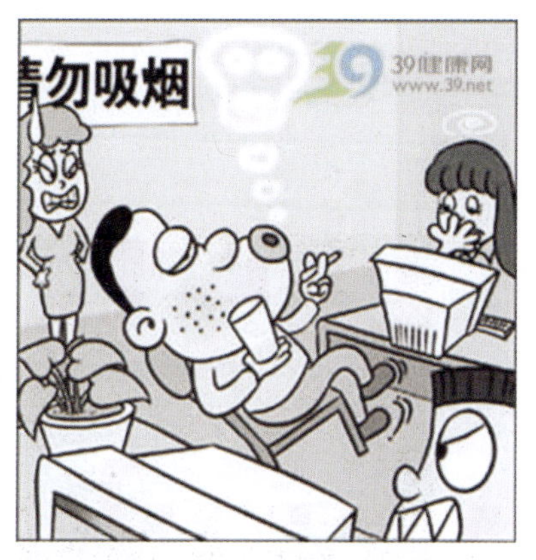

说，被动吸烟可以引起呼吸道症状和疾病，并且影响正常的生长发育；对于孕妇来说，被动吸烟会导致死胎、流产和低出生体重儿。

目前全球共有11亿吸烟者，烟草每年造成的死亡估计为1000万人，每10秒就有一人死于"香烟"的危害。如何减轻二手烟危害，关系着烟民的自身健康及社会环境的可持续健康发展。

40. 男性吸烟会引起脱发吗？

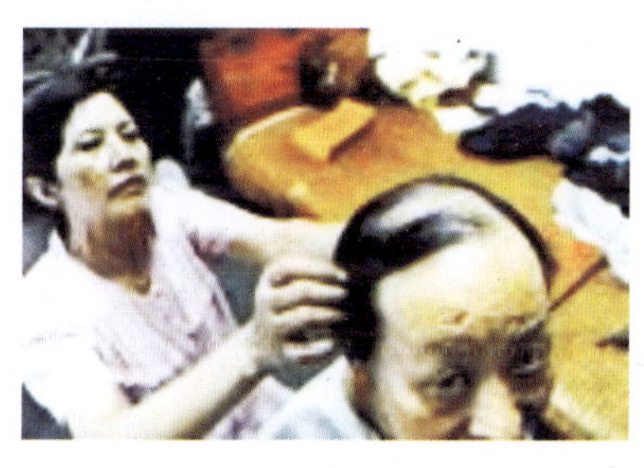

男性到了中年，常常出现脱发现象，而吸烟的男性脱发更严重。台湾亚东纪念医院和台湾大学的研究人员对740名男性进行调查。结果发现，如果每天吸烟，那么这些人严重脱发的现象会大大增加。研究人员指出，吸烟可能会损伤毛囊，导致雌激素增加，影响头皮中血液和激素的循环。与欧美男性相比，亚洲男人较少受到秃顶的困扰，但吸烟让他们失去了这种优势，那些显露出脱发早期迹象的男性，应当考虑戒烟，以阻止脱发的进一步恶化。

41. 吸烟对男性生殖健康可产生哪些影响？

首先，吸烟会影响男性的生育能力。研究发现，吸烟会导致精子质量下降，正常精子数量平均减少10%左右。若每天抽烟20支以上，畸形精子的发生率会显著增高。而且，吸烟时间越长，畸形精子越多，且随着精子数量的减少，精子的活动能力也会减弱。因此，吸烟男性不育症的发生率明显高于不吸烟者，吸烟者的孩子先天性疾病的发病率高于同等状况的不吸烟者。

其次，吸烟会降低男性性功能。烟雾中的尼古丁等有害物质可以刺激神经系统释放出使血管收缩的化学物质，引起动脉血管收缩，导致动脉血流量减少；尼古丁等有害物质还可导致静脉关闭功能发生障碍，从而引起阴茎勃起功能障碍，这种急性损害在停止吸烟后可以消失。但是，如果长期吸烟，就会引起阴茎动脉硬化，甚至狭窄，从而导致即使戒烟后也不易恢复的慢性损害。另外，烟草中的有害物质可引起雄性激素水平下降，从而影响勃起功能。

Recent medical
studies indicate
cigarettes are one
the leading causes
of impotence.
Cigarettes.
1-800-7-NO-BUTT

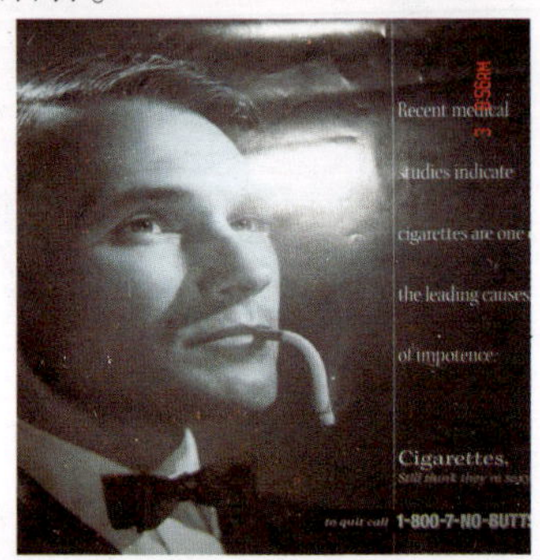

42. 吸烟引起男性不育的机制是什么？

吸烟对精液的损害较大，其作用机制可能与下列原因有关：

(1)香烟中含有大量有害物质，可影响男性睾丸的生殖细胞，具有抑制性激素分泌和杀伤精子的作用，从而导致精子数量减少，液化时间延长，影响精子密度和精子存活率，还直接影响精子的活动度和穿透力。

(2)吸烟过程中会产生各种有毒的氧活性物质，如超氧化物阴离子和自由基，对血管有损害作用，影响睾丸血流，引起睾丸的生精功能障碍和畸形精子增加，从而影响男性的精液质量。

(3)香烟烟气凝结液可抑制胆碱乙酰化酶(保持精子活力的一种酶)，影响生殖细胞的成熟和增殖。

(4)重度吸烟者血浆睾酮浓度下降显著低于非吸烟者，使睾丸间质细胞合成睾酮的能力也有所下降，致使依赖于睾酮而产生精子的生精过程也相应改变，进一步加重了对生殖功能的负面影响。

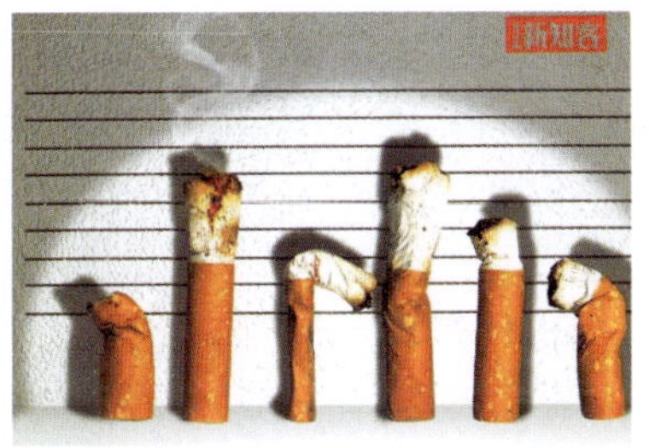

(5)如长期吸烟,香烟中的有害物质通过吸收而进入血液循环,经长期积累而致血液循环中的有害物质浓度逐渐增高,干扰睾丸及附睾微循环和内环境的物质交换，影响睾丸生精细胞的发育过程,改变了精子在附睾中成熟所必需的生化条件,从而造成了精子数量下降,活动能力降低。

43. 吸烟对男性心肺功能的影响有哪些?

男性吸烟死于心脏病的几率要比非吸烟者大 2 倍。吸烟是导致慢性支气管炎和肺气肿的主要原因，也增加了患肺炎及心脏病的危险，并且吸烟也增加了高血压发病和血压控制困难的危险。

尼古丁能使心跳加快,血压升高。烟草的烟雾含有一氧化碳,能促使动脉粥样硬化的发生和进展，而这种病理改变是造成许多心脑血管疾病的一个原因。大量吸烟者心脏病发作时,其致死的几率比不吸烟者大很多。

通过对 45 例吸烟者及 32 例非吸烟者的肺功能检测，结果表明,吸烟早期主要引起小气道功能异常,随着时间的进展,可进一步发展致 COPD。BTS (British Thoracic Society) 及 GOLD(Global Initiative for Chronic Obstructive Lung Disease)的研究显示:不同年龄段吸烟者的 COPD 患病率明显要高于不吸烟者。

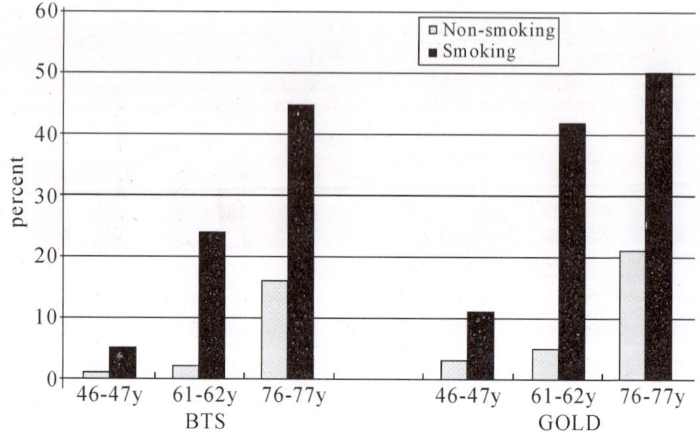

44. 男性吸烟易患肿瘤吗?

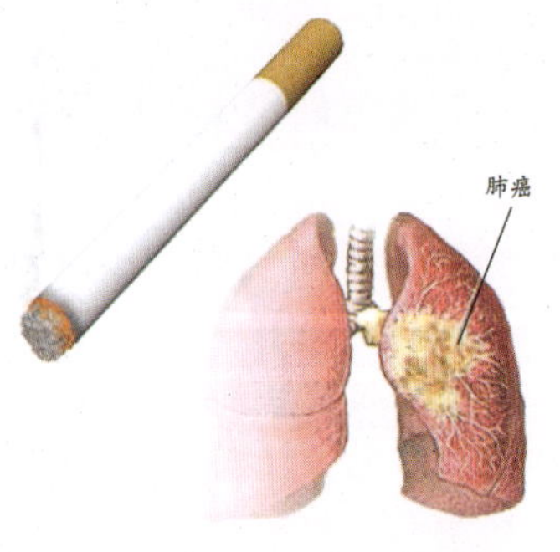

一个每天吸 15~20 支香烟的人,其易患肺癌、口腔癌或喉癌致死的几率,要比不吸烟的人高 14 倍;其易患食管癌致死的几率比不吸烟的人大 4 倍;死于膀胱癌的几率要大 2 倍。每天吸烟 2 包(40 支)以上者,患肺癌的危险性较不吸烟者高 65 倍;每日吸烟 10 支者,较不吸烟者患肺癌的危险性增高 13 倍。在我国,引起肺癌的原因,男性约有 70%~80%归因于吸烟。喉癌是头颈部肿瘤中发病率最高的恶性肿瘤,男性是女性的 8~30 倍。流行病学调查,吸烟是喉癌最主要的因素,88%~98%的患者有长期吸烟史。

在美国,膀胱癌目前已成为男性第四位最常见的恶性肿瘤,仅次于前列腺癌、肺癌及结肠癌。吸烟者患肾癌的危险是不吸烟者的 2 倍,而且男性烟民患肾癌的机会比女性烟民高近 1 倍。吸烟时间越久、吸烟量越大,其患肾癌的危险性也越高。这是因为烟草中多种有毒物质对肾小管和集合管的慢性刺激，导致细胞内基因突变所致。

1994—1995 年间发生在佛罗里达州近 1900 例黑色素瘤案例，揭示晚期恶性黑色素瘤病人更常见于男性、未婚者、吸烟者等人群。

45. 男性吸烟易患风湿性关节炎吗？

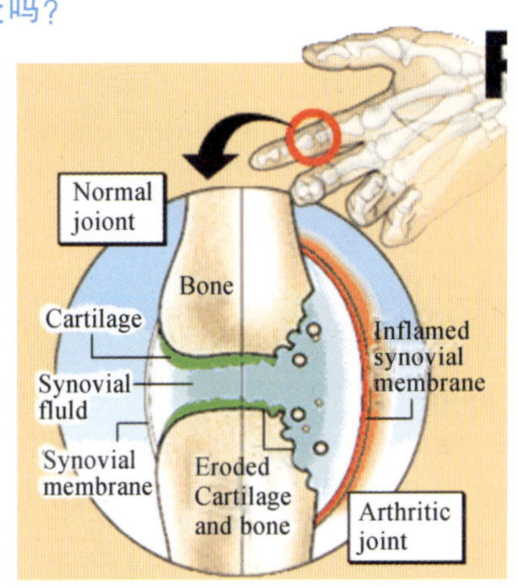

吸烟会使男性患风湿性关节炎的危险增加 1 倍，但不会增加女性患风湿性关节炎的危险，这与雌激素有关。美国斯坦福大学的研究人员对 1095 名先前被确诊为风湿性关节炎的芬兰患者与 1530 名健康成年人进行了对比研究。结果发现，与从不吸烟的男性相比，以往曾有吸烟史的男性患风湿性关节炎的危险会增加 1 倍。

科学家发现，只有在那些类风湿因子呈阳性的男性中才会存在上述相关性，而研究显示吸烟可促进这种抗体的产生。

46. 女性吸烟危害与男性有何不同？

女性吸烟危害远大于男性。目前，女性吸烟人群呈现出明显的上升趋势，主要集中在 15~24 岁年龄段。从目前情况来看，女性吸烟者主要集中在城市，尤其是文艺圈等职业群体中。但这部分职业群体的个人影响力大，很多女学生可能是出于崇拜模仿而盲目吸烟。同时，不少城市

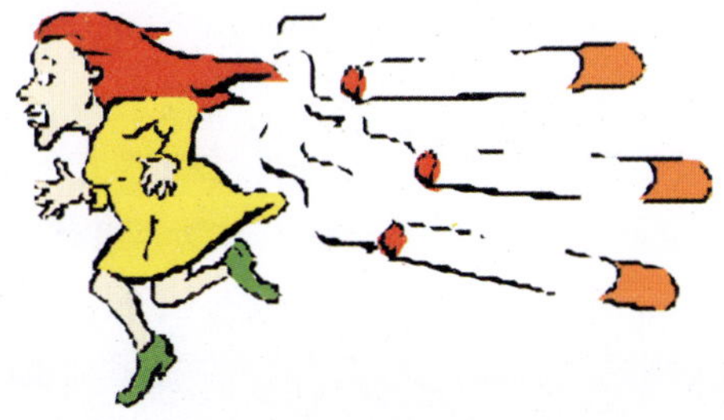

女性的工作压力较大，没有时间系统戒烟，也是造成吸烟女性数量增加的重要原因之一。吸烟女性患肺癌的几率是男性的3倍；吸烟女性发生心肌梗死的危险性几乎是男性的2倍。

47. 女性吸烟与妇科疾病有何关系？

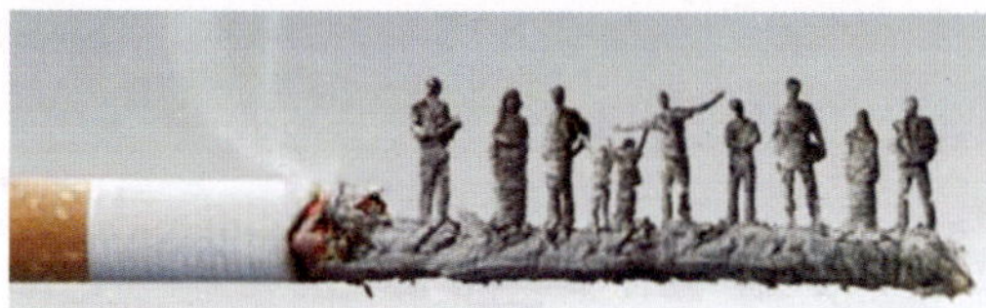

研究表明，在17岁前即开始吸烟或每日吸一包烟达20年的妇女，在40岁以前绝经的可能性会增加2~3倍。原因是烟尘中的某些成分对卵泡有毒性作用，导致卵泡提前消失。吸烟可导致绝经期提前约1~3年。吸烟妇女在老年时骨质更脆弱，更易发生骨折。妇女绝经后用雌激素补充治疗，如果仍吸烟，可能会降低雌激素治疗的保护作用。

有资料显示，烟草中的尼古丁能降低女性性激素的分泌量，从而干扰与月经有关的生理过程，导致月经失调、闭经或经量稀少，严重的甚至影响受孕。每天吸烟1包以上的女性，月经不调者是不吸烟妇女的3倍。妇女对烟草中的毒素极为敏感。烟草中的苯并芘进入妇女体内后，能破坏卵母细胞，使成熟的卵子减少，造成月经紊乱；大多数吸烟的女性绝经年龄提前，更年期综合征提早出现。

48. 吸烟可以引起宫颈癌吗？

宫颈癌是最常见的妇女恶性肿瘤。引起宫颈癌的原因尚未完全清楚。但据最新报道，通过对吸烟妇女与非吸烟妇女的调查，为了排除结婚与性生活等对宫颈癌的影响，在初次性生活年龄和结婚次数基本相同的情况下，吸烟组妇女的子宫颈上皮出现原位癌与非典型增生的相对危险率分别是3.6与5.7，高于非吸烟组(不吸烟者为1)，且与吸烟年限有关，即吸烟年限越长，发生宫颈癌的危险性越大。吸烟12年以上者发生原位癌与非典型增生的相对危险率最高，分别是12.7与14.5，说明吸烟能诱发宫颈癌。

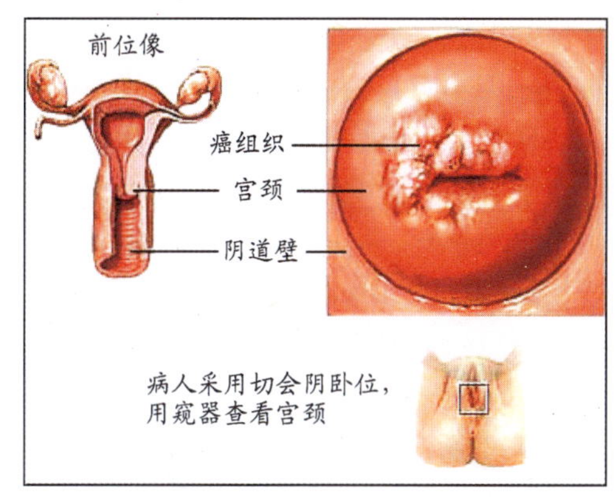

为什么吸烟会引起宫颈癌呢？女性的宫颈癌与男性的肺癌同属鳞状上皮癌，烟草中的致癌物质与鳞状上皮癌的发生有关，子宫颈部对吸收入人体的致癌物质有较强的敏感性。

49. 女性吸烟与衰老有何关系？

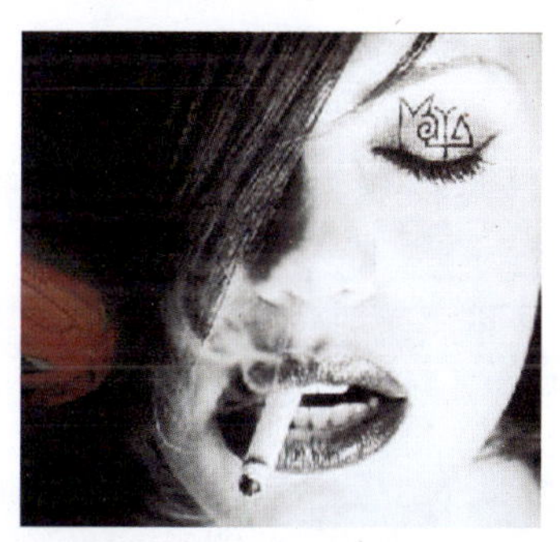

有的女性认为，吸烟是一种优雅的体现。从医学角度来看，这一观点恰恰相反，吸烟非但不能维护自身魅力，反而是对容貌的自我毁灭。烟雾颗粒可影响妇女皮下脂肪层的厚度，因此，多数吸烟女性身体不丰满，皮肤不滋润，缺乏营养，皮肤皱纹加快出现，提前衰老。长期吸烟易致：(1)眼角有鸡爪形线条或其他皱纹，或从上嘴唇或下嘴唇处伸延开来的皱纹，或在脸颊、下颌处有深深的皱纹。(2)轻微的憔悴，在某种情况下，这种憔悴会导致脸颊下陷或出现粗糙、疲倦和多皱纹的面容。(3)面孔呈现轻度的灰、橘红、紫红的颜色。

50. 吸烟对妇女生育有何影响？

吸烟女性卵子的受精率大大减弱。英国牛津计划生育学会的研究表明,吸烟降低生育率,每天吸烟 10 支以上的妇女不育率为 10.7%,而不吸烟的妇女只有 5.4%。吸烟女性相比于不吸烟女性,患不孕症的可能性要高 2.7 倍。尼古丁的分解物可丁宁 (cotinine) 对受孕有明显影响。研究人员认为,可丁宁能影响妇女生殖周期中雌激素的产生,体内有可丁宁的妇女与没有这种物质的妇女相比,受精卵的数量减少 60%。如果丈夫也吸烟,情况就更糟,统计表明,吸烟的夫妇不孕的可能比不吸烟的夫妇高 5.3 倍。

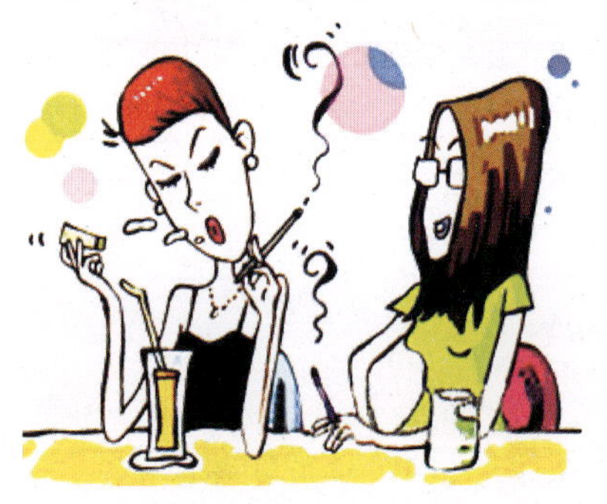

烟雾可以刺激小血管壁而使其增厚,可使盆腔内的血液循环发生变化,从而引起受精卵着床变异等一系列变化。有人认为,尼古丁损伤了输卵管中将卵子送入子宫的微发丝状结构,妨碍受精卵正常输送至子宫。与不吸烟女性相比,吸烟女性发生宫外孕的危险要高 40%。不仅如此,吸烟孕妇容易流产。每天吸烟 10 支以上的孕妇,其流产率比不吸烟孕妇高 1 倍以上;吸烟妇女早产发生率是不吸烟妇女的 2 倍。吸烟女性所产婴儿常为低体重,主要影响婴儿的肺功能和智力发育。吸烟女性死产的发生率高,可出现“婴儿突然死亡综合征”。

51. 女性吸烟容易生女儿吗?

科学家们通过长期跟踪研究发现,受孕前后吸烟的夫妇生男孩的可能性较小;如果父亲每天吸烟超过 20 支,而母亲不吸烟,那么生男孩的可能性远远小于生女孩的可能性;如果夫妇双方都吸烟,生男孩子的可能性则变得更小。

目前,科学家们还无法确定吸烟者为什么生男孩的可能性较小,有一种解释是:携带决定生男孩的染色体的精子更容易受香烟的影响。决定生男孩的带Y染色体的精子头部较小，尾巴较长，游动快速，但耐酸力差且易受到烟毒的伤害；而决定生女孩的带X染色体的精子，头部较大，尾巴较短，行动较迟缓，耐酸性强且对烟毒的敏感性较低，不易受到伤害。但这其中的确切机制，现在仍是一个谜。

Now that
you're
pregnant,
you're
not
just
eating
for
two...
...you're
breathing
for
two

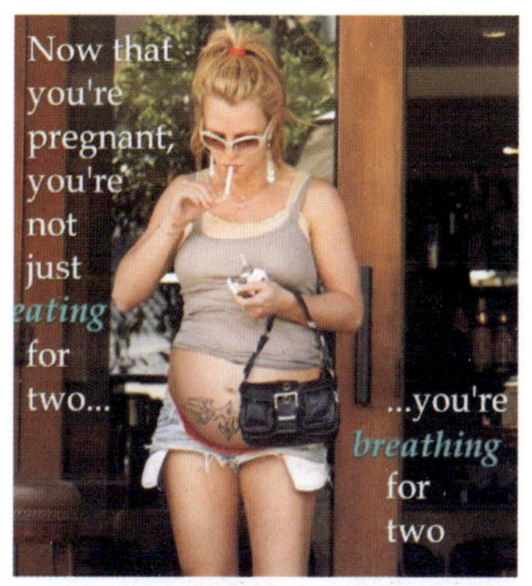

52. 吸烟可引起宫外孕吗？

有关统计资料显示，20世纪70年代以后宫外孕发生率大幅上升，十几年间猛增了4倍，目前宫外孕已成为妊娠最初3个月孕妇死亡的主要原因。美国疾病控制中心发表的一项调查研究报告认为，这主要与现今妇女吸烟人数增多有关。根据是否吸烟、吸烟量的多少等情况进行分析，宫外孕的发病率与妇女吸烟人数呈平行上升关系，大约有60%的宫外孕极可能是由吸烟所致。

动物试验表明，吸入烟雾中所含有的尼古丁和其他有害物质后，不仅对各脏器具有毒害、致癌等作用，而且可以影响输卵管的活动性，使输卵管活动性的基线水平发生变化，输卵管的规律性收缩出现紊乱，以致影响到受精卵向子宫腔的正常移动，使受精卵移入子宫腔、囊胚形成及植入等过程延迟，植入部位改变，从而增加了受精卵在输卵管等部位植入、发育

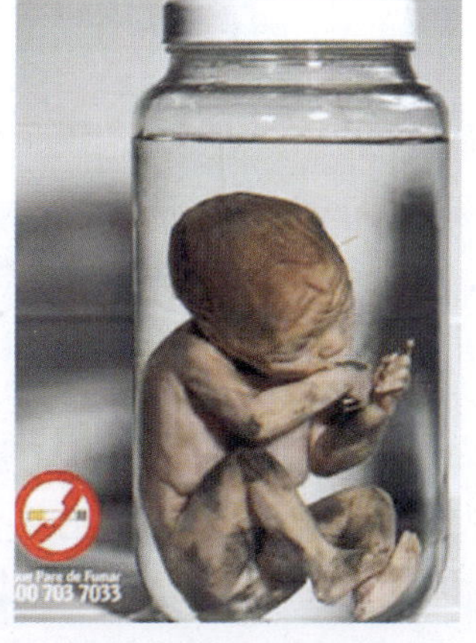

的机会。为此,妇科专家认为:育龄妇女戒除吸烟嗜好,也是预防宫外孕的有效途径之一。

53. 吸烟对女性肿瘤有何影响?

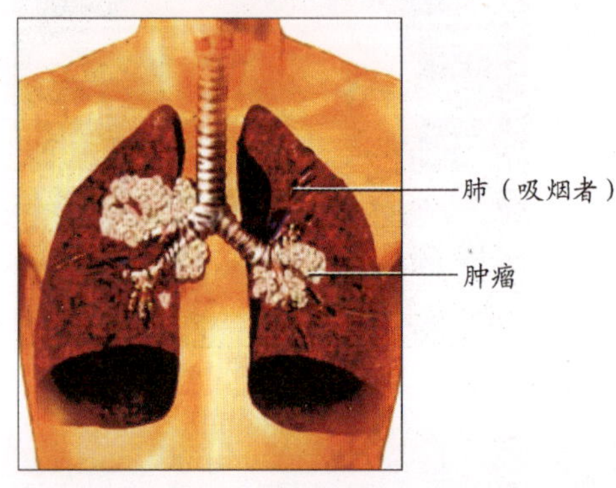

吸烟妇女患乳腺癌的危险性比不吸烟妇女高40%,患宫颈癌的危险性高14倍,患卵巢癌的危险性高28倍。

吸烟妇女比不吸烟妇女死于宫颈癌的可能性大1倍。吸烟者的子宫中缺少朗格罕氏细胞,而在人体受到某种病毒或化学产品威胁时,这种细胞可增强其免疫系统的功能。如吸烟越多,这种细胞就越少,吸烟妇女比不吸烟妇女少1/3。HPV病毒是子宫颈癌的主要诱因,当受到HPV病毒感染时,郎格罕氏细胞的缺少使免疫功能降低而最终致癌。

吸烟是头颈部肿瘤的主要危险因素,对女性的影响更甚于男性。在男性人群中约有45%的头颈部肿瘤与吸烟有关,该比例在女性中则为75%。

54. 孕产妇吸烟可引起胎儿哪些危害?

吸烟的孕妇常会出现胎儿发育迟缓、发育畸形及低体重儿。经统计,吸烟的孕妇所产婴儿的体重,比正常婴儿轻150~240克,以后孩子的发育也会比同龄儿童矮小,体质较差。这些新生儿常存在肺部发育不成熟,易感染,死亡率较高。此外,婴儿畸形如先天性心脏病、无脑儿、痴呆等的发生率明显增高,是不吸烟妇女所生婴儿的2~3倍。研究表明,胎儿经母体接触香烟中的尼古丁等化学物质，可严重影响耳蜗的神经细胞，影响内耳将声波向神经元的传递，故孕妇吸烟可导致胎儿听力障碍。

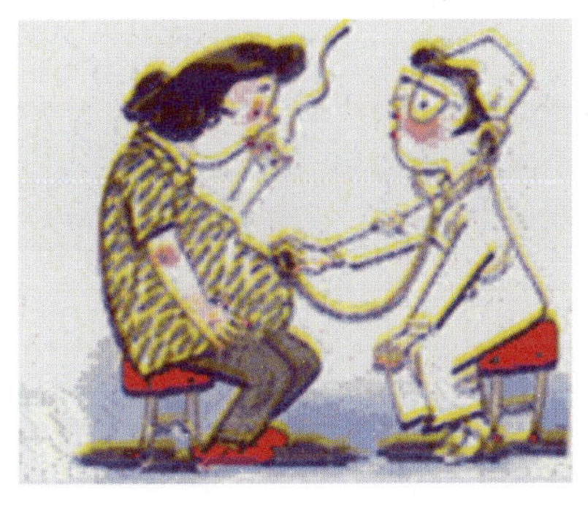

母亲孕期吸烟支数与新生儿体重减少呈明显的剂量相关性。与不吸烟者相比，轻度与中度吸烟者产出低体重儿的可能性要增加 54%~130%。

吸烟能使乳汁分泌减少，尼古丁可随血液进入乳汁。每天吸烟 10~20 支的妇女，在 1 公斤乳汁中可分离 0.4~0.5 毫克的尼古丁，这对婴儿的健康是严重不利的。

55. 孕期吸烟会影响其儿子的精子数量吗？

母亲在孕期如果每天抽 10 支烟，其所生儿子长大后的精子数量会减少。丹麦研究人员在 1999 年 11 月~2000 年 5 月间，收集了 316 名男性的精子和血液样本，并让其中 265 名被测者的母亲参加问卷调查，了解她们在怀孕期间的吸烟情况，排除年龄等因素的影响。研究结果发现，母亲在孕期每天至少抽 10 支烟的男性，其精子密度比其他母亲在孕期不抽烟的男性低 48%。而且，这些男性的精子总数减少，与精子生成有关的抑制素 B 水平下降。但这些结果并不出现在母亲在孕期每天抽烟少于 10 支的男性身上。研究人员认为，烟草燃烧产生的烟雾在某种程度上会影响胚胎细胞，使胎儿日后的精子生成数量减少。

56. 孕期吸烟会增加婴儿唇腭裂风险吗？

在怀孕期吸烟的母亲比完全不吸烟的母亲生出唇腭裂小孩的几率高 70%。唇腭裂是一种沿软腭中线或硬、软腭中线的先天缺陷，使口腔及鼻腔之间产生异常通道，女性比男性多见，这是由于胚胎的两外侧颚突未能相互愈合所致。有学者研究发现，吸烟妇女比不吸烟者所生婴儿的先天畸形发生率相对较高(1.6~2.3倍)，其中包括唇腭裂。另有学者对66例唇腭裂患儿的调查研究发现，患儿母亲比正常者母亲吸更多的烟，唇腭裂的发生与其母亲的吸烟量成正比。

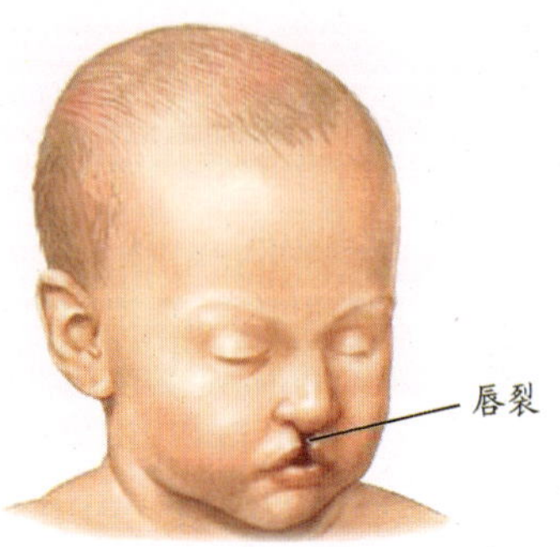

57. 父母吸烟对子女有何影响？

据最新研究显示，孕妇吸烟量愈大，其子女将来因暴力犯罪而被捕的可能性也愈大。孕期吸烟妇女所生的孩子，在学龄前会出现一些心理和生理功能上的障碍，如注意力缺陷、入学后阅读能力和运算能力比其他同学差等。更重要的是，母亲吸烟，孩子也更易染上吸烟的恶习。吸烟妇女所生子女中，弱智者、患精神病者几率也较高。如果父母亲都吸烟，子女成为吸烟者的比例比父母亲都不吸烟的高1倍。妇女怀孕期间吸烟还会损害他们女儿成年后的生育能力。

有研究发现，父母吸烟组儿童的智商明显低于父母不吸烟组。母亲吸烟组儿童较母亲不吸烟组更容易表现出反社会行为、焦虑、多动、压抑、社交退缩等行为问题。父亲常吸烟组儿童行为问题的检出率高于父亲少量吸烟组和父亲不吸烟组。

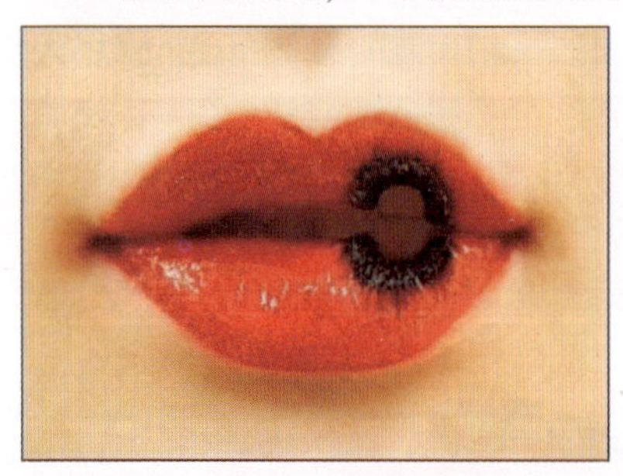

吸烟对人口平衡造成了严

重影响。如果父母都是吸烟者，并且在受孕期间继续吸烟，他们生男孩的几率会下降近一半。可能原因是吸烟使母亲的机体出现某种变化，如雌激素分泌减少、子宫病变等，而男性精子中对生男孩起决定性作用的Y染色体对这种变化十分敏感，会受到“伤害”。

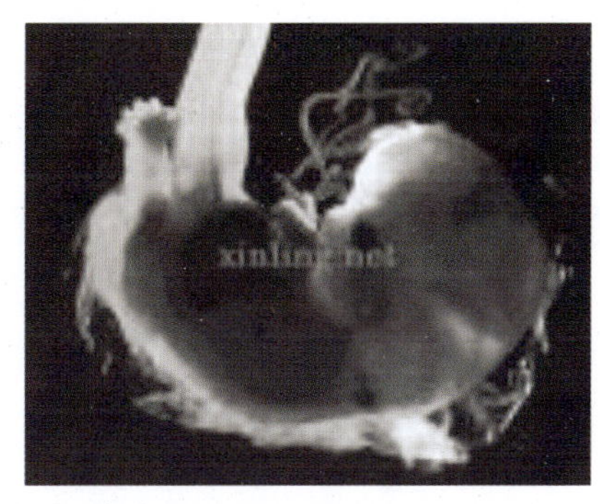

58. 儿童咽痛与父母吸烟有关吗？

英国一位儿科专家新近指出，父母吸烟是引起儿童咽喉疼痛的重要因素之一。因为父母在家里吸烟，使孩子直接吸进香烟烟雾，损害尚未发育完全的呼吸道黏膜，降低纤毛清除率，最终导致咽喉部感染。

上呼吸道黏膜在高浓度烟雾中所发生的病理变化在动物实验中已得到证实。对于易感儿童，即使是低浓度的烟雾也会造成病变。儿童呼吸道窄，气流量相对比成人大，如儿童和成人同时吸进香烟烟雾，则儿童受害更大。

59. 父母吸烟会引起婴儿腹痛吗？

最近，《英国医学新闻》杂志发表的相关研究表明，抽烟往往可成为婴儿腹痛的重要因素。研究者曾对250名婴儿做过实验：这些婴儿在喂食以后，如果他们的双亲在其身旁都不抽烟，那么，这些婴儿中有腹痛症状的占32%；而当其双亲均抽烟时，出现腹痛症状的婴儿数量就会升到91%。严重的腹痛往往会使婴儿发出尖叫声，并且捏紧拳头，双腿向上提起，脸涨得通红，这是胃肠道强烈痉挛的结果。

60. 父母吸烟对孩子的心脏有害吗？

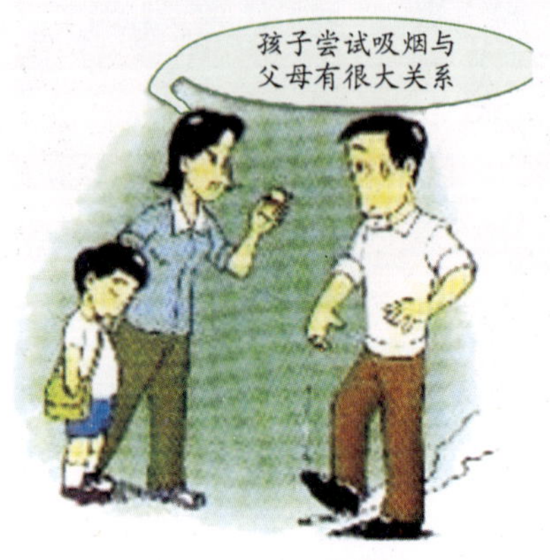

经研究发现，父母在家中吸烟会造成幼儿发育异常，在他们成年后容易患冠心病。12 岁儿童长期接触低浓度的香烟烟雾也会影响血脂和心脏，从而使他们成年后有加速罹患心脏病的危险。

对家庭成员中有吸烟的 182 名少年、41 名青年进行调查，另以家庭人员中无吸烟的 141 名儿童作为对照，发现前组中发生冠心病的危险性明显增加。本组研究中入选的全部男、女孩都是孪生子，半数是单卵双生，其目的是为了说明危险因素并不是遗传因素，而是环境因素引起的。此外，男孩在青春期睾酮和其他性激素的变异也会改变血脂和血胆固醇的颗粒，这些变化反过来可促进动脉硬化，使动脉壁变厚，因此，男孩比女孩更容易受环境因素中香烟烟雾的毒害。

61. 吸烟对青少年呼吸系统的危害有哪些？

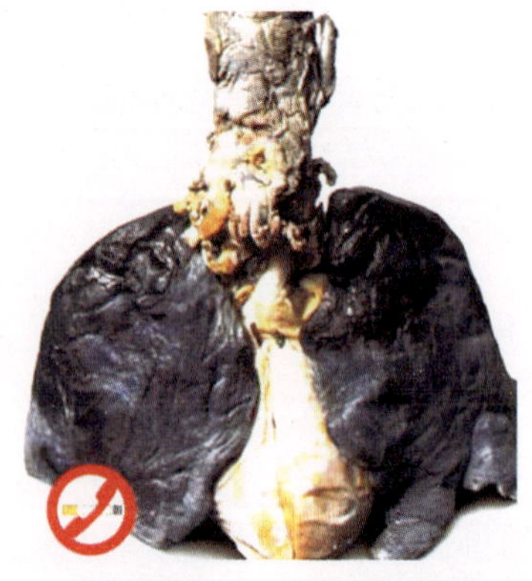

由于青少年呼吸道比成人狭窄，呼吸道黏膜纤毛发育也不健全，因此，吸烟会使呼吸道受损害并产生炎症，增加呼吸的阻力，使肺活量下降，影响青少年的胸廓发育，进而影响其整体的发育。

吸烟开始年龄越早，肺癌发生率与死亡率越高。若吸烟者从青少年时开始吸烟，并持续下去，就会有

50%的机会死于与烟草相关的疾病。其中半数将死于中年,或70岁之前,损失大约22年的正常期望寿命。由于长期吸烟,从青年时期开始的任何年龄段的吸烟者都比不吸烟者的死亡率高约3倍。据美国25个州的调查显示,吸烟开始年龄与肺癌死亡率呈负相关。若假设不吸烟者肺癌死亡率为1.00,那么,15岁以下开始吸烟者其死亡率为19.68;20~24岁为10.08;25岁以上为4.08。15岁开始吸烟者要比25岁以后才吸烟者死亡率高55%,比不吸烟者高1倍多。

62. 吸烟对青少年生长发育的危害有哪些?

医学研究表明,青少年正处在生长发育时期,各生理系统、器官都尚未成熟,其对外界环境有害因素的抵抗力较成人弱,易于吸收毒物而损害身体的正常生长发育。

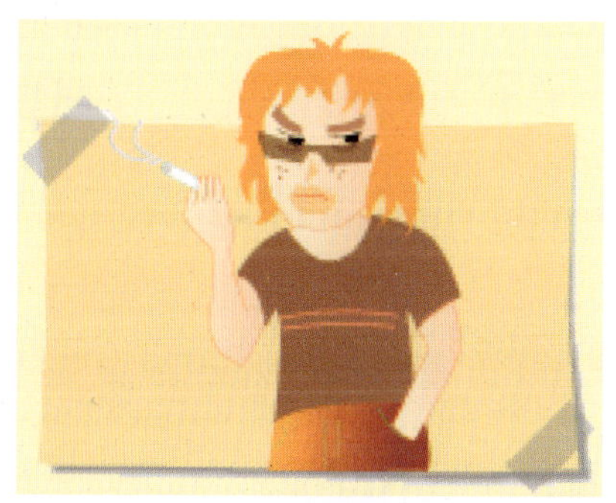

青少年吸烟除了易患各种与烟相关的疾病外,还会影响机体和智力的发育。吸烟学生的身高、胸围、肺活量都比不吸烟的同年龄学生低。长期观察证实,吸烟学生的灵活性、耐力、运动成绩、学习成绩和组织纪律性都比不吸烟的学生差。

青少年正处在性发育的关键时期,吸烟使睾酮分泌下降20%~30%,使精子减少和畸形;使少女初潮期推迟,经期紊乱。

青少年长期吸烟还会使骨质疏松、冠心病、高血压等老年病提前到来,严重威胁青少年正常生长,影响今后的生活质量。

63. 吸烟对青少年大脑功能的危害有哪些?

吸烟损害大脑,使智力受到影响。在烟草的烟雾中,一氧化碳含量很高。一氧化碳吸入人体后，与血液中的血红蛋白结合成碳氧血红蛋白，使血红蛋白不能正常地与氧结合成氧合血红蛋白，因而失去携氧的功能。由于人的大脑对氧的需要量大，对缺氧十分敏感，因此吸多了烟就会感到精力不集中，甚至出现头痛、头晕等症状。久而久之，大脑就会受到损害，使思维变得迟钝。研究结果表明，吸烟者的智力效能比不吸烟者减低 10.6%。

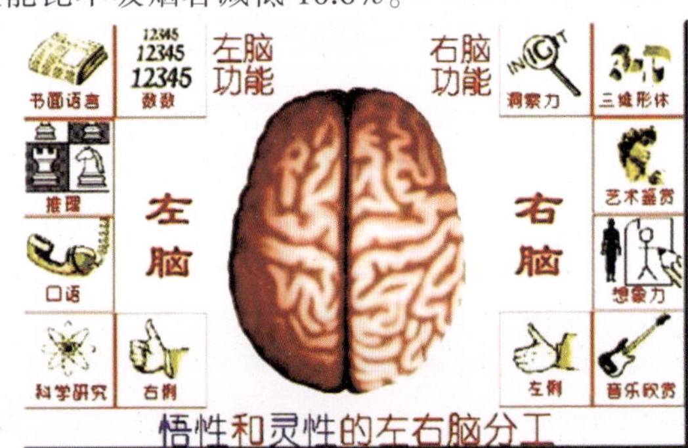

悟性和灵性的左右脑分工

吸烟对智商和思维有负面影响。这或许与人们通常对吸烟的认识相反，因为许多吸烟者认为，在吸烟之后感觉更活跃、精力更集中。实际上，吸入尼古丁的即时效果是智力活动的提高，然而，长期吸烟的结果却正好与此相反。

64. 吸烟对青少年心理行为的危害有哪些？

吸烟与抑郁症之间确实存在某些联系，吸烟是导致心理疾病众多危险因素中的一种。有学者对 769 名 11~17 岁青少年进行研究，发现 37.8%的青少年吸烟者存在焦虑、失望等精神问题。

青少年尚无自食其力的能力，因此无法支付吸烟所需的费用，久而久之，就会产生许多社会问题，使青少年犯罪率增高，殃及整个社会。

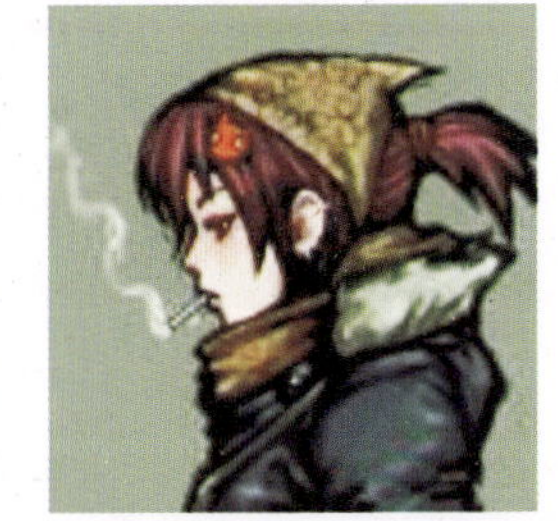

吸烟促使中学生不良心理品质的滋长。实际生活中，一些不肯刻苦学习的中学生，思想空虚，常在吸烟中消磨时间；同时，吸烟容易成为其他不良行为的媒介，那

些沾上赌博、逃学等不良行为的中学生,多数也会抽烟。

被动吸烟也与儿童青少年的智力发育密切相关，还可能与某些行为问题的发生有关。被动吸烟者吸入的支流烟雾中的一氧化碳是主流烟雾的5倍,一氧化碳不仅可降低血红蛋白的携氧功能,而且使氧合血红蛋白释放氧的速度减慢，阻碍神经系统的发育。长期处于被动吸烟中的儿童容易出现精力无法集中、头痛、头晕等现象。

65. 青少年犯罪与母亲吸烟有关吗?

青少年犯罪与母亲怀孕时吸烟有关。在对近6000名儿童长达22年的观察后，芬兰奥露大学研究人员发现,母亲怀孕前和怀孕时吸烟，儿子长大后10.3%的人犯罪，比不吸烟母亲的孩子犯罪率高2倍多。调查还发现,孕妇每日只需吸1~5支香烟,就会对孩子日后的青少年犯罪产生明显的影响。

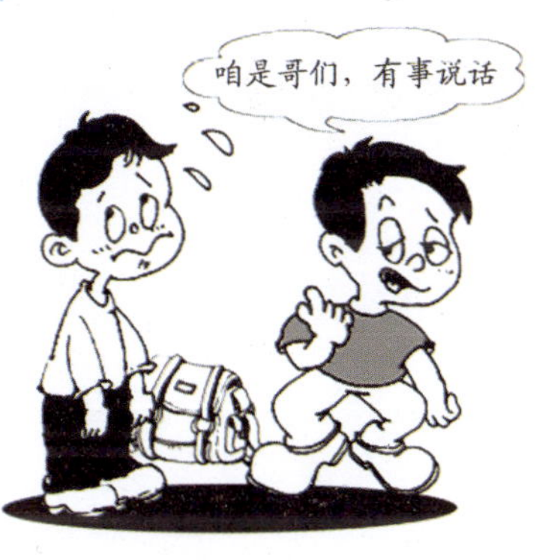

孕妇吸烟为什么会导致儿子犯罪呢?科研人员解释说,这是香烟的有毒物质损害胎儿大脑的结果。英国对小学生的调查发现,吸烟母亲的孩子不仅个头较矮,而且有智力障碍,常出现不良的极端行为。

66. 吸烟对青少年视力的影响有哪些?

吸烟导致的青少年弱视称为“烟草中毒性弱视”。其主要表现:(1)视力障碍:视物不清,戴眼镜也难以矫正;(2)视野改变:早期视野中间出现一团哑铃形或圆形黑影,后期视野缩小,视物时四周模糊不清；(3)色觉异常：尤其是辨不清红、绿颜色；(4)畏光：在强光下视物反而不清楚。烟草中毒性弱视病情发展比较缓慢，很容易被人们忽视，晚期严重时可能造成失明。

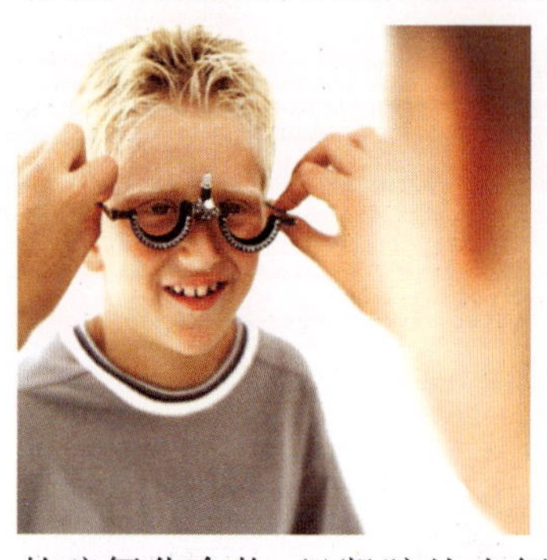

调查表明，吸烟历史比较长、烟瘾比较大和习惯于空腹抽烟的人特别危险。因为烟草中不仅含有尼古丁、砷等有毒物质，还含有一种毒性很强的“氰化物”，烟草中毒性弱视就是“氰化物”引起的慢性中毒。一般来说，健康人体内即使有少量“氰化物”，也能够转变成一种毒性较低的硫氰化合物，经肾脏从小便排出。但吸烟历史较长和易感的人，因他们正常的代谢出现了障碍，容易造成“氰化物”在体内贮积较多，慢慢地就会发生烟草中毒性弱视。

67. 儿童吸烟与罹患感染性疾病的关系如何？

青少年正处于生长发育的关键阶段，身体各组织和器官还比较娇嫩，神经系统、内分泌功能、免疫功能都不太稳定，对外界不利因素的抵抗力较差，容易感染疾病。

研究表明，吸烟易使青少年感染致病细菌。吸烟者感染肺炎球菌等致脑膜炎、毒血症、肺炎和耳病的几率比不吸烟者高4倍多。吸烟越多，感染这些病菌的可能性越大。美国每年有50万人因感染这种病菌而患病，每年有4万多人死亡，这种病菌也是造成儿童死亡的原因之一。

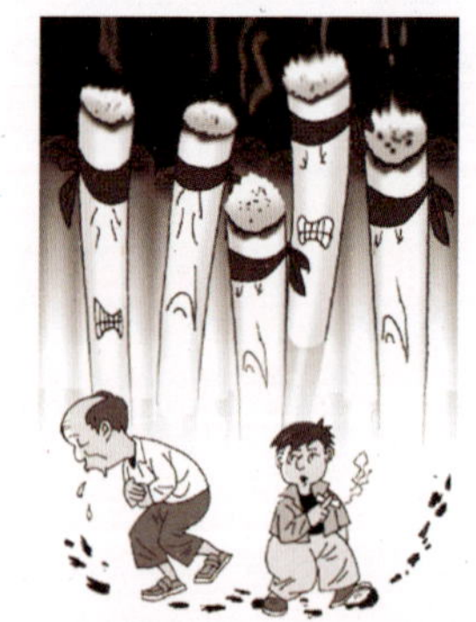

吸烟者或在吸烟环境中生活的青少年，患哮喘、肺炎、支气管炎、中耳炎的人数明显增加。

68. 吸烟与老年性失明有何关系？

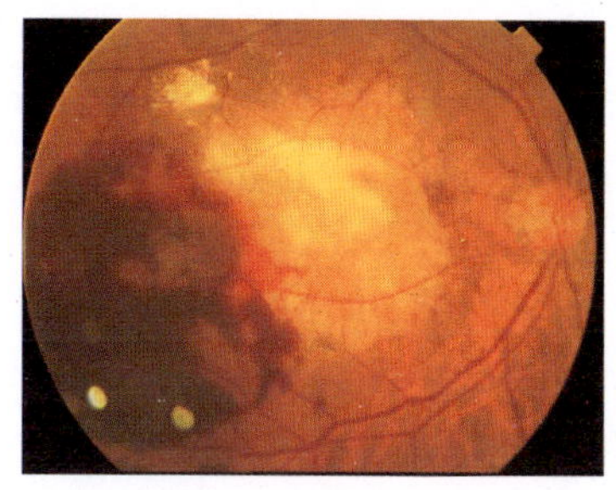

吸烟是目前全世界流行的不良生活习惯，是一种成瘾性疾病，也是患老年性黄斑变性的因素之一。老年性黄斑变性是一种与年龄有关的眼睛黄斑区病变，是造成55岁以上患者失明的最常见原因。

吸烟可对眼部各组织产生不同程度的损害。烟草中的尼古丁可使血管收缩，导致眼组织缺血、缺氧。尼古丁和一氧化碳可使血黏度改变、血小板聚集性增高，易导致血栓形成，可引起眼部血管病变。吸烟者患老年性黄斑变性的危险性是非吸烟者的6.6倍，而且吸烟越多，这种危险也就越大。被动吸烟者也可增加患老年性黄斑变性的危险性。

老年性黄斑变性的初期，患者视网膜下可见一些黄白色的小斑点，被称为玻璃膜疣，这时一般不影响视力。但当病情进一步发展时，就会出现明显的视力下降，所看到的东西总是呈模糊状。一旦患上，就只能任其发展。

69. 吸烟与老年痴呆有何关系？

荷兰科学家最近发表研究论文说，与已经成功戒烟和从不吸烟的人相比，吸烟者日后罹患老年性痴呆症及其他种类痴呆症的风险要高出不少。

但是，英国皇家学院的科学家进行的研究结果发现，烟草中具有成瘾性和高毒性的化学物质尼古丁或许可以提高记忆力，并且对老年痴呆症的治疗有一定的作用。研究表明，动物在进食含有尼古丁的食物后，能更精确地完成复杂的任务，并且能比没有进食含有尼古丁食物的动物更加集中注意力。同时科学家发现，尼古丁还可以刺激动物肾上腺素的分泌。虽说对于正常人,这种作用是微乎其微的,但研究者相信,尼古丁在促使人集中注意力和增强记忆力方面的作用对于老年痴呆症患者来说是很有意义的,或许它可使这些病人多保持多达半年的记忆力。

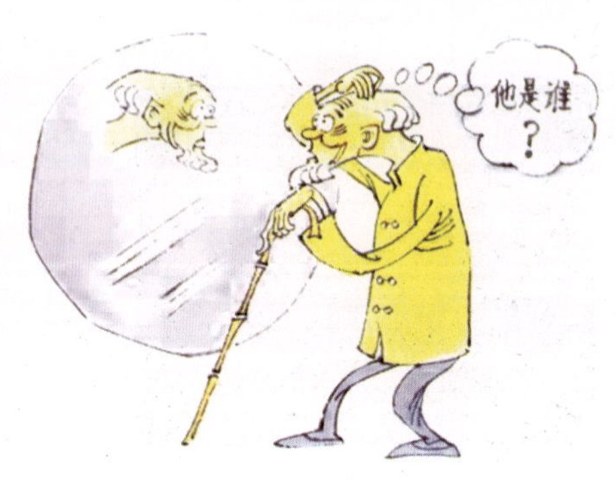

70. 为什么说被动吸烟的危害更大?

吸烟所散发的烟雾,可分为主流烟(即吸烟者吸入口内的烟)和支流烟(即烟草点燃外冒的烟)。支流烟比主流烟含有更多的烟草燃烧成分,许多有害物质(包括有致癌作用的硝酸胺等)在支流烟中的浓度也比主流烟中的浓度要高得多。如每支卷烟常是 0.7~1.0 克烟草,含 9~17 毫克烟碱。其中约 23%~35% 被高温破坏,30%~40%被支流烟带走,在烟头里残留 5%~10%(无过滤嘴的)或

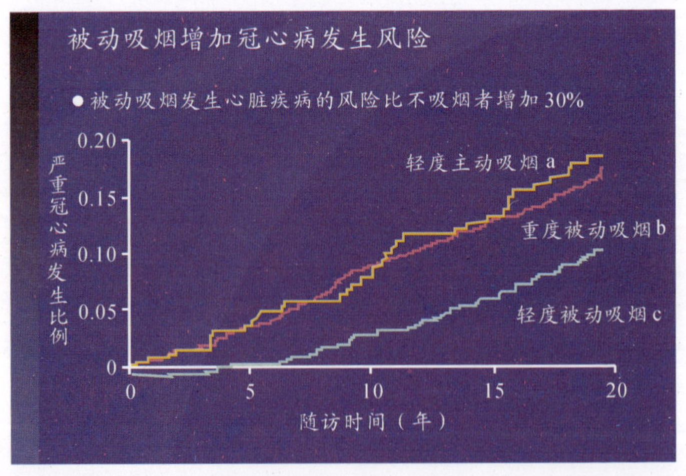

27%~75%(带过滤嘴的)。烟碱占烟草烟雾中生物碱含量的95%以上,是支流烟的主要成分。此外,支流烟中一氧化碳的含量是主流烟的5倍,焦油含量则是3倍,其他有害物质的含量也较高。

在烟草烟雾中,还有烟草中原来没有的生物碱高温分解产物,包括哈尔满和去甲哈尔满,这是由色氨酸分解形成的。这些β-咔啉生物碱,具有精神赋活作用,每支卷烟的主流烟中含15~20毫克。由此可见,支流烟雾的危害较大,且被动吸烟者多为不吸烟的妇女、儿童及体弱多病者,抵抗力较弱,影响则更大。

71. 被动吸烟对女性的危害有哪些?

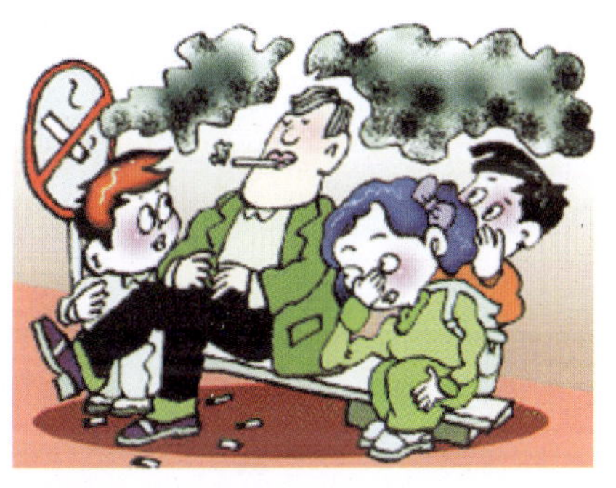

国外医学研究人员最近发表的研究报告指出,被动吸烟比原先外界所知道的还要危险,一些与吸烟者共同生活的女性,患肺癌的几率比常人要多出6倍。研究人员对密苏里州106名与吸烟者共同生活的妇女进行检查后发现,被称为"GSTMI"的基因发生突变或是缺少此基因的妇女,其患肺癌的几率为一般人的2.6~6倍,"GSTMI"基因目前已被认为会使烟草中致癌物失去活性。

丈夫吸烟可以使非吸烟妻子患白血病的几率增高7倍。6~45岁在家中被动吸烟的女性,患乳腺癌、宫颈癌的危险性,比不吸烟家庭的妇女高3~4倍。

尼古丁有降低性激素分泌量和杀灭精子的作用,每天吸烟30支,精子存活率仅为49%,丈夫吸烟可使妻子受孕的可能性减少一半。孕妇被动吸烟可以使催乳素水平下降,使产妇乳汁分泌减少。

72. 被动吸烟对儿童的危害有哪些?

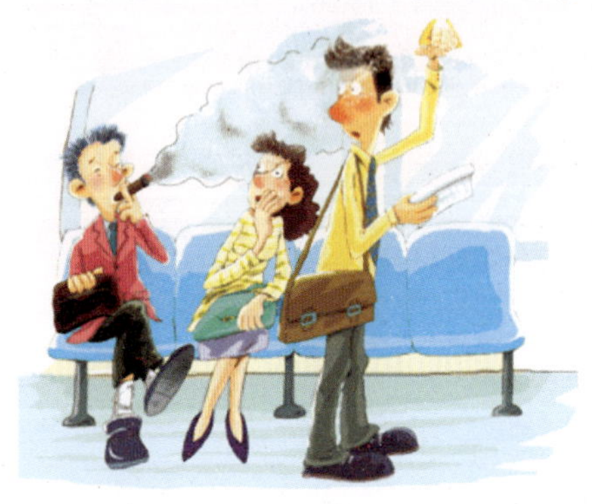

儿童大量、长时间被动吸烟会降低体内的高密度脂蛋白水平,加速动脉粥样硬化斑块的形成,增加发展为青春期冠状动脉疾病的危险。Kallio 等学者发现,被动吸烟可损伤 11 岁儿童的内皮功能,且呈剂量依赖性。Afghani 等发现,被动吸烟会影响儿童的骨密度。被动吸烟儿童的身高、体重均低于非被动吸烟者,且被动吸烟量越大,其身高、体重越小。长期处于被动吸烟中的儿童容易出现精力无法集中、头痛、头晕等现象。

被动吸烟的儿童长大后患膀胱癌的危险会增加。青少年时期开始吸烟的女性以后易患乳腺癌,这可能与青少年的乳腺组织对致癌物质易感有关。

研究发现,被动吸烟者肺部吸入的烟量越多,可丁宁(cotinine)在血液中的含量就越高。如果 4~16 岁的儿童和青少年血液中的可丁宁含量很高,最有可能患上哮喘等疾病。

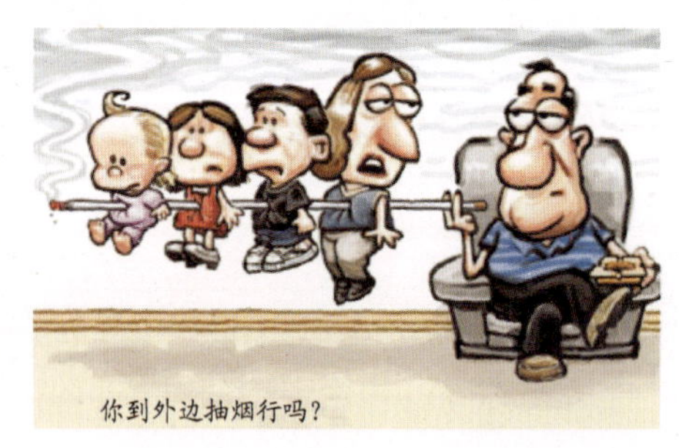

73. 孕妇被动吸烟有哪些危害?

孕妇被动吸烟在临产时出现胎盘早剥、出血、羊水早破等合并症比正常产妇高 1~2 倍。孕妇被动吸烟发生小于胎龄儿、早产、胎膜早破、新生儿窒息等多种病症的可能性明显高于无被动吸烟的孕妇。临床观察发现,孕妇被动吸烟还可导致产前出血等一系列危害。据报道,孕妇丈夫吸烟的产前出血相对危险度是丈夫不吸烟的 1.7 倍;导致早产的危险性,孕妇丈夫吸烟是孕妇丈夫不吸烟的 2.9 倍;引起胎膜早破的危险性,孕妇丈夫吸烟是孕妇丈夫不吸烟的 3 倍左右;影响新生儿窒息的危险性,孕妇丈夫吸烟是丈夫不吸烟的 3.3 倍。

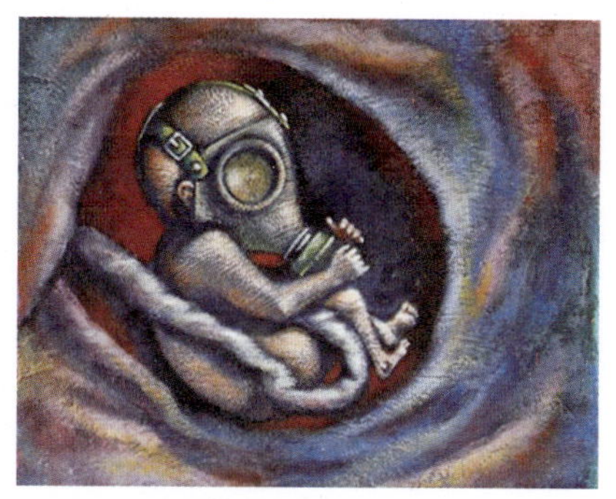

74. 孕产妇被动吸烟对胎儿会产生哪些危害?

孕妇被动吸烟等于自己吸烟。来自美国匹兹堡大学公共健康研究生院的一项研究表明,若在怀孕期处在被动吸烟的环境中,对胎儿造成的危害与母亲主动吸烟是完全一样的。主动吸烟或被动吸烟对胎儿发育过程中所造成的基因突变比率基本一致。被动吸烟会使胎儿体重减轻,造成胎儿宫内生长缓慢或先天畸形;被动吸烟还会造成胎儿产前死亡率增加。科学家对 500 名孕妇分析发现:孕妇的丈夫每天吸烟 10 支以上,胎儿的产前死亡率增加 60%,吸烟越多死亡率越高。

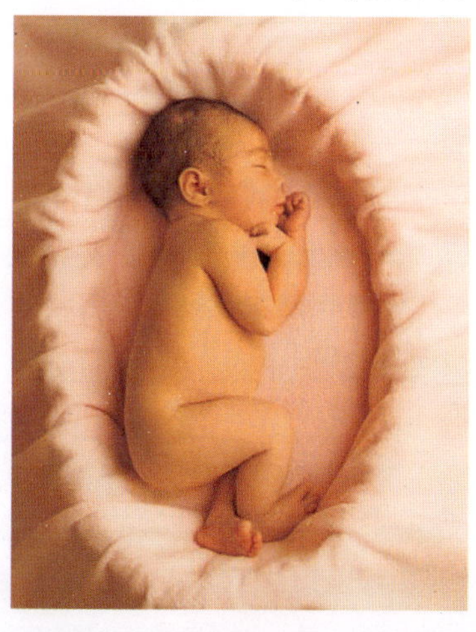

孕妇在吸烟环境的影响下,会使胎血中的锌含量大为减少,因而影响胎儿脑部的发育。烟草中含有多种有毒物质,其中以尼古丁、氰化物和一氧化碳等对胎儿影响较大。尼古丁可导致血管收缩，心率增快，孕早期使孕妇体内黄体酮分泌减少，子宫内膜发育受影响，造成流产或胚胎夭折。同时，孕妇血中一氧化碳增加，血液中氧含量减少，一氧化碳很容易通过胎盘，使胎儿得不到充足的氧气，胎盘便发生代偿性肥大，而过大的胎盘往往有蜕膜基底部坏死、细胞滋养增生这一病理改变，最终导致胎儿生长发育受阻，易发生流产、宫内窒息或死亡，还可能有脐动脉畸形的危险。怀孕期间母体每日吸烟支数越多，引起婴儿猝死的风险越高（见下表）。

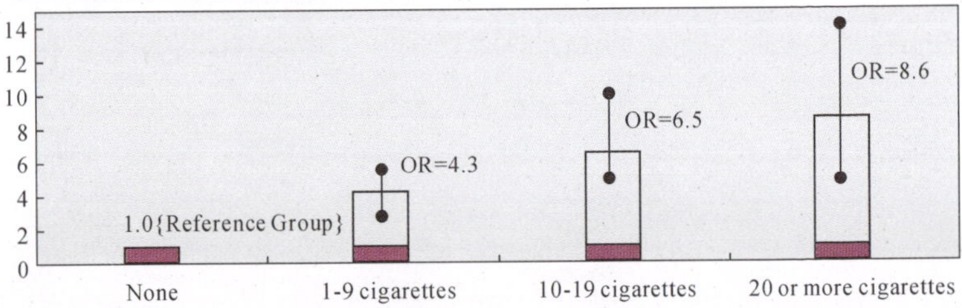

75. 烟草能产生放射性损害吗？

每天吸一包香烟的人，其肺部一年所受到的放射线量，累积起来相当于接受 300 次胸部 X 线透视，几乎等于每天透视一次。烟草中 50%以上的放射性元素被吞云吐雾者喷散到空气中，危害吸烟者周围的人群。

烟草中的放射性物质主要来自于种植烟草时大量施用的含铀磷肥。铀元素本身就是放射性元素，尽管在磷肥中含量很少，但它很容易被烟草吸收；烟草还从土壤和水中吸收天然的放射性物质，并用叶面上带有黏性的纤毛，吸附空气中飘浮的污染物质，包括放射性物质。刚收割的烟草中

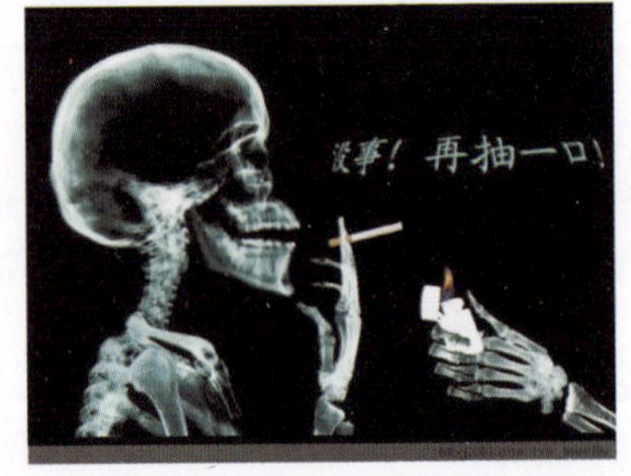

所含放射性物质的浓度并不太高，但在以后烘烤、加工、制作等过程中，使放射性物质含量逐渐增高，达到了可以威胁人类健康的程度。香烟中所含的放射性物质，可释放出高能量射线，直接杀伤人体组织细胞。即使是经过多次衰变后所形成的衍生物，依然有强烈的杀伤力。

76.烟草产生放射性损害的机制是什么？

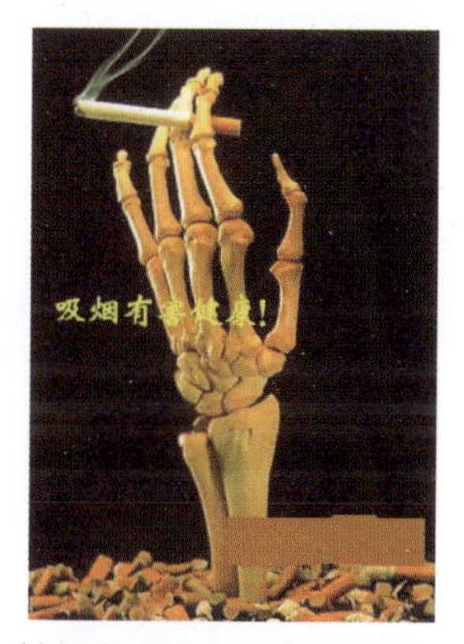

香烟释放的放射性颗粒中，威力最大的是铀元素的衍生物——放射性钋，其放射出的 α 射线能量大，电离能力强。它能轻易摧毁活细胞中的遗传因子，杀死细胞或把它们转化为癌细胞。吸烟者从每一支烟中吸入钋的量比不吸烟者高出 30 倍。

放射性物质颗粒被吸入肺部并堆积在其中，不断地放出强劲的射线，首当其害的是肺部，所以吸烟者患肺癌的最多。放射性物质还会混入血液循环中，到达人体的其他部位，如肝、胰、肾、性腺、骨髓、淋巴结、甲状腺等，几乎对所有组织进行破坏。积聚在血管壁上的放射性颗粒，破坏血管壁内膜，促进动脉硬化，使吸烟者极易患冠心病。放射性颗粒还能积聚在人体重要的免疫防御系统，逐步减弱或最终毁掉人体抵抗病毒、细菌、癌细胞和其他疾病的能力。戒烟后，化学物质可以较快地消失，而放射性元素却需很长时间才能从人体排出，对人体依然进行"内照射"，继续扮演无形杀手的角色。

77. 熬夜时吸烟有危害吗？

熬夜时吸烟危害更大。

(1)可诱发或加重高血压。熬夜时肾上腺素的分泌较按时作息

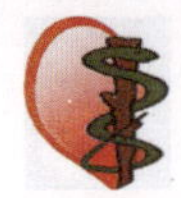

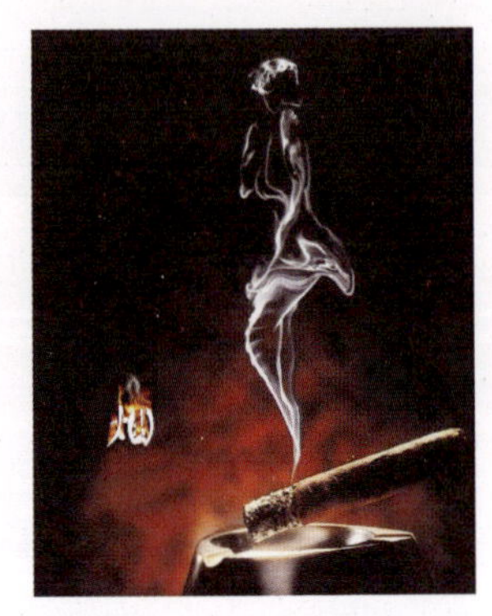

的人明显增加，此时吸烟会迅速产生有害物质，危害心血管，使血压升高、心率增快。另外，熬夜者常久坐少动，体内血液循环处于缓滞状态，吸烟会增加血液黏稠度。

(2)加重胃溃疡，诱发胃癌。熬夜者生活往往不规律，常患有不同程度的胃肠道疾病，而吸烟时常有吞咽动作，烟雾乘机进入胃内，其中的有害物质尼古丁直接刺激胃黏膜，使黏膜下血管收缩、痉挛，出现缺血，形成或加重胃溃疡。同时，烟雾中的尼古丁等有害物质吸入胃部后不易排出，会被胃黏膜大量吸收，并在胃酸的作用下合成致癌物质亚硝胺类，最终诱发胃癌。

(3)导致视力下降。吸烟对眼睛的危害已经被证实。熬夜时吸烟容易使眼睛出现疼痛、干涩、发胀等问题，使人患上干眼症。

吸烟与疾病篇

78.为什么说吸烟是肺癌的"罪魁祸首"?

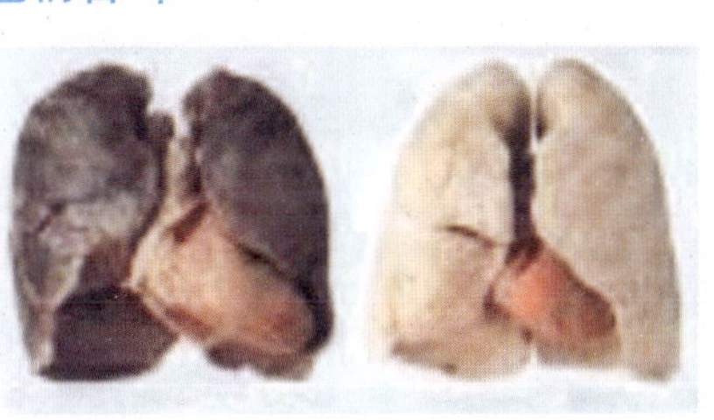

关于肺癌的致病因素，早在20世纪20年代医学界就提出吸烟与肺癌有关。但一直到了50年代，英国医学研究人员对59000名英国医生进行大规模的调查研究，无可辩驳地证实了吸烟就是导致肺癌的罪魁祸首。每天吸15~20支香烟的人极易患肺癌。

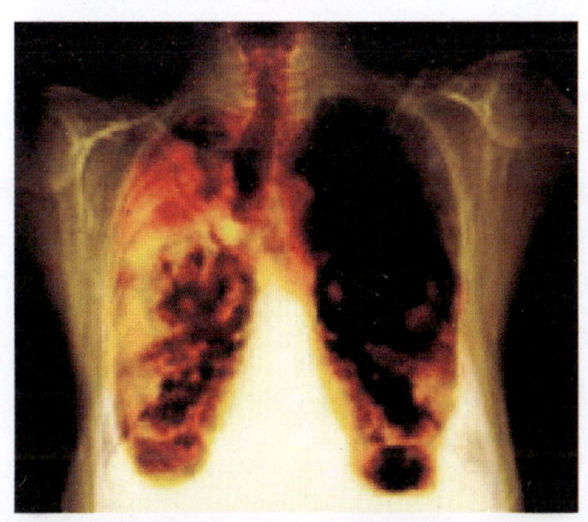

烟中有许多有害物质，它们对呼吸道的细胞有毒性和腐蚀作用，可使气管纤毛受损、变短、不规则，起不到排除肺内分泌物的作用。由于呼吸道的防御功能遭到破坏，不但咳嗽、咳痰多，而且容易受到病毒和细菌的感

染，使气管和肺部发炎。肺部经常有炎症，是癌变的基础。如果有吸烟嗜好，发生肺癌的危险性就高。因为烟雾中的多环芳烃类物质，在被吸入人体后，经过体内芳烃羟化酶的作用，使多环芳烃的化学结构发生改变，形成一种致癌物质。

被动吸烟者因经常吸入吐出的烟雾而受害。调查发现夫妇中只要有一人大量吸烟，另一人患肺癌的危险性就会大大增加。这是因为支流烟雾所含致癌剂的含量比主流烟雾里的含量要高 50 倍以上。调查还发现，不吸烟的女性与中等量的吸烟者结婚，其患肺癌的危险性为与不吸烟者结婚的 2.5 倍，与大量吸烟者结婚，则危险性为 3 倍。虽然被动吸烟只吸入少量烟雾，但其中的毒性化学物质如苯并芘、甲苯、二甲基亚硝胺的量是可观的，分别是主动吸烟者吸入量的 3 倍、6 倍和 50 倍。被动吸烟危害性更大，被动吸烟者也易得肺癌并不奇怪。

79. 吸烟可增加罹患 COPD 的风险吗？

慢性阻塞性肺病(COPD)是一种常见的慢性呼吸系统疾病，患病人数多，病死率高。其主要特征是慢性气流阻塞，并呈进行性发展，严重影响患者的劳动能力及生活质量。吸烟者罹患 COPD 的危险性比不吸烟者高得多。国内男性发病率高于女性，国外大样本人群调查发现，男女吸烟者 COPD 的发病率无明显差异，且 15~20 岁吸烟者中女性较男性更易发展成 COPD。

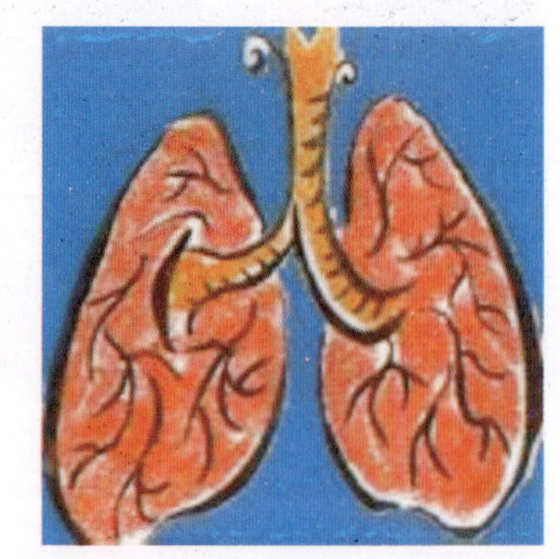

COPD 的发生除与吸烟时间及数量呈正相关外，尚与吸烟的种类和吸烟的方式有关。吸雪茄烟和烟斗者发生 COPD 的危险性只有吸纸烟者的 1/3，过滤嘴

纸烟与非过滤嘴纸烟导致 COPD 的危险性在男性吸烟者中无明显差别,而在女性中 COPD 的发生率却是前者高于后者。此外,吸烟对肺功能损害的轻重程度主要取决于吸入肺内的烟雾量以及烟雾进入肺内的深度。肺气肿的发生与肺泡大量接触烟雾有关,而咳痰症状的发生是由于烟雾微粒在气道沉积导致尼古丁大量摄入所致，故吸烟时将烟雾深吸入肺内者比将烟雾入口后即吐出者 COPD 的发生率高。

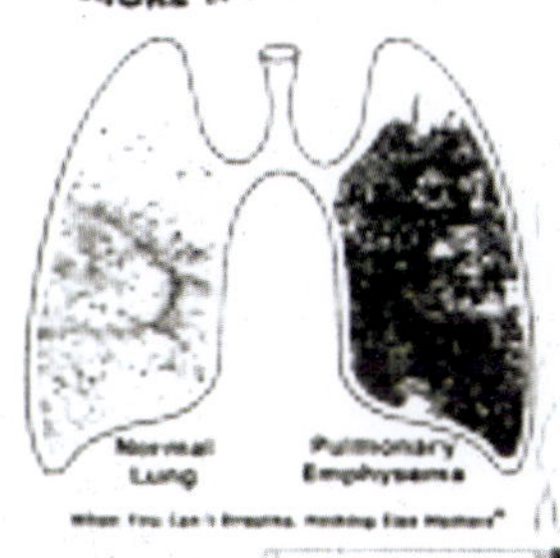

80. 吸烟可增加肺纤维化风险吗?

研究结果表明，吸烟可明显增加发生肺纤维化的风险。

一氧化氮(NO)分子可造成肺损伤及肺纤维化。吸烟通过两种机制引发损伤效应：

(1) 吸烟时烟雾中的活性 NO 分子可直接启动炎症,导致肺纤维化;

(2) 吸烟后抑制了体内 α_1–抗胰蛋白酶活性，该酶具有抑制 NO 生成的作用,因而间接地使吸烟者体内 NO 的生成增加,加重肺损伤。

81. 吸烟能诱发哮喘的发生吗?

哮喘患者吸烟可刺激呼吸道,容易诱发哮喘发作,因此哮喘患者应戒烟。但要注意,不可在服茶碱类药物过程中突然戒烟。由于烟中含多种化学物质,进入人体后可诱导体内产生过多分解氨茶碱的药物酶(细胞色素 P4501A2)。因此,吸烟者氨茶碱在血

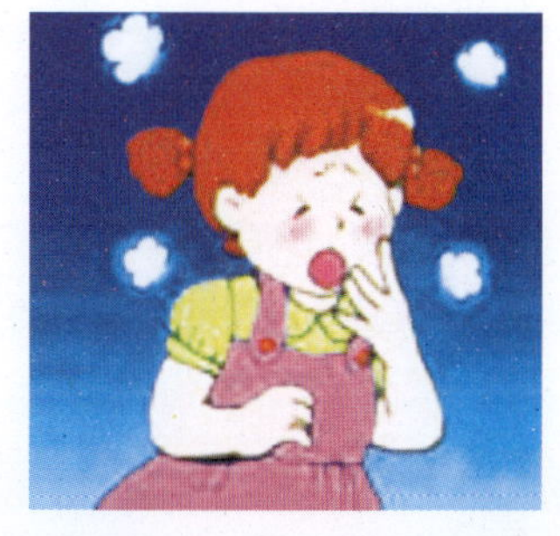

中的浓度下降，往往正常剂量难以达到治疗目的，故吸烟者使用氨茶碱治疗哮喘疗效多不显著。但另一方面，如果吸烟患者在使用氨茶碱治疗过程中突然戒烟，体内药物代谢酶(细胞色素 P4501A2)随之大量减少，使进入体内的药物不能迅速分解，导致药物在体内蓄积，达到一定浓度后即可引起中毒。因此，吸烟的哮喘患者打算使用茶碱类药物治疗时，至少应停止吸烟后 1 个月才能开始用药，如果用药过程中正在吸烟，不可突然戒烟，必须由医生调整剂量后才能戒烟，否则可出现茶碱中毒。

82. 吸烟是否会加重肺结核病情？

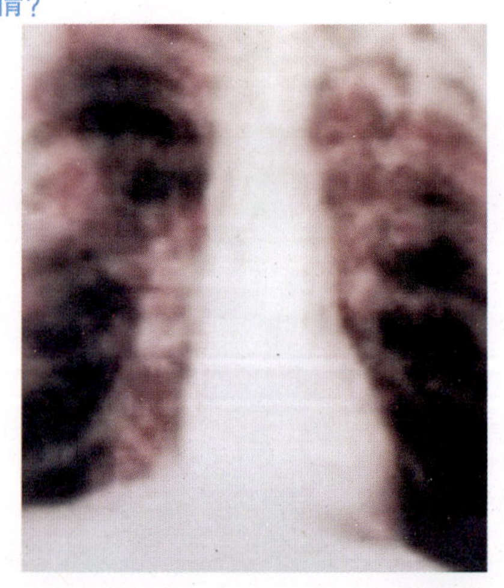

肺结核是一种呼吸系统传染性疾病。肺结核患者吸烟，其咳嗽、咳痰、咯血等症状就会在原来的病变基础上加重，而且咳嗽引起的肺内压增加，使血管容易发生破裂而出现咯血甚至大咯血而危及生命。

肺结核患者吸烟可影响抗结核药物的疗效。这是因为：吸烟能增强肝脏酶活性，加速药物在肝内的代谢，降低人体对药物的吸收和利用。以利福平为例，该药通过肝肠循环代谢，口服该药后能迅速吸收，2 小时血中药物浓度可达到高峰。但是吸烟者肝脏酶活性增强，药物在肝内的代谢过程随之加快，因而药物血浓度比不吸烟者降低约 30%，从而影响了利福平的杀菌效价。

此外，吸烟还会影响肺结核病变好愈合，使已经静止的病变恶化。

83. 吸烟是否会损害大脑？

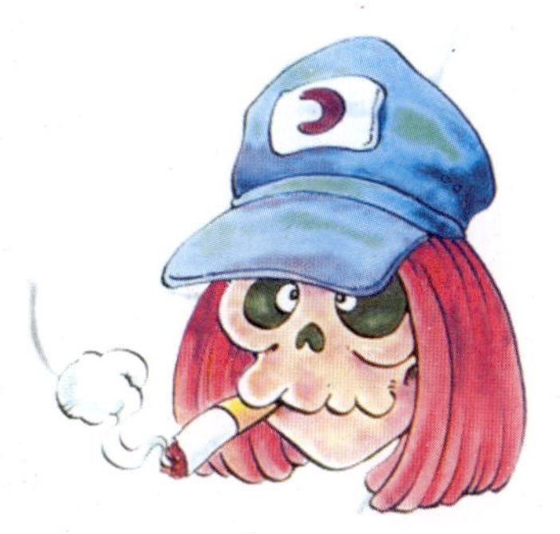

一些瘾君子常挂在口头的话就是吸烟能提神，有助思考，所谓“文章不通，靠烟通”。从事脑力劳动的人还认为吸烟可以产生灵感。但科学家的科学研究结果却给他们泼了一盆冷水，证明这种论点是不科学的，只不过是一种自我安慰而已。美国有学者对抽烟和不抽烟者做过模拟汽车驾驶、阅读复述短篇故事和回忆信件内容的分组测验，结论是：抽烟无助于从事需要记忆或广传知识的复杂劳动，抽烟者的车祸率比不抽烟者高 2~3 倍。英国《自然》杂志最新发表的针对老鼠的研究表明，对没接触过香烟中尼古丁的老鼠而言，摄入尼古丁的确能增强它们的反应能力，使它们能更快地学会避免电击，但对尼古丁反应不敏感的老鼠来说，摄入尼古丁后反应能力却下降。这项试验研究还发现，尼古丁能对大脑中一些特殊部位造成损害，而这些部位能释放一种用以在神经之间传递信息的化学物质。因此，长期吸烟只能损害大脑，毫无提神、助思考之功效。

84. 吸烟可以致中风吗？

中风，医学上称为急性脑血管病或脑卒中。中风的病因虽然还不完全清楚，但许多因素（如高血压、高血脂、肥胖、糖尿病、心脏病）都已公认与中风密切有关。此外，吸烟也被许多专家认为是中风的危险致病因子之一。大量研究证实，吸烟的人比不吸烟者患中风的机会要高得多，吸烟不仅可引起出血性脑血管病，如脑出血、蛛网膜下隙出血，也可引起缺血性脑血管病，如脑血栓形成等。

吸烟诱发中风的机制尚不十分明了，但许多学者认为，吸烟时常常同时吸入很多一氧化碳，这些一氧化碳进入体内后，很快就与

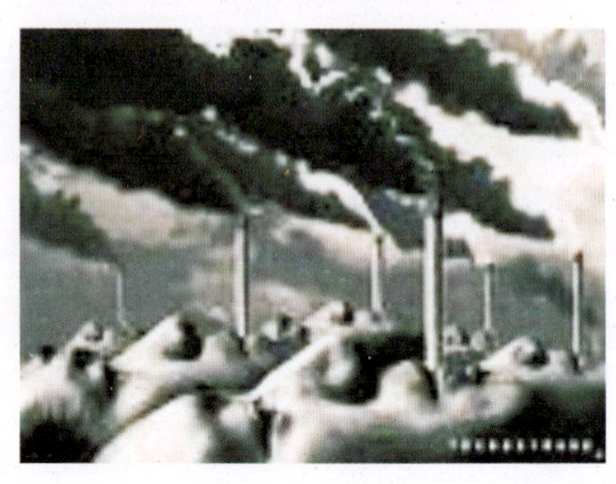

血红蛋白结合，使红细胞失去其运输氧的功能。而脑部是身体需要氧最多的器官，它对缺氧非常敏感。如果一个年纪较大又有脑动脉硬化或高血压的人，经常吸烟，脑部就会得不到足够的氧，出现缺氧状态。此外，烟草中还含有尼古丁、烟碱和其他一些有害物质，吸烟后，由于这些物质到达血液内常常能引起心动过速，甚至血管痉挛，也可使脑血液循环受到影响。长时间吸烟还可引起血管壁增厚、脂质沉着、管腔变窄，引起并加重脑血管硬化，更容易发生中风。

85. 吸烟与头痛有关吗？

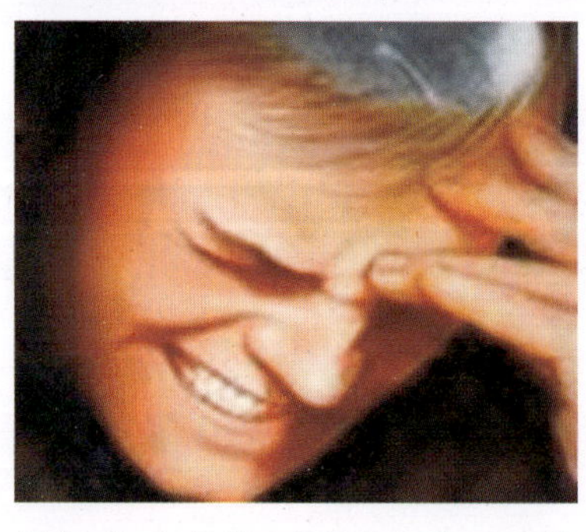

吸烟与头痛有一定的关系。因为在燃烧的烟草中，存在着烟焦油、烟碱（俗称尼古丁）、二氧化硫、一氧化碳以及一些致癌物质等。其中烟碱对血管的张力、血液流变学变化有影响，会造成血液高黏、高凝状态，血小板易聚集等。血液流变学异常本身就可造成头痛。再者，烟雾中的一氧化碳可以和氧竞争与血红蛋白结合，而形成大量的碳氧血红蛋白，造成血中氧饱和度及氧分压下降，使脑组织供氧不足，引起脑血管扩张而致头痛。

如果患者处在不良的环境中，如空气污浊、气温高、湿度大，而又高度紧张、得不到休息，并伴有吸烟的情况下，头痛发生的可能性就会更大。吸烟除上述直接作用引起头痛外，还会带来远期的不良后果。如长期吸烟可以损害小动脉内皮细胞，干扰体内脂质代谢,久而久之形成动脉粥样硬化和小动脉玻璃样变,使血管腔持续变狭,流经大脑的血液减少,或是造成高血压,这种情况所产生的头痛是器质性的,而且治疗更为困难。

86. 吸烟可引起哪些眼部疾病?

(1)眼表面疾病:不论是主动吸烟者还是被动吸烟者,均存在不同程度的眼部刺激症状,如结膜充血、泪液分泌增多等。长期暴露于烟环境中如卷烟厂,可使结膜上皮化生。

(2)青光眼:吸烟可增加患青光眼的危险性。

(3)白内障:白内障是当今世界最主要的致盲性和致残性眼病。吸烟主要与核性白内障、后囊下白内障有关,与皮质性白内障无关,其危险度在 1.09~2.40 之间。Cumming 等还发现吸烟斗者的危险性高于吸雪茄和纸烟者。吸烟导致白内障的可能机制为烟中的脂质过氧化物对晶状体的损害;烟雾中的重金属物质在晶状体内的蓄积,也可造成对晶状体的损害。

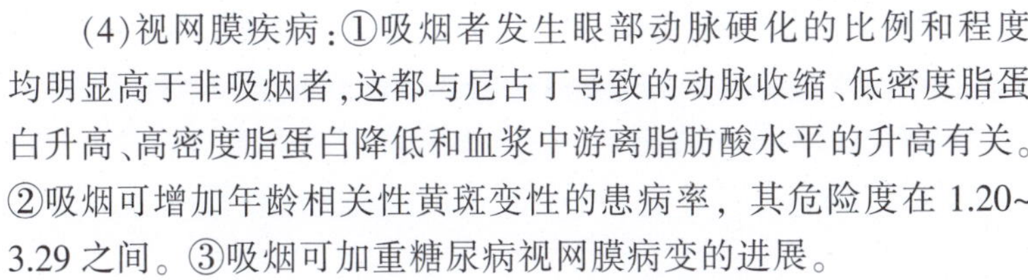

(4)视网膜疾病:①吸烟者发生眼部动脉硬化的比例和程度均明显高于非吸烟者,这都与尼古丁导致的动脉收缩、低密度脂蛋白升高、高密度脂蛋白降低和血浆中游离脂肪酸水平的升高有关。②吸烟可增加年龄相关性黄斑变性的患病率，其危险度在 1.20~3.29 之间。③吸烟可加重糖尿病视网膜病变的进展。

(5)视神经疾病:①吸烟可产生烟中毒性弱视:主要见于吸雪茄烟的中老年男性病人,常表现为双侧对称性、无痛性视力减退和中心暗点,停止吸烟后可使视力部分恢复。②吸烟可产生缺血性视神经病变：是由于视神经前部血液循环受阻而引起的急性无痛性视力障碍，与眼局部解剖和多种全身因素有关，其中吸烟也与之有关。

(6)其他病变：①Graves 眼病：流行病学资料显示，吸烟也可引起或加重 Graves 眼病的进展，其危险度在 2.10~7.70 之间。这与吸烟抑制了碘的摄入和有机化有关，与烟雾中的苯对交感神经系统的损害有关。②斜视：Hakim 等通过对斜视幼儿发病危险因素调查发现，母亲在孕期吸烟可使所生子女患内斜视的几率增加 1.8 倍。Chew 等也发现每日吸 2 包烟以上的孕妇，其子女患内斜视的几率增加 1.83 倍，患外斜视的几率增加 2.32 倍。

87. 吸烟可引起口腔白斑吗?

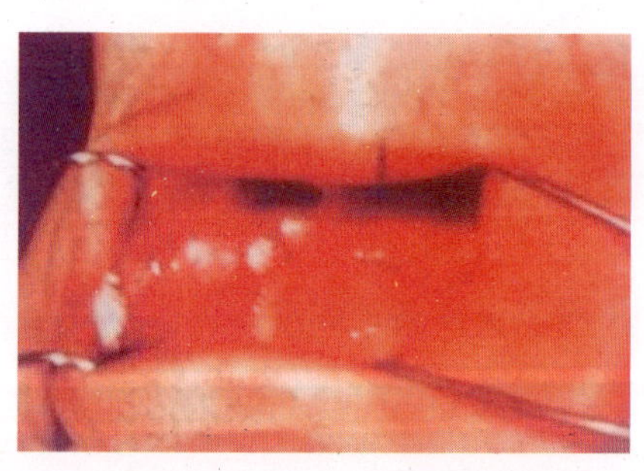

吸烟能引起口腔黏膜发生白斑。口腔白斑是在黏膜上形成的一片白色、擦不掉的斑块，该处表皮增厚，比正常黏膜稍感粗糙，此外几乎没有任何感觉。白斑的原因虽有多种，但和吸烟的关系最大。据最近国内的调查，吸烟者白斑的发病率是 26.94%，而不吸烟者白斑的发病率是 1.63%。一般吸纸烟的人，最常在下颊部黏膜和腭部发生白斑；用烟斗吸烟的人，常在烟嘴相应的部位发生白斑。有些民族有嚼烟或把烟叶贴敷在口腔黏膜上的习惯，他们常在烟叶接触的部位发生白斑。大多数白斑是无害的，但其中 3%~6%会发展成癌。所以，大多数学者认为白斑是一种癌前状态。

88. 吸烟可引起口腔癌吗?

口腔癌是发生于口腔的恶性肿瘤。据调查，我国口腔癌的发生率约占全身恶性肿瘤的 1.5%~5.5%；在印度竟高达 40%以上；在美

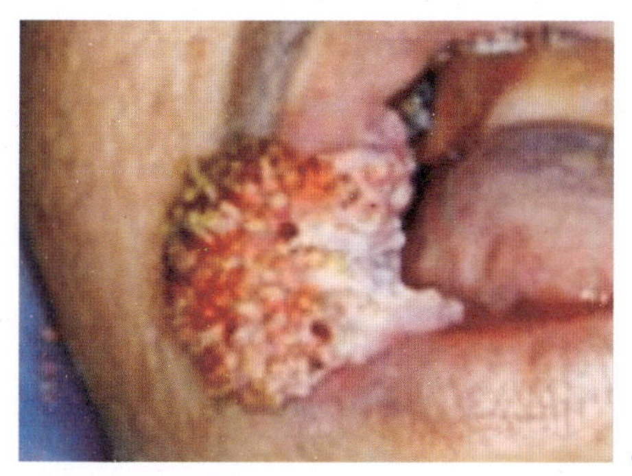

国每年约有26000名患者被诊断为口腔癌。人们已经发现吸烟与口腔癌有密切关系。吸烟者口腔癌的发病率为不吸烟者的4倍多，若每天吸烟在20支以上，其发生口腔癌的危险性为不吸烟者的12倍，并且吸烟者口腔癌的死亡率也高。吸烟引起口腔癌是化学与物理综合作用的结果。不仅烟雾中含有致癌物质，而且吸烟时产生的温度和机械刺激也是致癌的重要因素。如唇癌多发生于口唇上经常衔烟的部位，可能与灼伤和由于烟纸粘于口唇而反复撕破唇黏膜有一定关系。唇癌也多见于吸雪茄烟和烟斗的人。口腔白斑是公认的癌前病变，它与吸烟的关系极为密切。一般认为，约有5%左右的口腔白斑会发生癌变。

89. 吸烟可引起喉癌吗？

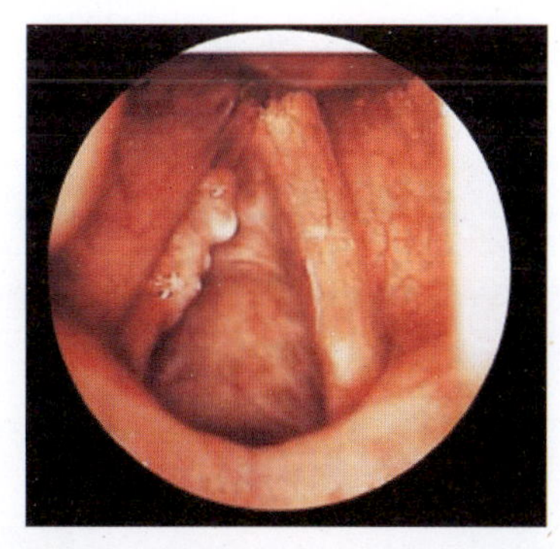

吸烟与饮酒是导致喉癌的主要危险因素。大约80%~90%的喉癌患者都有长期（平均15年以上）吸烟史；在喉癌高发区印度，男女普遍有吸烟习惯。吸烟者患喉癌的危险性是不吸烟者的3~39倍。男性患者全部都有很久且很重的吸烟史，长期吸烟会使喉黏膜上皮细胞内被激活的致癌物质增多，在多种因素的协同作用下，终于导致癌变。大部分喉癌患者的吸烟史多在30~40年以上，这类患者基本上都有慢性咽炎的病史。而且吸烟史越长、吸烟量越重并且同时饮酒的患者一旦恶变成喉癌后，其临床症状远比其他患者重，其中颈部有转移扩散的也较多。

90. 吸烟与牙周病有关吗？

多数资料表明，吸烟可促进牙石沉积和菌斑蓄积。吸烟者牙周病重于非吸烟者，主要表现有深的牙周袋、牙槽骨吸收多、附着水平丧失高及牙缺失多。吸烟与牙周炎的流行密切相关，主要通过局部和全身因素致病。

(1)局部因素：吸烟者的口腔卫生差，菌斑蓄积，牙石、软垢增多，既可导致牙龈炎，也是牙周炎的主要致病因素。吸烟者软垢指数(DI)、牙石指数(CI)、牙周病指数(PDI)及牙周炎患病率均高于非吸烟者。重度吸烟者牙周炎区段高于轻、中度吸烟者和不吸烟者。

牙石机械性损伤牙龈，为细菌的入侵创造了良好的条件。牙周脓肿中厌氧菌检出率为100%。吸烟使口腔内缺氧，有利于厌氧菌的生存。研究表明，只要吸一支香烟，牙龈处的氧化还原电势显著降低，口腔内pH值发生改变。

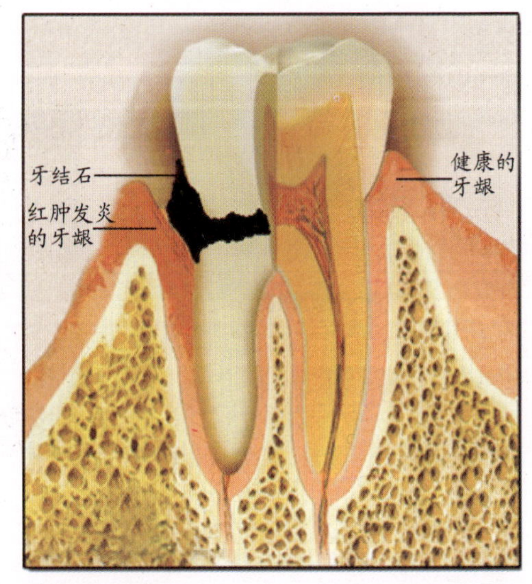

(2)全身因素：吸烟可引起机体免疫功能改变。①细胞免疫方面：吸烟者白细胞趋化性低于不吸烟者，白细胞总数、中性粒细胞、淋巴细胞及单核细胞数均低于不

吸烟者。②体液免疫方面：吸烟减少了血清 IgG 和 IgM 的水平，抑制辅助 T 淋巴细胞增殖。吸烟者口腔局部免疫功能低下，吸烟者唾液中 IgA 水平低于不吸烟者。

(3)其他方面：烟草中尼古丁进入血液，可导致牙龈血管收缩，血流减少，以致牙龈氧供和血气交换减少，清除废物能力降低，导致牙龈保护性修复功能降低。烟雾的高温和化学成分长期刺激使牙龈上皮角化层增厚，黏膜下血管充血，牙龈长期处于慢性炎症状态。研究证明：尼古丁通过刺激成骨细胞碱性磷酸酶的活性，抑制细胞增殖，促进牙槽骨吸收。

91. 吸烟会加重颈椎病病情吗?

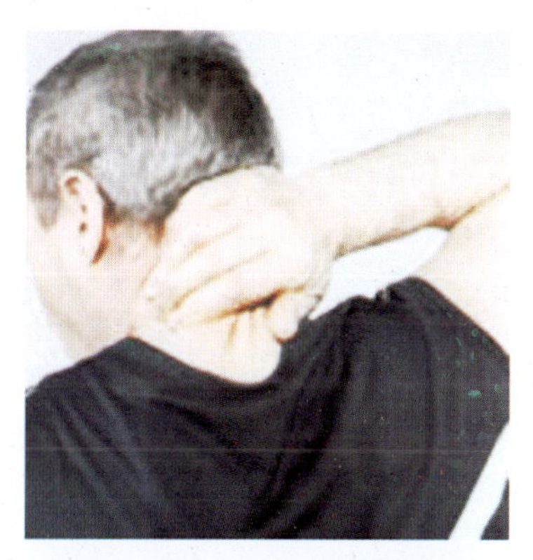

长时间的抽烟，吸收大量尼古丁后会刺激脊柱血管，使其产生收缩而引起血流障碍，最终可导致颈部组织损伤。气温变化较大、过度疲劳、精神压力过大等因素合并存在时，可能会引起体内分泌系统、神经调节功能及免疫系统的变化，从而导致细胞组织代谢异常，颈部组织如血管、韧带发生改变，出现颈部酸胀、疼痛、僵硬、咽喉活动受限等症状，有的还可表现为上肢麻痛、头晕、恶心、耳鸣、视力模糊、胸闷等貌似心脏疾病的表现。吸烟可引起颈椎病急性发作。

92. 吸烟可引起哪些胃部疾病?

吸烟加重胃炎、溃疡病的病情，不利于胃炎、溃疡病的康复。(1)增加胃病的发病率：吸烟者溃疡病的发病率是非吸烟者的 2~4 倍。每天吸烟 20 支以上的人约 40%可发生胃黏膜炎症。(2)降低胃病的治愈率，容易引起复发：研究显示，给同是慢性胃炎或溃疡病的患者使用同一种药物治疗，非吸烟组的治愈率为90%，吸烟组仅为63%。对上述两组患者停药一年后比较，非吸烟组复发率为53%，吸烟组为84%。

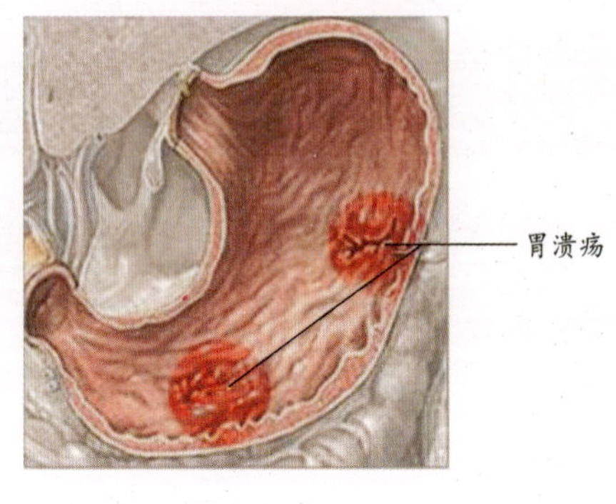

吸烟引起和加重胃病的罪魁祸首是尼古丁。尼古丁能作用于迷走神经系统，破坏正常的胃肠活动，使幽门括约肌松弛、胆囊收缩，使碱性的胆汁易于反流入胃，以致破坏胃黏膜；还可促使胃酸分泌增多，抑制前列腺素合成，从而使胃黏膜黏液分泌减少。这些异常变化均可损害胃黏膜，导致胃病。

93. 吸烟可使消化性溃疡穿孔的发生率增加吗？

吸烟可增加消化性溃疡的发生率，而且影响溃疡的愈合。最近英国伦敦一组外科医师进行了一项回顾性研究，对某医院275例消化性溃疡与该院可匹配的对照组进行比较。发现溃疡病组中吸香烟人数比对照组中要多(73% vs. 52%)。对溃疡部位及并发症类型亚组进行分析时发现，只有十二指肠溃疡(DU)穿孔者吸烟人数比对照组多，128例有DU穿孔病人中，110例(86%)吸烟，而128例对照者中吸烟者只有65人(51%)。研究小组认为，吸烟与十二指肠溃疡穿孔有特殊联系。最近一些研究发现，服用甲氰咪胍

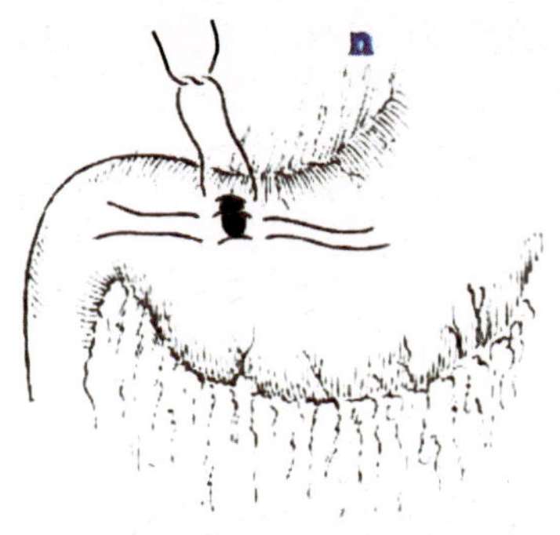

未能防止发生DU穿孔的患者中，吸烟者的比例很高，表明吸烟可能使H2拮抗剂对胃酸分泌的作用发生逆转。有学者认为，应更强调患有DU的病人停止吸烟。

94. 吸烟与大肠癌的关系如何？

大肠癌的危险因素
MESSAGE
1. 遗传基因
2. 饮食方式
3. 排便习惯

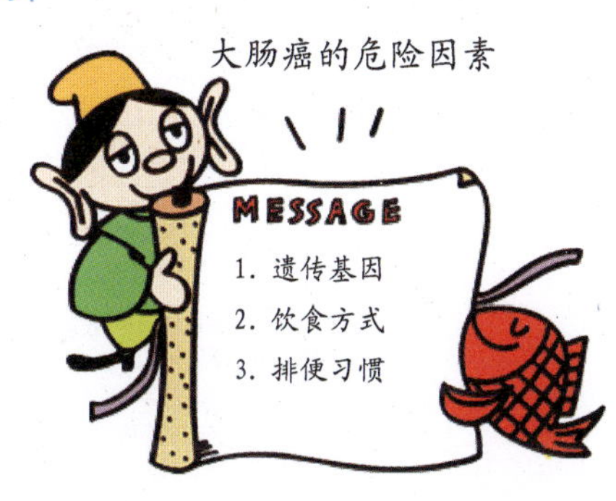

美国防癌协会的研究发现，抽烟不但可以导致肺、膀胱和咽喉癌，也可以增加患结肠、直肠癌的机会。此外，意大利学者对以往106项观察性研究的荟萃分析结果表明，吸烟与结肠直肠癌发病风险及死亡风险增加具有显著的相关性。他们分析了近4万例的结肠直肠癌新发病例的流行病学资料，结果显示，吸烟者比不吸烟者死于结肠直肠癌的风险高25%；每日吸烟根数越多、时间越长，患结肠直肠癌的风险越高；吸烟与直肠癌之间的关联性比与结肠癌之间的关联性更强。

95. 吸烟可引起膀胱疾病吗？

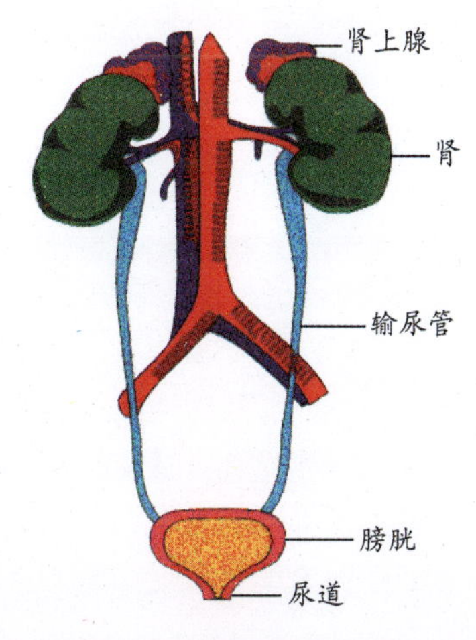

吸烟者膀胱癌的发病率是不吸烟者的3倍，长期吸烟者、每日1包以上的吸烟者膀胱癌的发病率更高。研究结果还显示，吸烟者尿道癌的发病危险有显著升高。

吸烟是膀胱癌最危险的致病因素。烟草中的化学物质进入血液循环后经肾脏过滤，通过膀胱从尿液中排出体外，在膀胱内这些有害物质可破坏细胞，增加癌症的发病危险。

96. 吸烟增加罹患肾癌风险吗？

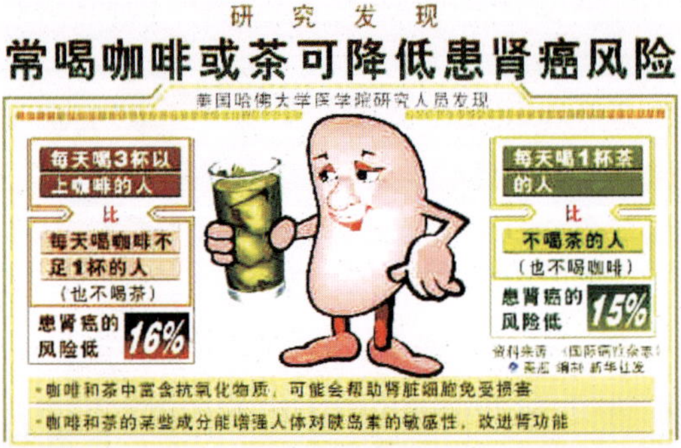

吸烟者患肾癌危险是不吸烟者的两倍，特别是男性烟民患肾癌的机会比女性烟民高近1倍，且吸烟时间越久、吸烟量越大危险性越高。每日吸烟 20 支以上，且“烟龄”超过 15 年者，肾癌发病率高于正常人 4~5 倍。吸烟已成为肾癌最重要的致病因素。因为烟草中含有的芳香胺类物质和丙烯醛等有害物质，进入血液循环后经肾脏过滤，然后通过膀胱从尿液中排出体外。在肾内它们可以破坏细胞，而引发并形成肾癌，从而增加癌症的发病危险。肾患癌与尿液在膀胱内的贮存时间成正比。尿液中的致癌物质可侵害膀胱纤维，并破坏细胞的正常结构而酿发恶性病变。科研人员将每小时排出的尿液与相隔 2~3 小时排出的尿液相比较，后者尿液中所含的致癌物质相当多。

97. 吸烟可引起黑色素瘤吗？

一项综合性研究中，研究人员调查了 2583 例黑色素瘤患者，发现有 22.9%的男性吸烟者或既往有吸烟史者出现转移灶（Ⅱ期或Ⅲ期病变），而非吸烟者只有 11.2%出现转移灶；12.6%的女性吸烟者或既往有吸烟史者，以及 5.8%的非吸烟者为晚期患者。虽无确切证据表明吸烟会引起黑色素瘤或增加其发病率，但可以肯定，

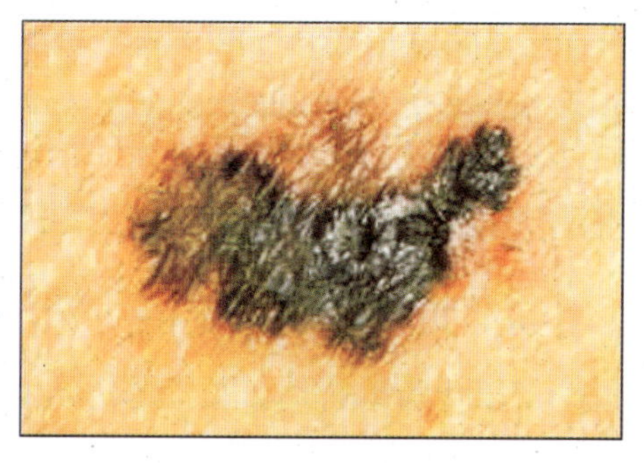

吸烟者的原发病灶更容易转移，且吸烟者在确诊后的存活率降低，且较早出现转移(常于2年后出现)。研究者认为，吸烟者黑色素瘤预后不良的原因可能与吸烟对免疫系统的不良影响有关。另有研究发现，吸烟者比非吸烟者血清IgG和IgA的水平低。

98. 吸烟可引起鳞状细胞癌吗？

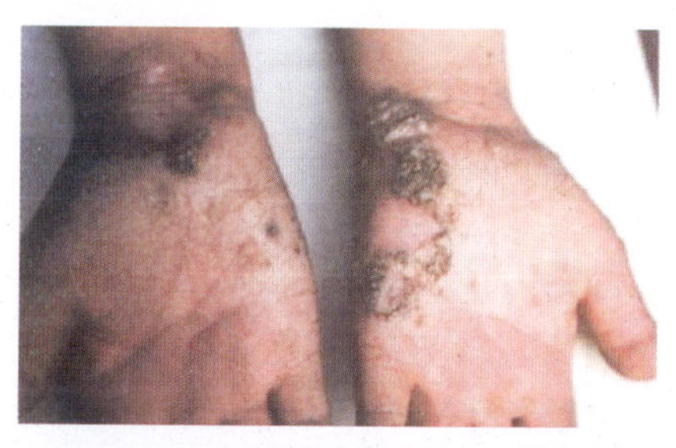

有学者研究311例患皮肤鳞状细胞癌(SCC)的患者，发现吸烟与SCC之间有非常显著的联系。另一项对继发性、非黑色素瘤性皮肤癌的危险性研究也发现，与非吸烟者相比，吸烟者继发SCC的危险性在吸烟者中较高，这种危险性随吸烟量和持续时间的增加而增加。一项对107900名护士的调查结果发现，吸烟者比从不吸烟者患SCC的危险性增加50%，这可能与吸烟引起免疫抑制相关。

99. 吸烟可引起冻疮吗？

人体血管通常会以舒张的方式对低温环境作出反应，以温暖手和脚。耶鲁大学研究人员对吸烟瘾君子和不吸烟的人进行了试验，试验对象们被要求持续将双手浸入5℃的凉水中长达40分钟。研究发现，当吸烟者将手从凉水中拿出来后，其血管舒张和皮

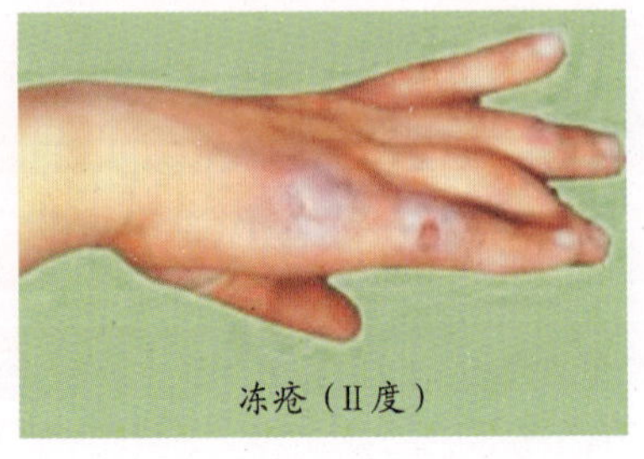
冻疮（Ⅱ度）

肤温度上升的速度，都比不吸烟的试验对象要慢。这种差别在吸烟者戒烟 16 小时后仍然存在。研究人员认为,低温环境下血管舒张速度减慢，可能会使抽烟的人更容易生冻疮或被冻伤。这一情况的产生有可能与香烟中所含的尼古丁有关，尼古丁导致了人体对寒冷的正常反应速度变慢。

100. 吸烟可引起老年腰背痛吗？

吸烟时产生的烟碱进入血液循环后,引起椎间盘血管收缩,可导致椎间盘供血下降。另外,长期吸烟可导致体内一氧化碳水平异常升高,与氧气竞争结合红细胞中的血红蛋白,红细胞携氧能力降低,加重腰椎间盘的氧供和其他营养物的供给,加快并加重椎间盘的退变过程,使脊椎对机械压力等外界因素的敏感性增加,最终促使了腰背痛的发生。

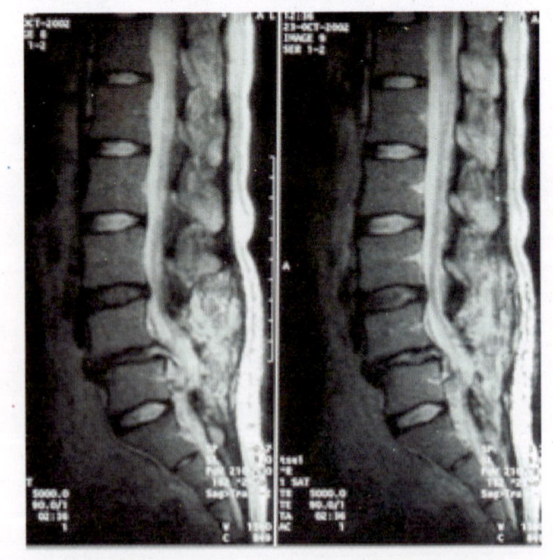

另外,由于吸烟常引起慢性支气管炎,容易经常咳嗽。当咳喘时,腰椎间盘受到的压力增加,这是腰椎间盘退化的另一个诱发因素。大量临床研究表明，腰椎间盘病变的患者中，吸烟的人比例很高,其疼痛症状也较重。国外有关资料还显示，同样是腰椎间盘突出症，使用相同的手术方法治疗后，吸烟者的康复情况不如非吸烟者，并容易遗留部分症状，但戒烟后可以消除，说明吸烟还会影响其治疗效果。

101. 吸烟可引起多发性硬化症吗？

吸烟者患多发性硬化症（MS）的几率要比不吸烟者高。挪威卑尔根大学和麻省哈佛大学的研究人员在1997—1999年间，对2.2万名40~47岁的人进行了调查，结果发现，吸烟男性MS的风险约是不吸烟男性的3倍，而吸烟女性MS的风险约为不吸烟女性的2倍。研究人员发现，在接受调查的87名MS患者中，大多数人在患上这种无法治愈的疾病之前15年就开始吸烟了，约76%的人目前吸烟或过去曾吸烟。但是，目前还不清楚男性吸烟者患该病的几率为何比女性高。

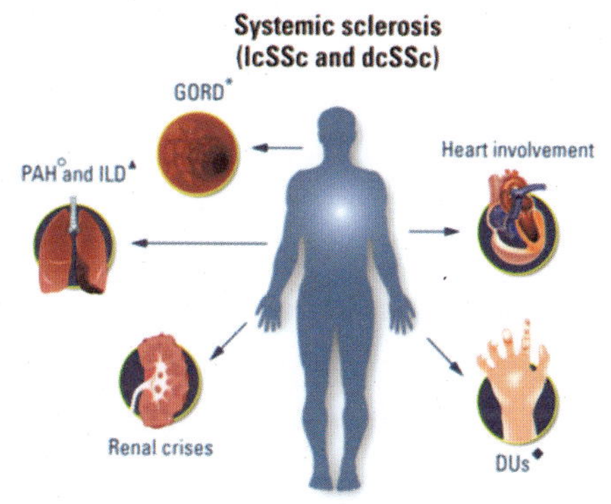

102. 吸烟可引起儿童分泌性中耳炎吗？

分泌性中耳炎，即中耳腔内有液体存留，是由于咽鼓管通气及排液功能障碍，鼓室内外气压不平衡所引起的中耳非化脓性炎症。这种儿童常见病大多发生在2~6岁，是造成听力损害的一个很重要的原因。上呼吸道感染是其主要病因。但近年来的研究发现，香烟烟雾也

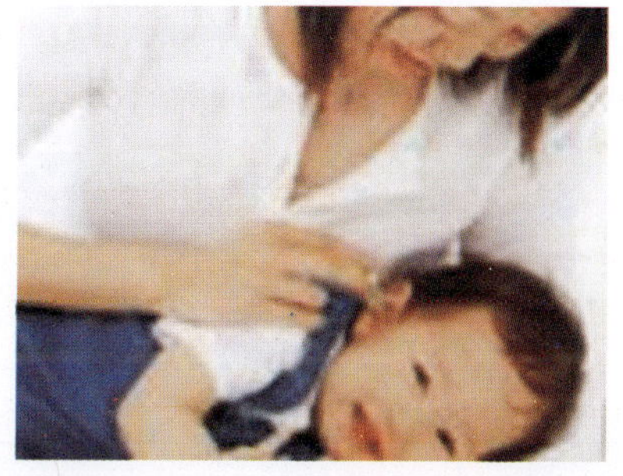

是导致该病的重要原因。这可能是因为烟雾中的有害物质对儿童的中耳黏膜有直接的刺激作用，它使中耳分泌的黏液量增加并变稠、咽鼓管不通畅，从而造成中耳内积液，使听力下降。长期接受烟雾刺激可使黏稠的积液机化，造成鼓膜粘连，发生传导性耳聋。

103. 吸烟可增加患白血病的风险吗？

英国一家医学杂志最近告诫说，吸烟者患白血病的风险比不吸烟者高 1 倍。伦敦圣·巴斯罗缪医院的教授发表文章说，吸烟可能是成年人白血病的主要诱因。有学者对 248000 名美国人进行的 16 年跟踪调查表明，死于白血病的风险随吸烟数量增多而上升。每天吸烟 20 支以上的人死于白血病的可能性比不吸烟者高 1 倍。

104. 吸烟对艾滋病患者有哪些影响？

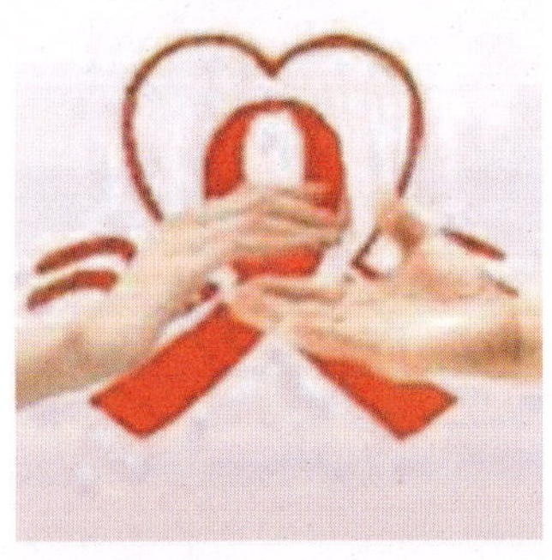

体外实验显示，香烟中的某些物质可以使细胞内的病毒复制速度增加 20 倍。烟雾中的有害物质进入血液中，可以刺激病毒的生长。过度吸烟会降低肺部防御气管炎及肺炎的能力，如果已经有肺炎或有慢性肺部疾病，吸烟会进一步降低机体的抵抗力。吸烟还会减弱身体维持体重的能力，吸烟的人每摄入 1 卡能量的食物，增长的体重较少，直接影响到吸烟人的营养状况。因此，艾滋病病毒感染者和病人不要吸烟。

105. 吸烟可诱发腹股沟疝吗？

国外有人提出，严重吸烟者不但肺气肿和肺癌发生率高，而且腹股沟疝的发生率也高。经研究发现，吸烟者的血液中，蛋白溶解酶(包括弹性酶)升高和抑制蛋白溶解酶的物质(如 α_1-抗胰蛋白酶)减少,机体的胶原和弹性硬蛋白遭到破坏。人体正常组织的生化结构表明,组成腹肌腱膜及筋膜并使之具有一定张力(抗拉力)的重要物质,正是胶原和弹性硬蛋白等纤维组织。因此,它们的破坏,使腹肌沟部缓冲腹腔压力的重要屏障——腹横肌腱膜筋膜层保护功能严重削弱,造成腹股沟疝的发生。

106. 吸烟可增加罹患糖尿病风险吗?

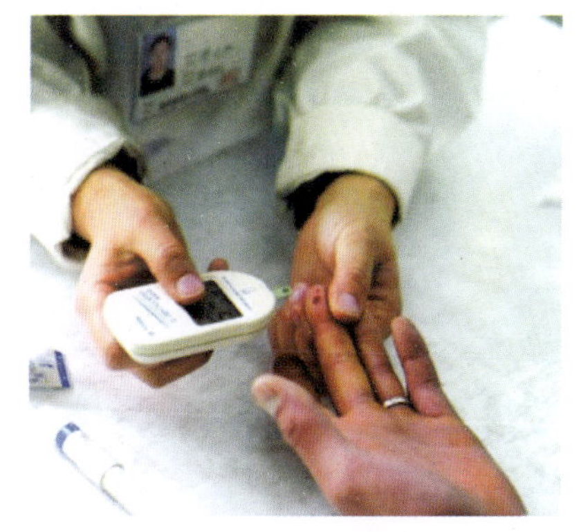

吸烟可以增加患 2 型糖尿病的危险。日本大阪大学研究生院的 Noriyuki Nakanishi 博士及其研究小组在《国际医药年报》的报道中披露,在一项对 1300 名 35~45 岁男性患者的研究中发现,吸烟瘾君子比不吸烟的人患糖尿病的风险高 4 倍,而体瘦的吸烟者患病的可能性更大。

吸烟增加患糖尿病风险的机制尚不清楚。日本学者认为吸烟可以增加某种抵消胰岛素作用的激素的分泌,从而导致血糖浓度的短暂升高。有研究表明,吸烟可引起有些组织对胰岛素效果的拮抗作用。

107. 糖尿病患者吸烟会引起病情恶化吗?

吸烟对人体有害,对糖尿病病人的害处更大。美国匹茨堡大学的医学专家对 548 名糖尿病人进行观察之后,得出这样的结论:抽烟会增加这些患者的死亡危险。研究结果表明,对女性胰岛素依赖型糖尿病患者,吸烟者可使其死亡率增加 10 倍,如果每天吸烟多于1包，而吸烟史超过5年者，死亡的危险性比不吸烟的患者高20倍。对于男性来说，胰岛素依赖型糖尿病患者的死亡危险比常人高出6倍，但如果还有吸烟嗜好的话，那么其死亡危险就会增加10倍以上。可能的机制：烟中的尼古丁可刺激肾上腺素的分泌，肾上腺素能使血糖升高，直接危害糖尿病患者；也可以抑制和麻痹神经，易诱发神经并发症；还能使心率加快、血压升高，促进糖尿病患者并发心血管病变。因此，糖尿病人应尽量不吸烟。

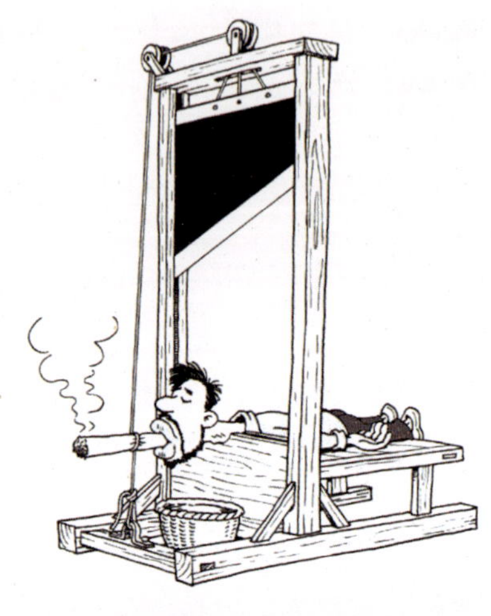

108. 吸烟可导致哪些心血管疾病？

吸烟可导致患冠心病风险增加，加重动脉粥样硬化，增加心绞痛风险，增加急性非致死性心梗的风险及冠心病死亡风险，增加心原性猝死的风险；吸烟还可以使冠脉介入治疗后发生Q波型或ST段抬高型心梗的风险增高。

109. 吸烟如何诱发冠心病？

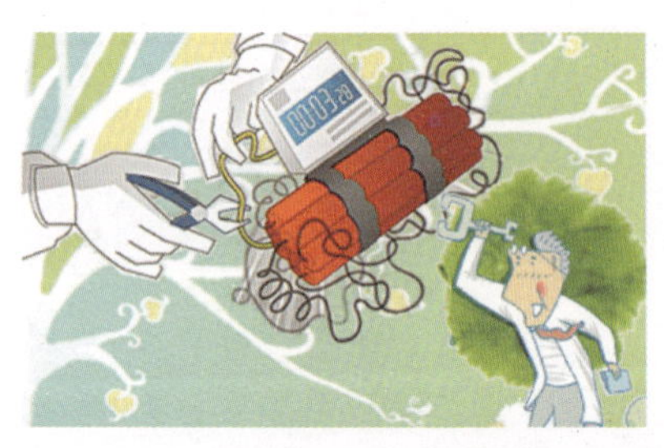

吸烟增加冠心病风险的机制可能包括以下几个方面：(1)血管内皮功能紊乱：吸烟可使一氧化氮(NO)生物合成减少，从而影响血管内皮的舒张功能；(2)促进血栓形成：吸

烟可促进血小板聚集，另外吸烟患者组织因子活性明显高于不吸烟者，而组织因子在血栓形成的过程中起着重要作用；(3)增加炎症反应：部分吸烟者可有白细胞计数和其他炎症指标升高；(4)增加氧化修饰：吸烟可促进体内脂质的过氧化反应，促使粥样斑块进展；(5)其他，如诱导高凝状态、增加心肌工作负荷、CO 介导的血液载氧能力降低、冠状血管收缩以及儿茶酚胺释放等等。

110. 烟雾中哪些物质与冠心病有关?

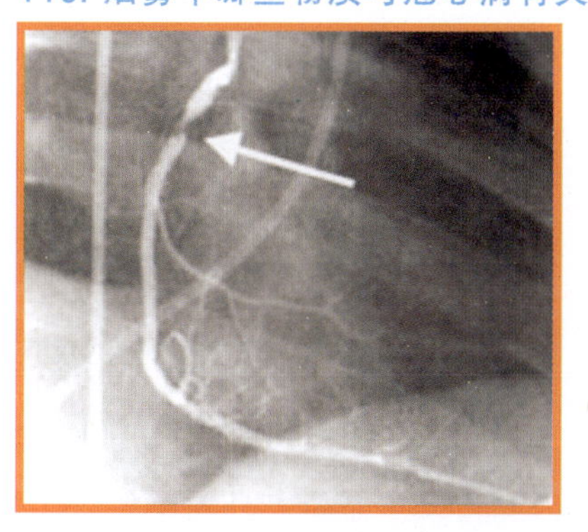

烟雾中的尼古丁和一氧化碳是公认的引起冠状动脉粥样硬化的主要有害因素，但其确切机制尚未完全明了。多数学者认为，吸烟对血脂、血小板功能及血液流变学的不利影响在冠心病发病中起着十分重要的作用。吸烟可损伤血管内皮细胞，并引起血清 HDL-C 降低，胆固醇升高，PGI_2 水平降低，从而引起周围血管及冠状动脉收缩、管壁变厚、管腔狭窄和血流减慢，造成心肌缺氧。尼古丁又可促使血小板聚集。缺氧造成代偿性红细胞增多症，使血黏滞度增高。此外，吸烟可使血浆纤维蛋白原水平增加，导致凝血系统功能紊乱；吸

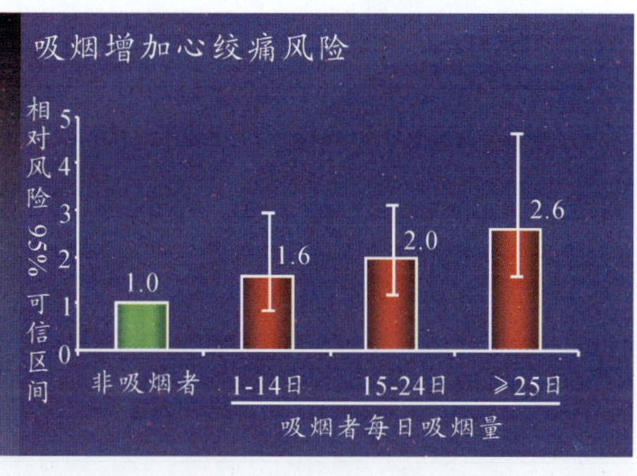

烟还可影响花生四烯酸的代谢，使 PGI_2 生成减少，血栓素 A_2 相对增加，使血管收缩、血小板聚集性增加。以上这些都可能促进冠心病的发生和发展。

111. 为什么吸烟会加重动脉粥样硬化？

动脉粥样硬化是一系列病因所致的炎症反应。吸烟引发炎症细胞和炎症介质可造成动脉壁损坏，同时伴随的脂质血管内皮下沉积坏死、血栓形成、纤维增生和内皮修复，使粥样硬化病变不断发生和进行性加重，并与诸多心血管危险因素有密切相关，相互作用，共同形成并加重动脉粥样硬化。吸烟加速动脉硬化可能通过以下途径：(1)对脂质的副作用；(2)造成内皮损伤或功能紊乱；(3)加重血流动力学负担；(4)氧化损伤途径；(5)嗜中性粒细胞激活；(6)增强型血栓症；(7)增加纤维蛋白原和血液黏性。

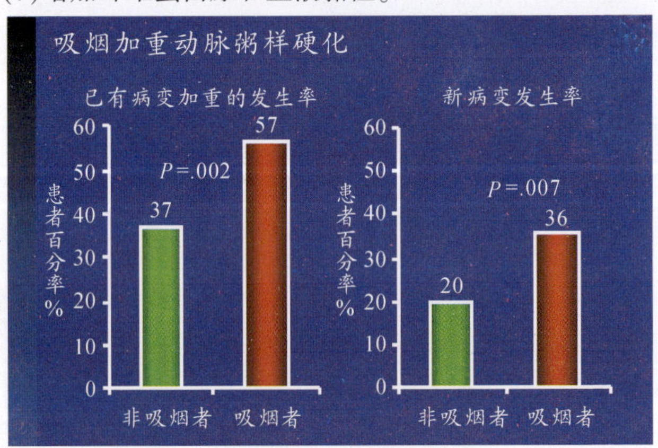

112. 吸烟可诱发心绞痛吗？

对众多吸烟者的长期观察表明，吸烟是冠心病心绞痛最重要的危险因素之一。吸烟量越大、开始吸烟年龄越小、烟龄越长，对心血管的危害也越大。此外，吸烟与高血压、高脂血症协同作用可增加心绞痛的发生频度，加重心绞痛的病情。

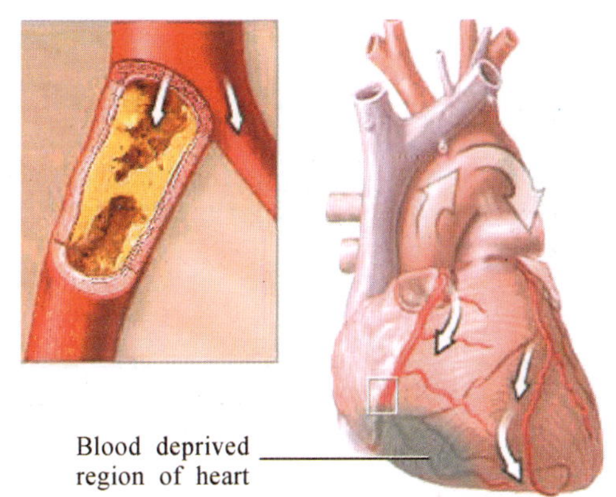

烟草中有多种致病因子，其中能激发和加重心绞痛的主要成分为尼古丁和一氧化碳。尼古丁可以使体内儿茶酚胺释放增多，从而刺激心脏和血管，使心率加快，血管收缩，血压升高，并可诱发冠状动脉痉挛，导致自发性心绞痛发作。一氧化碳进入血液后可生成大量的碳氧血红蛋白，细胞从血液中摄氧减少，导致心肌及动脉血管壁缺氧。同时尼古丁和一氧化碳还可以促进血小板的黏附，降低血液中高密度脂蛋白的含量。以上诸多因素共同作用，最终导致并加重动脉粥样硬化的发生及发展，从而引起心绞痛发作。已经患心绞痛的病人如不放弃吸烟，势必导致心绞痛发作的频率增加和程度加重。

113. 吸烟的冠心病患者冠脉造影有何特点？

国内有学者探讨了吸烟冠心病患者的冠脉造影血管形态特点，对冠脉造影确诊冠心病的病人按照性别、年龄以及是否有高血压、糖尿病等冠心病危险因素进行严格配对。结果发现，吸烟组13.9%有冠脉瘤样扩张，而对照组仅有1.9%(P<0.001)。另外，在行冠脉成形术(PCI)的患者中，吸烟组有40例(19.2%)出现相关血管PCI后的慢血流现象，而对照组仅有7例(3.83%)(P<0.001)。因此认为，冠心病吸烟患者冠脉病变特点为冠脉瘤样扩张或冠脉扩张症多发。

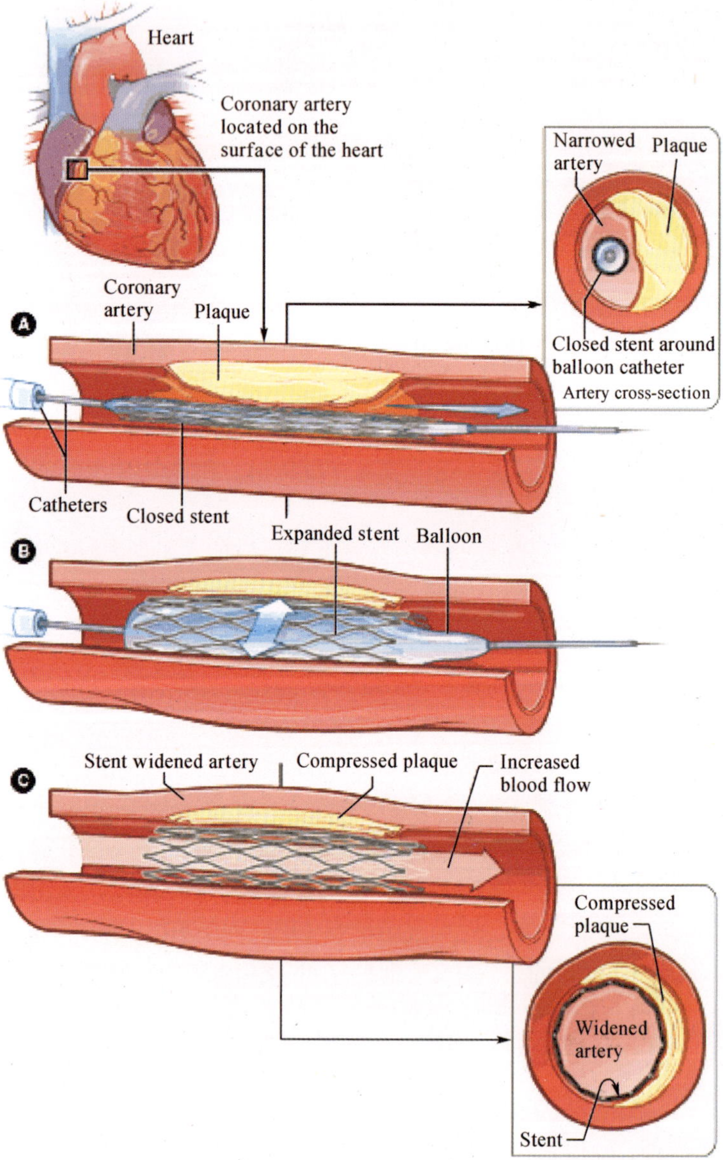

Heart
Coronary artery
located on the
surface of the heart
Narrowed
artery
Plaque
Closed stent around
balloon catheter
Artery cross-section
Coronary
artery
Plaque
A
Catheters
Closed stent
B
Expanded stent
Balloon
C
Stent widened artery
Compressed plaque
Increased
blood flow
Compressed
plaque
Widened
artery
Stent

114. 吸烟对接受冠脉介入治疗患者有何影响?

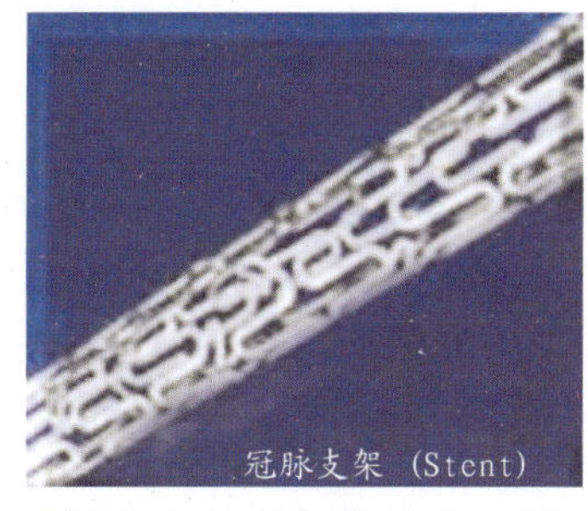
冠脉支架 (Stent)

国内有学者探讨了吸烟冠心病患者冠状动脉介入(PCI)术即刻结果与吸烟之间的关系。吸烟组168例中131例(78.1%)接受PCI术,非吸烟组121例中102例(84.3%)患者行PCI术。结果发现:在冠脉介入术的吸烟组中32例有相关血管PCI后的慢血流现象。而非吸烟组有此现象的只有9例,两组相比有显著性差异($P<0.05$)。因此,有学者认为吸烟患者PCI术中相关血管慢血流现象的发生率较高。

115. 吸烟增加PCI支架术冠脉再狭窄风险吗?

国内有学者指出:吸烟对心血管的危害是通过烟草中的尼古丁及升高血中的CO含量实现的,烟雾中的这些有害成分可对心脏及血管产生损伤作用,促使动脉壁平滑肌蜕变,增加血小板凝集和血栓形成,并可诱发冠状动脉痉挛。吸烟可以促进冠脉再狭窄(RS)的发生。1995年澳大利亚的McKenna等人研究了209例患者PCI术后发生RS的危险因素,结果显示,吸烟对RS的影响最明显,并提出PCI术后戒烟是吸烟者防止RS形成的关键措施。1998年,Kraft等人研究了冠脉搭桥和PCI术后的RS问题,发现吸烟、高脂血症和高血压等危险因素可显著增加RS的发生率。

116. 吸烟可增加ACS患者体内的CRP水平吗?

国内有学者报道,急性冠脉综合征(ACS)患者中吸烟组的C-反应蛋白(CRP)浓度显著高于非吸烟组,说明ACS患者的吸烟可引起体内CRP水平升高。CRP作为ACS患者冠脉炎症程度的可靠指标,在一定程度上说明吸烟与冠状动脉的炎症反应有关。

117. 吸烟可诱发心律失常吗？

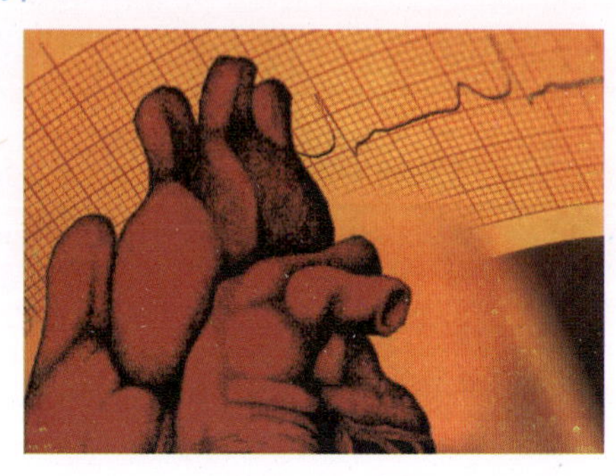

已经证实，香烟中的尼古丁不仅可引起呼吸系统疾病，以及肿瘤、脑卒中等，还能间接导致各种心律失常，包括窦性停搏、窦性心动过速、室性心动过速和窦房传导阻滞等。当吸烟者吸入尼古丁后，血液中的儿茶酚胺分泌增多，直接作用于血管运动中枢，使肾上腺素和去甲肾上腺素释放，引起心率加快，周围血管及冠状血管痉挛，血压增高，心肌耗氧量增加。同时，这些血管活性物质还可以直接损伤血管内皮，使血流减慢，血液黏滞性增大，血小板粘附性加大，纤溶酶活性降低，反过来又影响冠状动脉的供血，引起心律失常的发生。另外，由于血液中的一氧化碳增多，使血氧浓度下降，组织供氧不足，使心脏兴奋性增高，可诱发室颤等严重的心律失常。

近来，有学者发现，尼古丁本身可直接抑制心肌中的3种钾通道功能，使心肌细胞易于兴奋，从而产生心律失常。

118. 吸烟对心率变异性有何影响？

有学者应用24h动态心电图研究吸烟者室性心律失常患者心率变异(HRV)的临床意义，结果发现，与不吸烟组比较，吸烟组SDNN、rMSSD、PNN50等心率变异指标明显降低。因此，吸烟可导致室性心律失常患者的交感神经活性明显增强，副交感神经活性明显降低，心率变异程度减低，从而增加其心电的不稳定性。

119. 吸烟如何诱发心房纤维化的发生？

据《心脏杂志》报道，烟雾中的尼古丁可诱发心房纤维化，进而引发房性心律失常。德国 Magdeburg 大学医院 Andreas Goette 博士和同事们遴选了 49 例吸烟者和 49 例不吸烟者，他们都是冠状动脉旁路移植术患者，研究内容主要是测量心房纤维化的范围。结果发现，在吸烟组，烟龄是预测心房纤维化的唯一因素。取不吸烟者组织进行体外尼古丁培养基培养，发现这些组织可形成与吸烟者相似的胶原结构。研究者指出，吸烟改变心房构成，增加组织胶原总体数量，从而使心房基质发生改变，增加房性心律失常如房颤等的风险。

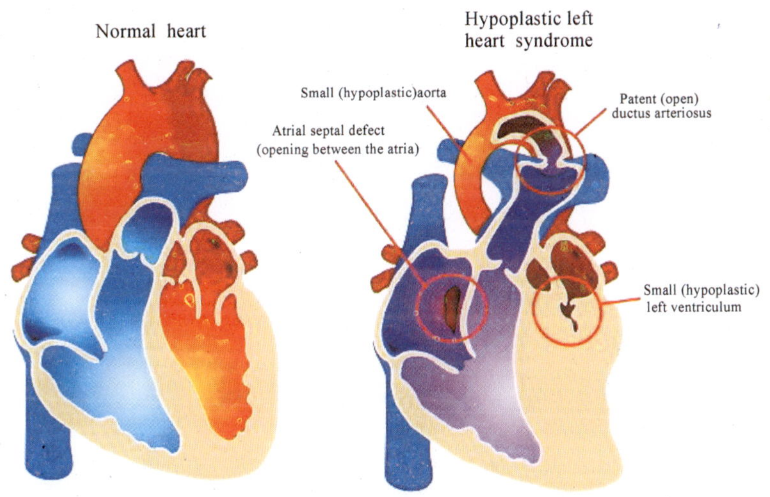

120. 年轻女性吸烟易诱发心梗吗？

吸烟的年轻妇女发生心肌梗死(MI)的危险增加。冠心病危险因素对男女两性的重要性有所不同，存在着与激素相关的代谢差异，尤其是年轻人。有学者研究了 1993 年 10 月~1995 年 10 月间确诊为急性 MI，且年龄在 16~44 岁的 448 例女性病人，另选年龄及生活习惯与之匹配的 1728 例无 MI 女性作为对照组。结果显示，与非吸烟者相比，吸烟者发生 MI 的优势比(OR)呈强剂量反应关

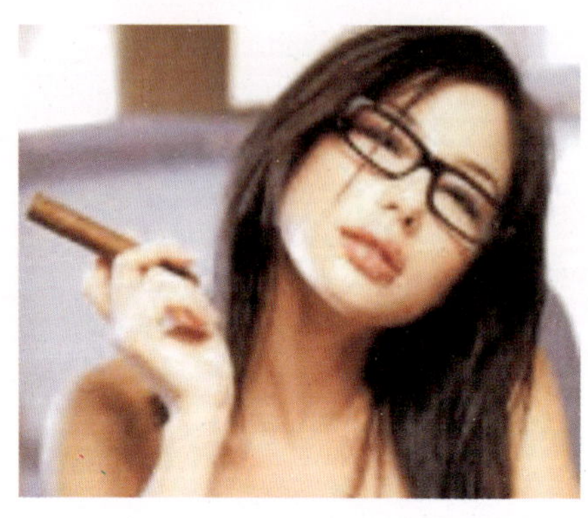

系。每天吸烟 1~5 支者发生 MI 的 OR 为 2.47,6~10 支者 OR 为 4.07,11~19 支者 OR 为 7.94,20~39 支者 OR 为 14.03，而每天吸烟≥40 支者的 OR 高达 74.64。吸烟与口服避孕药无相互影响,但与其他危险因素如高血压、糖尿病有叠加作用。单纯吸烟每天 20 支以上者 OR 为 14.5，合并 1 种危险因素者 OR 为 26.1,合并 2 种者 OR 为 36.2,合并 3 种以上者 OR 值高达 66.8。

研究者认为,年轻妇女吸烟发生 MI 的 OR 值大,且随吸烟数量的增加而递增，重度吸烟与其他危险因素如高血压或糖尿病并存更易发生 MI。

121. 吸烟为什么会引起高血压?

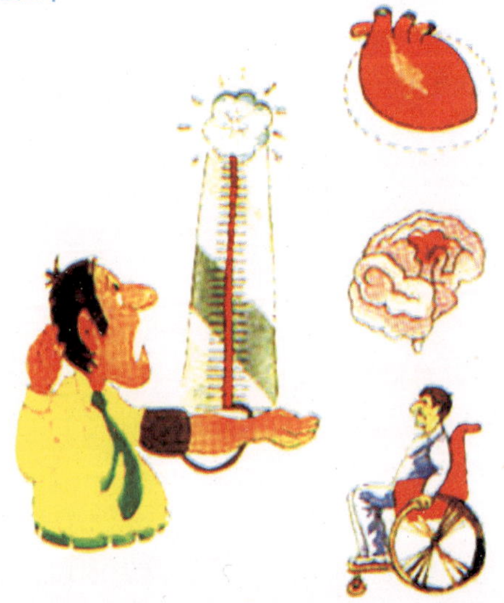

目前认为,主要是因为烟草中所含的剧毒物质尼古丁所引起的。尼古丁能刺激心脏和肾上腺释放大量的儿茶酚胺,使心跳加快、血管收缩、血压升高。有学者研究发现，吸一支普通的香烟，可使收缩压升高 1.3~3.3kPa(10~30mmHg),长期大量地吸烟（每日吸 30~40 支香烟)可引起小动脉持续性收缩，久而久之，导致小动脉壁的平滑肌变性，血管内膜渐渐增厚，形成小动脉硬化。吸烟对血脂代谢也有影响，能使血胆固醇、低密度脂蛋白升高，高密度脂蛋白下降，因此，吸烟患者的动脉粥样硬化进程加快，容易发生急进型恶性高血压、蛛网膜下隙出血和冠心病、心肌梗死等。此外，资料显示，有吸烟习惯的高血压患者，由于对降压药的敏感性降低，抗高血压治疗不易获得满意疗效，甚至不得不加大剂量。高血压病人应当戒掉吸烟。

122. 吸烟可使血栓形成增加吗？

长期吸烟可增加血浆纤维蛋白原的含量，增加血液黏度，加重对血管壁的损伤；吸烟增加了血小板的聚集性，会促进血栓形成。此外，吸烟者体内组织因子(TF)水平增高，不仅在动脉粥样硬化斑块中有高表达，而且在循环中的组织因子活性远远高于不吸烟者，这可能在血栓形成中发挥重要作用。

123. 吸烟可引起血栓闭塞性脉管炎吗？

脉管炎全称为血栓闭塞性脉管炎，是周围血管病的一种，多发于40岁以下的青壮年男性。如果治疗不及时，发展到晚期会面临截肢的危险。据统计，脉管炎的截肢率为4%左右。

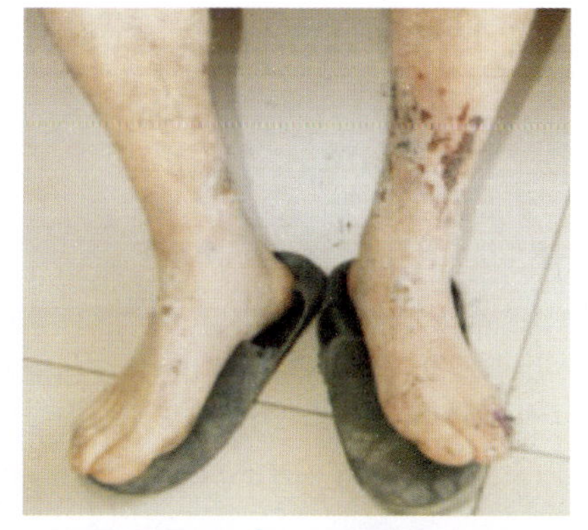

脉管炎的病因不清楚，目前认为与大量吸烟、寒冷刺激、内分泌紊乱及外伤感染有关。脉管炎主要侵犯下肢的中小动静脉，表现为血管管壁增厚、弹性减低、血流通过缓慢，最终导致血栓形成、肢体缺血。此时若得不到正规治疗，会发展成足趾溃疡或坏疽。严重者可能会有截肢的危险，甚至危及生命。

吸烟是脉管炎发生的一个重要因素。烟草中的尼古丁是缩血管物质，吸烟后可使皮肤血管收缩、血流缓慢、指趾皮温明显降低。因此，预防血栓闭塞性脉管炎首先应尽早戒烟。

124. 吸烟可增加静脉血栓栓塞的风险吗？

吸烟是深静脉血栓形成和肺栓塞的独立危险因素。一项前瞻性研究发现，和不吸烟者相比，每天吸烟超过 15 支者，静脉血栓栓塞事件的相对危险性为 2.82。研究者还认为，吸烟可增强其他潜在危险因素（如手术）对静脉血栓形成的作用，促进静脉血栓栓塞事件的发生。因此，有潜在栓塞风险的患者应积极戒烟，以预防静脉血栓栓塞和肺栓塞的发生。

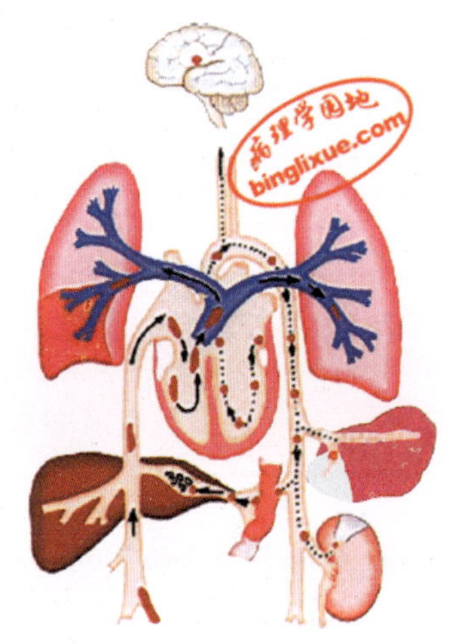

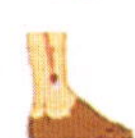

栓子运行途径

125. 吸烟可增加猝死的风险吗？

近年来不少学者的研究材料提示，吸烟与猝死的关系十分密切。猝死是指出乎意料的突然死亡，一般认为从起病至死亡在 6 小时以内。美国一位学者对 153 例突然死亡的尸检病人进行了研究分析，结果发现在非冠心病的猝死病人中，有 28%为大量吸烟者，而猝死于冠心病的吸烟患者为 62%；吸烟多者猝死时的平均年龄比不吸烟者早 19 年，吸烟少者猝死时平均年龄则介于吸烟多者与不吸烟者之间。这可能与吸烟引起儿茶酚胺的分泌和游离脂肪酸的调动等有关。

126. 吸烟能增加心原性猝死的风险吗？

弗莱明翰经过12年的研究发现，冠心病患者中吸烟者的猝死率比非吸烟者高4倍以上，猝死的发生率还与每天吸烟数成正比。追踪研究发现，戒烟组猝死的复发率为19%，而持续吸烟组为27%，存在显著性差异。

尼古丁、一氧化碳是引起猝死的主要有害物质。这些有害物质促使猝死发生的机制包括：(1)易诱发冠状动脉痉挛，导致心肌缺血、缺氧，使心肌电活动不稳定。(2)可使心肌室颤的阈值降低，而更易引起室颤等致命性室性心律失常。(3)可使血小板活性增强，易发生动脉血栓事件。

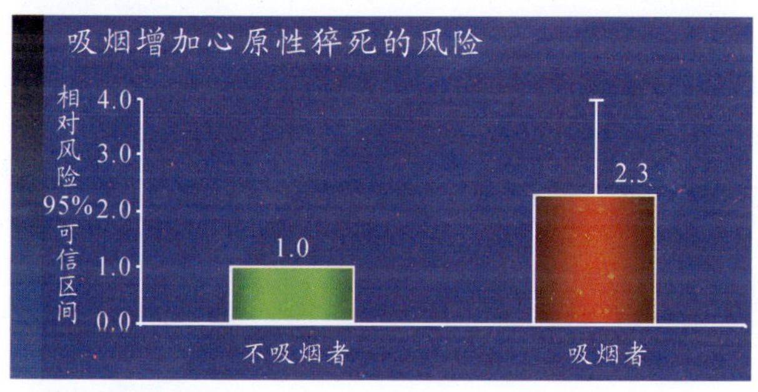

127. 吸烟可增加脑血管意外风险吗？

脑血管意外又称脑卒中或脑中风，就是脑部血管阻塞或出血，使脑神经组织受到损伤而出现各种症状，如肢体麻木无力、口眼歪斜、言语不清、视物不清，甚至意识障碍。脑血管意外具有高发病率、高致残率和高致死率的特点。长期吸烟会增加脑血管血栓事件风险。

吸烟是脑血管意外重要的危险因素，吸烟者脑血管意外的发生率是一般人群的1.5倍左右。长期吸烟可使局部脑组织缺氧，从

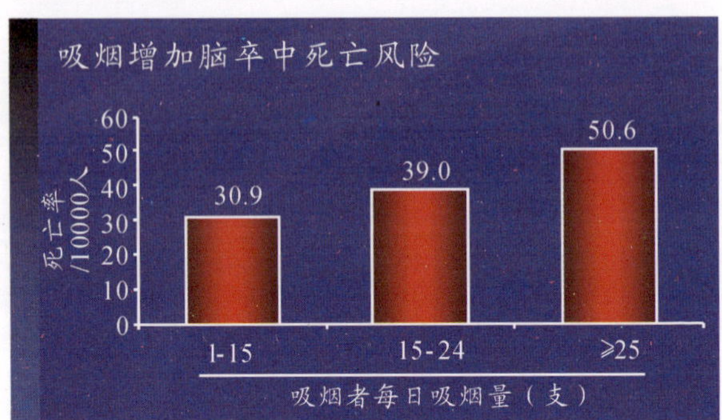

而对脑组织产生明显损害。另外，烟中的尼古丁能够刺激人体交感神经，使血管收缩、血压上升，增加脑血管意外的风险。脑血管意外的危险性与吸烟量以及持续时间相关，戒烟两年后脑血管疾病的危险性才会降低。

128. 吸烟可增加外周血管疾病危险吗？

吸烟使发生外周血管疾病(PVD)的时间早 10 年，使发生 PVD 的风险增加 10~16 倍，高于冠心病的发生风险。吸烟可增加以下 PVD 风险：无症状的 PVD、间歇性跛行、PVD 进展及因 PVD 并发症引起的截肢、股腘动脉旁路失败、血管术后死亡等等。

129. 吸烟会增加动脉瘤的危险吗？

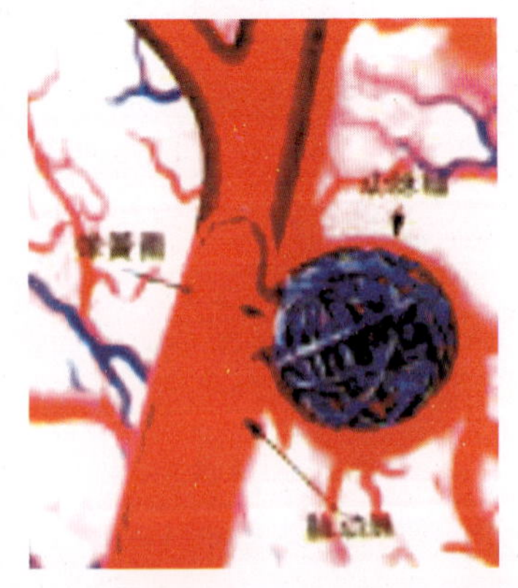

吸烟可增加动脉瘤破裂和蛛网膜下隙出血(SAH)的危险性。大量资料表明，SAH 在吸烟者中的相对危险度为 1.9 (1.5~2.3)，SAH 的发生几率为 3.3(2.9~4.3)。吸烟还可使动脉瘤破裂出血的时间提前，女性可提前 7~10 年，男性可提前 2~6 年。吸烟也可使术后血管痉挛的发生率升高(发生几率为4.7),相对危险度为1.2。吸烟者罹患致命的主动脉瘤的可能性约为从未吸烟者的4倍。

有脑动脉瘤家族史的人，最好戒烟，并使高血压得到有效控制。对24个家庭的研究发现,吸烟和有高血压的家庭成员,更容易得动脉瘤,而且女性比男性更容易患动脉瘤。因此,吸烟、高血压和女性是动脉瘤的三大危险因素。

130. 吸烟可影响哪些药物的作用?

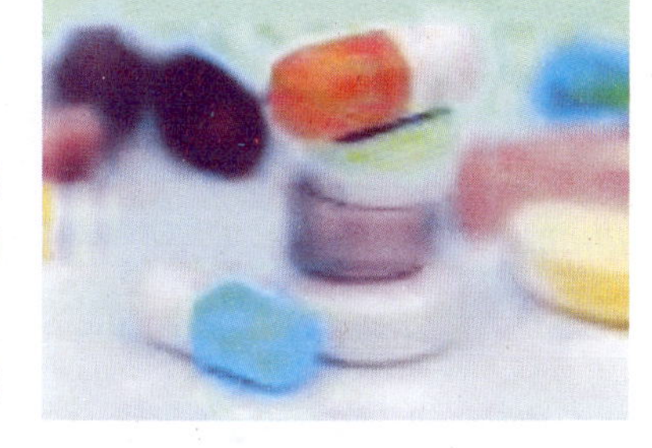

(1) 吸烟可使去痛片在体内代谢加快,清除率明显上升,药效降低。

(2)安定、硝基安定、利眠宁、氯丙嗪(冬眠灵片)的作用可因吸烟而减弱或失效。

(3) 吸烟可使利多卡因代谢率明显提高,作用时间缩短。口腔科医师发现,用利多卡因麻醉,吸烟者效果差,拔牙疼痛率高。

(4)吸烟能使速尿的利尿作用降低。

(5)吸烟可使维生素C的血浓度下降30%,并需要更大剂量才能补充每日失去的维生素C。

(6)吸烟可使普萘洛尔在血液中的浓度降低,疗效下降。

(7)吸烟可使体内儿茶酚胺增加、心率加快、心肌耗氧量增加,可引起心肌缺血,使心绞痛发作次数增多,此时使用硝酸甘油等也不能有效控制心绞痛症状。

(8)吸烟可增加口服避孕药对心血管的损害,不吸烟的妇女心肌梗死率远远低于吸烟者。因此,国外规定吸烟者应改用其他避孕措施。

病人一般都知道服药期间应忌食生冷、辛辣、油腻的食物,却不知道还应忌烟。在服药后半小时内吸烟，药物到达血液的有效成分只有 1.2%~1.8%，而不吸烟者药物到达血液的有效成分可达 21%~24%。这是因为烟碱可增加肝脏酶的活性，从而加速药物的降解，使血液中药物的有效成分降低。

131. 吸烟对外科手术有何影响？

吸烟可从多方面影响手术效果，甚至会使某些精细手术（如冠脉搭桥、脑血管搭桥术）前功尽弃。英国学者发现，吸烟可使肝内某些与药物代谢有关的酶发生异常改变而影响手术效果。一位麻醉专家在研究中观察到，吸烟患者术中麻醉药的用量，比不吸烟者常需增加 1/5~1/6，且麻醉的深度还远不如后者，术后镇痛药对嗜烟者的疗效也不如后者好。

术中止血是一项重要的保障手术成功的措施。长期吸烟者，其毛细血管变脆、变硬。嗜烟者还可干扰止血药作用的正常发挥。所以，嗜烟者的手术常会因出血较多、止血较难、手术视野模糊等而影响手术的疗效。另外，吸烟还会影响伤口的愈合。吸烟者的伤口既可因手术后出血、渗血而导致伤口愈合缓慢，也可因吸烟使全身细小血管痉挛、硬化、狭窄而影响伤口细胞与组织的再生，造成伤口新生组织增生不良而影响伤口的愈合质量。

132. 被动吸烟如何致病？

(1)对免疫系统的危害及致癌机制：①烟雾中的颗粒刺激吞噬细胞，产生自由基，损伤细胞内的基因和膜脂蛋白，促使疾病或肿瘤的发生；②烟雾中的冷凝物（主要为尼古丁和焦油）能

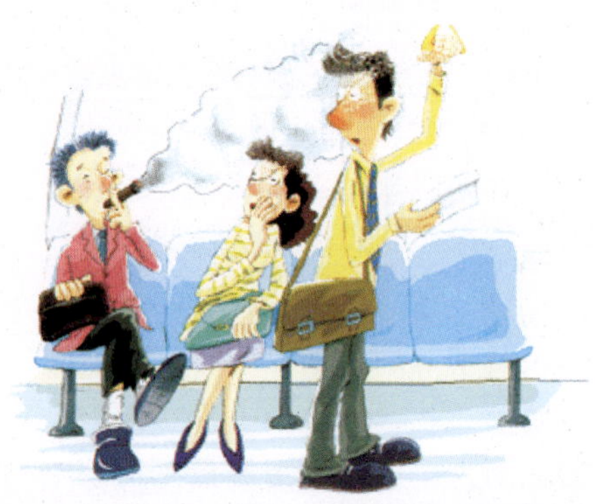

抑制吞噬细胞的功能，使机体非特异性免疫功能下降，促使呼吸系统疾病和肿瘤的发生；③烟焦油可激活致癌代谢酶(AHH)，使致癌物损伤染色体 DNA，烟焦油也可直接损伤染色体 DNA 导致细胞突变，使肿瘤发生；④吸烟可致细胞免疫活性下降，促使免疫监视功能减弱或丧失，最终导致肿瘤发生。

(2)对心血管系统的危害及作用机制：①减少血红蛋白的携氧，并使心肌利用氧的能力下降，其表现是被动吸烟者的运动能力下降；②促进血小板的聚集和血栓形成，损伤冠状动脉并加速动脉粥样硬化的发生和发展；③可明显增加血液中无核内皮细胞残骸的数量，其残骸的出现是血管内皮细胞受损、动脉粥样硬化过程启动的标志之一；④致血脂代谢紊乱，血液中保护性血脂成分高密度脂蛋白水平下降，总胆固醇水平升高，加速动脉硬化的进程。

(3)其他方面的研究还涉及香烟烟雾对不吸烟者眼、耳、鼻及呼吸系统的刺激和功能影响；对儿童及成人认知、智力及心理反应的影响；对妇女妊娠和胎儿发育及致畸的作用等等。

133. 被动吸烟会增加冠心病风险吗？

流行病学调查结果表明，被动吸烟对冠心病的发病有十分重要的作用。18 个有关被动吸烟和冠心病的相关性研究发现，与被动吸烟有关的冠心病相对危险度均大于 1，其中 7 个研究有统计学显著性差异。1998 年英国烟草与健康科学委员会认为，被动吸烟不仅能提高心脏病的发病危险，而且是导致心血管疾病和死亡的主要的可预防的原因。此外，一项有关男性在家中吸烟令伴侣增加患冠心病的对

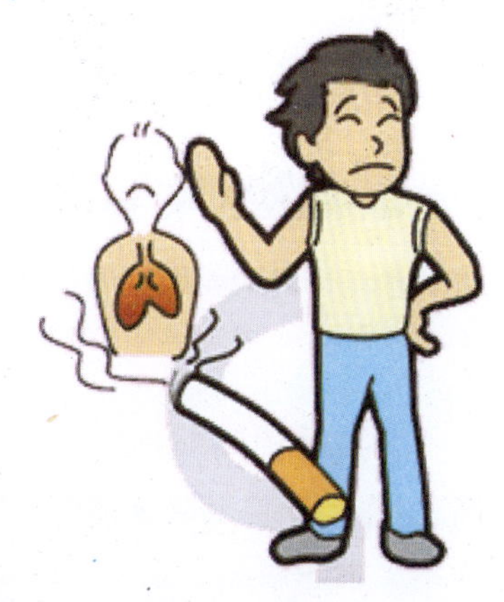

照研究显示，如果女性长期在家里吸入二手烟，患冠心病的风险比其他人多1.6倍。丈夫在家中吸烟的时间越多，伴侣患冠心病的机会也越高。如果丈夫每天在家里吸烟超过一包，伴侣患冠心病的风险可提高3.9倍，而丈夫持续在家里吸烟超过10年，伴侣患冠心病的风险则增加3.6倍。

134. 被动吸烟会增加急性心梗风险吗？

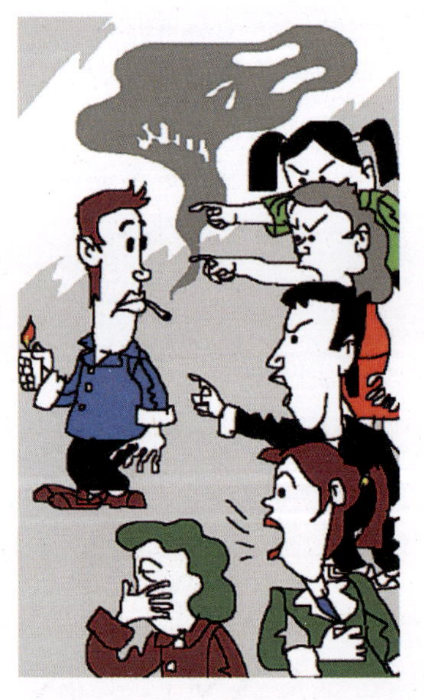

有学者对2172例出院的急性冠综合征(ACS)患者进行回顾性分析，847例不吸烟者中，246例患者平均每天被动吸烟30分钟或每周被动吸烟3天。研究发现，被动吸烟者肌钙蛋白I(TnI)水平增加，其发生急性心梗的可能性是不稳定型心绞痛的4.6倍。此外，与没有被动吸烟者相比，被动吸烟的ACS患者出院后30天内再发心脏事件(死亡或再入院)的危险增加25%。也就是说，25%的ACS患者出院后再发的心脏事件与被动吸烟有关。还有研究显示，吸烟剂量与ACS发作有关。因此，应建议ACS患者避免被动吸烟。

135. 被动吸烟可诱发心绞痛吗？

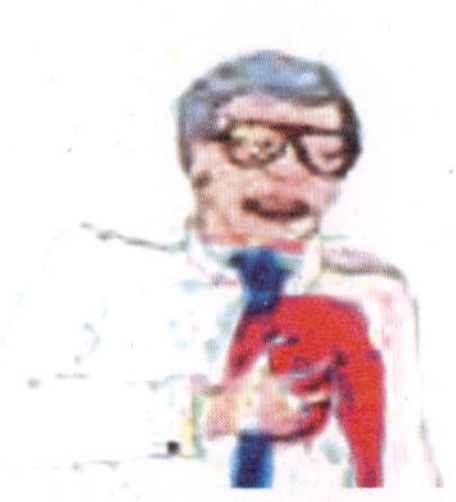

被动吸烟同样可以诱发和加重心绞痛。大量的研究和临床观察已经表明，长期滞留于香烟烟雾环境中，也就是长期被动吸烟者，其心绞痛的发生率明显高于无被

动吸烟者。动物试验也证明,长期在香烟烟雾中生存的动物,其动脉粥样硬化的发生明显加快,程度也较重,冠状动脉粥样硬化是冠心病心绞痛的最根本原因,因此,被动吸烟者心绞痛发生风险较不吸烟者显著增加。

136. 被动吸烟可引起维生素 C 缺乏吗?

父母吸烟会使自己孩子体内具有抗氧化作用的维生素 C 水平下降。研究发现,与那些非吸烟父母的孩子相比,被动吸烟会造成儿童血液内的维生素浓度下降。因此,被动吸烟儿童应该更多食用富含维生素 C 的食物,如柑橘类水果、草莓、橄榄和马铃薯等,或者额外补充维生素 C。父母或将要做父母的人则应该戒烟。

137. 被动吸烟可诱发哮喘吗?

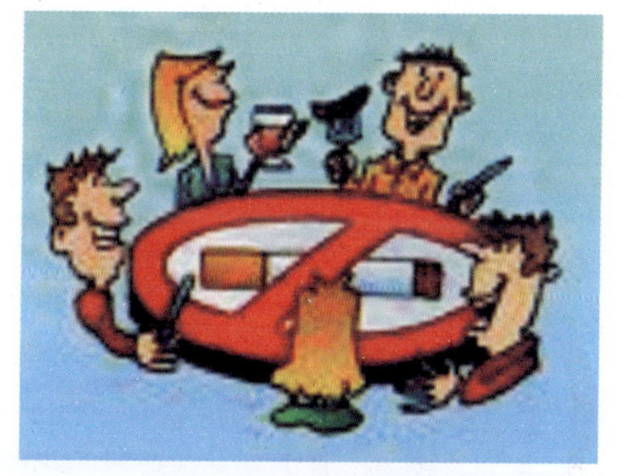

被动吸烟已被证实可导致儿童肺功能下降和气道高反应性。大约 7.5% 的儿童哮喘或有喘息症状的下呼吸道疾病是由患儿母亲吸烟引起。来自美国波士顿和芬兰库奥皮奥省的研究者通过调查芬兰的在校儿童,以明确被动吸烟(ETS)与最大呼气流速(PEFR)、支气管扩张剂的使用以及呼吸道症状的关系。调查结果显示,与无被动吸烟者比较,家庭内被动吸烟者的早晨 PEFR 下降了 43.9L/min。同一患儿,被动吸烟使 PEFR 比被动吸烟前下降了 41.9L/min。同样,有家庭被动吸烟的哮喘患儿晚间的 PEFR 亦较低。此外,研究者还发现,PEFR 下降幅度随被动吸烟时间和剂量的增加而增大。研究者认为，被动吸烟可使哮喘患儿 PEFR 下降、症状加重及支气管扩张剂使用增加。被动吸烟对 PEFR 的影响主要是慢性的，但每天被动吸烟的变化亦影响患儿的症状、支气管扩张剂的使用和 PEFR，提示被动吸烟也有急性影响。因此，防止被动吸烟对哮喘患儿的健康非常重要。

138. 被动吸烟可引起打鼾吗？

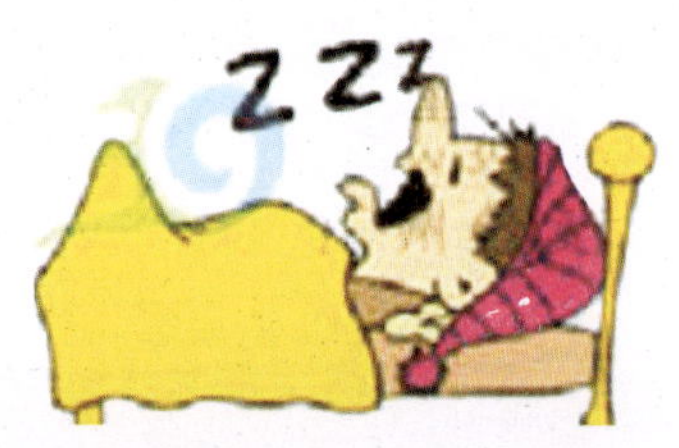

《美国呼吸及危症处理》杂志公布的一项研究结果显示，吸烟者以及被动吸烟者，都比其他人更有可能睡觉时打鼾。主要原因可能有以下三方面：(1)吸烟以及被动吸烟会导致上呼吸道过敏，产生炎症反应；(2)夜间睡眠时会发生日间吸入的尼古丁持续释放；(3)尼古丁的毒性会对上呼吸道肌肉组织的神经细胞造成损害。

139. 吸烟对机体身心健康还可产生哪些负面效应？

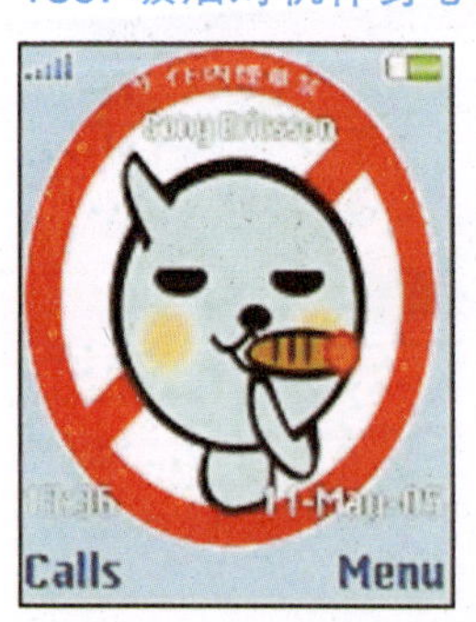

心理学家们通过调查发现，长期吸烟可使人的注意力的稳定性受到影响，使人反应迟钝，双手不稳定，动作不准确；还可使人的听觉敏感性降低，过早失聪。有的吸烟者视力还会变得模糊。不少人错误认为，吸烟可以提神、消除疲劳、解除烦恼、触发灵感。对此，心理学家们曾做过许多实验研究，充分证明吸烟不但没有好处，而且严重影响人的智力，使记忆力、想象力、辨别能力都受到损害，从而降低了工作和学习的效率。

为什么吸烟会严重危害人的智力呢？因为人的心理活动，包括智力活动,都是人脑的高级神经活动,它是通过大脑皮质的活动来实现的,而香烟中的尼古丁吸入人体后,可以刺激自主神经系统,引起血管痉挛,使胃液的酸碱度改变等,更重要的是影响大脑皮质的神经活动,使人的智力减退。

140. 吸烟会降低人的智商吗?

苏格兰阿伯丁大学的科学家进行了吸烟对智力影响的研究。他们调查了 465 名年龄为 64 岁的志愿者, 其中约一半人是嗜烟者,让每名志愿者做一套测试题以评估他们的智商和记忆力。然后科学家将参试者的结果与保存在档案中 1947 年进行的类似测试结果进行比较,进行了为期 11 年的随访调查。结果表明,嗜烟者的全部测试题结果和准确率均“落后”于不吸烟者;吸烟者的逻辑思维能力、记忆和再现信息能力大大降低。排除了社会地位、教育水平、工作性质、饮酒等其他干扰因素的影响后,上述各项能力仍然降低了几倍。

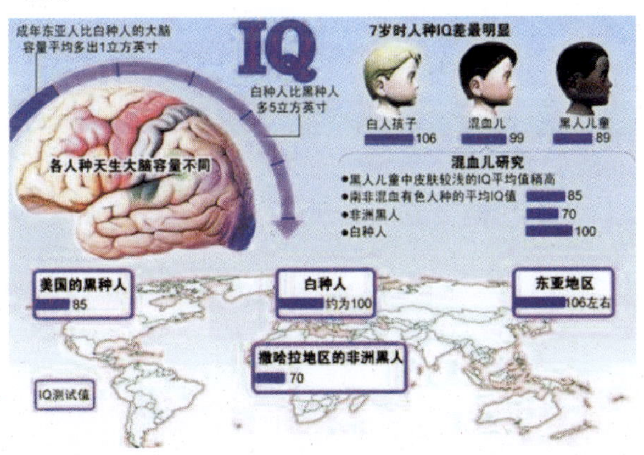

科学家暂时还不能说明吸烟影响大脑工作的机制, 但提出了一种最可信的假设,在尼古丁和香烟焦油的作用下,神经细胞会变得对自由基更敏感, 自由基是在氧化还原过程中形成的有毒化合

物。此外,吸烟本身还会增加体内的自由基含量,同时还会增大脑细胞受损的风险。

141. 吸烟可增加老年人罹患抑郁症的风险吗?

香港大学的一项研究发现，吸烟老年人出现抑郁症状的机会比不吸烟者要高出 50%，其中男性持续吸烟者的风险更比从不吸烟者高出 62%。这可能是由于尼古丁影响神经系统,进而导致情绪失调。

烟草依赖篇

142. 什么是烟草依赖？

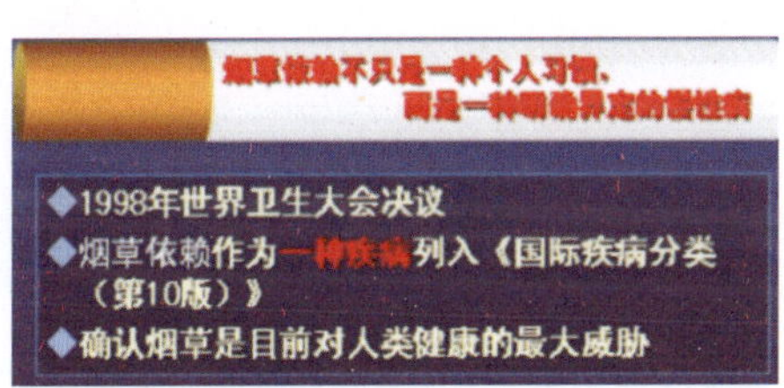

许多资料显示，即使接受最有效的戒烟治疗,4个吸烟者中也只有1个能长期戒烟。究其原因,是因为烟草依赖是一种慢性、高复发性疾病。世界卫生组织(WHO)已将烟草依赖列入国际疾病行列(分类为ICD-10,F17.2)之中,并确认烟草是目前对人类健康的最大威胁。烟草依赖的实质是尼古丁依赖,特点为无法控制的尼古丁觅求冲动以及强迫性地、连续性地使用尼古丁,以体验其带来的欣快感和愉悦感,并避免可能产生的戒断症状。

143. 为什么说烟草依赖是一种慢性成瘾性疾病？

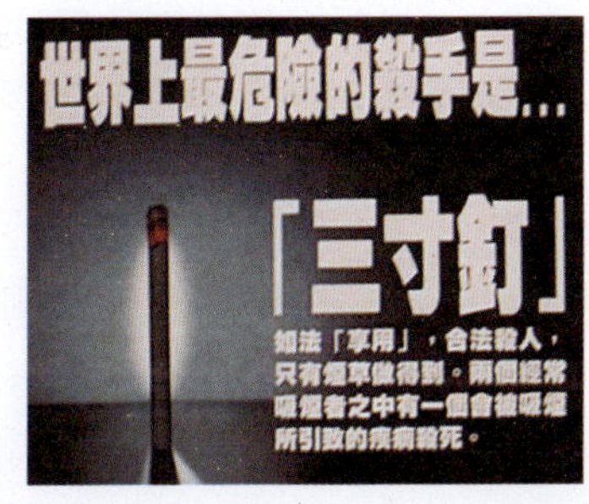

烟草依赖具有成瘾性疾病的全部特征,包括:(1)有一种不可抗拒的力量强制性地驱使人们使用该药物，并不择手段地去获得它;(2)有加大剂量的趋势;(3)对该物

的效应产生精神依赖并一般都产生躯体依赖；(4)对个人和社会都产生危害。

烟草依赖是一种慢性高复发性疾病。只有少数吸烟者第一次戒烟时完全戒掉，大多数吸烟者均有戒烟后复吸的经历，需要多次努力才能最终戒烟。

144.烟草成瘾性的形成过程如何？

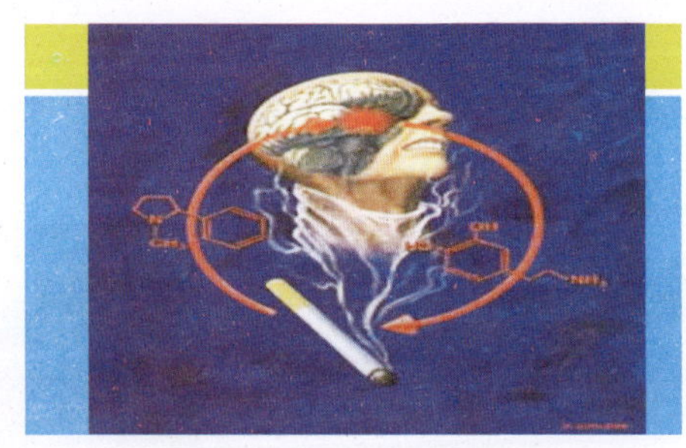

烟草引起成瘾性的主要物质为尼古丁。尼古丁是1828年首次从烟草中提取出的一种生物碱。近来发现，某些植物尤其是茄科植物也可合成尼古丁。尼古丁极易由口腔、胃肠、呼吸道黏膜吸收。吸入的尼古丁90%在肺部吸收，其中1/4在几秒钟内即进入大脑。尼古丁对人体最显著的作用是对交感神经的影响，可引起呼吸兴奋、血压升高；可使吸烟者自觉喜悦、敏捷、脑力增强、焦虑减轻和食欲抑制。大剂量尼古丁可对自主神经、骨骼肌运动终板胆碱能受体及中枢神经系统产生抑制作用，导致呼吸肌麻痹、意识障碍等。长期吸入可导致机体活力下降，记忆力减退，工作效率低下，甚至造成多种器官受累的综合病变。

尼古丁的最大危害就在于成瘾性，吸烟者一旦成瘾，每30~40分钟就需要吸一支烟，以维持大脑尼古丁的稳定水平，当达不到这一水平时，吸烟者就会感到烦躁、不适、恶心、头痛，渴望补充尼古丁。

145. 产生烟草依赖的原因有哪些？

烟草依赖产生的原因与社会环境、心理因素和遗传因素有着密切的关系，而且互为因果。

(1)社会因素方面：烟草制成卷烟以后，成为一种容易获得的消费品。烟草价格便宜，亦成为烟草滥用的重要原因。生活在父母吸烟家庭中的孩子，长大后吸烟率高于不吸烟家庭的子女。吸烟同伴的影响和社会压力，使缺乏自信和生活能力的青少年容易成为吸烟者，把吸烟和独立使用成瘾物质当作成熟的标志。

(2)心理因素方面：研究发现，吸烟者外向性格居多，且外向程度与吸烟量成正比；有神经质倾向的个体吸烟率较高。

(3)烟草依赖还与遗传因素有关，吸烟开始、持续、依赖、吸烟量以及戒烟行为均受遗传因素的影响。

146.引起烟草成瘾的基因有哪些？

美国密歇根大学的研究人员称已经找到一种基因，它通常会让那些首次尝试抽烟的人产生一种“飘飘然的感觉”，从而使人很易上瘾，而且这种基因有可能增加吸烟者患肺癌的可能性。研究发现，这种容易导致人吸烟成瘾的基因叫 CHRNA5 基因，该基因会影响机体对尼古丁的吸收。实验研究发现，基因会进行变异，带有变异 CHRNA5 基因的实验鼠所吸收的尼古丁量明显高于正常

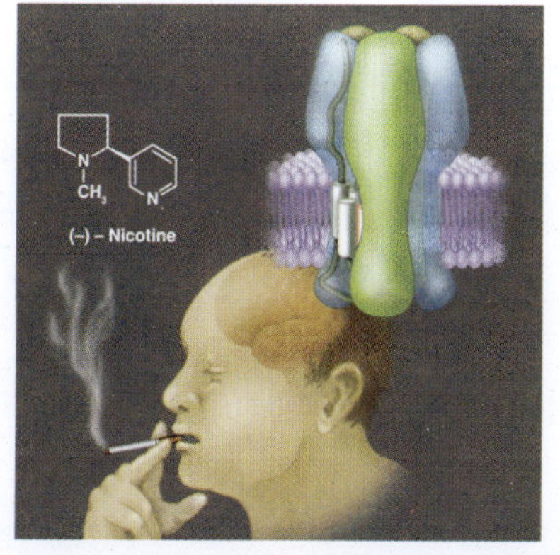

实验鼠。此外,CHRNA5基因还可参与乙酰胆碱(Acetylcholine)受体蛋白的合成,而乙酰胆碱是产生欣快感的主要神经传导物质,它同时也影响机体的学习与记忆能力、睡眠、肌肉运动、心率和血压等。研究人员发现,尼古丁的构成与乙酰胆碱高度相似,很可能与相同的受体蛋白结合发生作用,神经系统在吸收尼古丁后,也会产生和吸收乙酰胆碱相似的欣快感。在CHRNA5基因发生变异后,机体产生的乙酰胆碱受体蛋白更易于和尼古丁结合,这可促使机体吸收更多的尼古丁而不对神经系统产生副作用;对于人类,这会使人体易于对尼古丁产生依赖性,也就是烟瘾。

147. 治疗烟草依赖的重点是什么?

对烟草依赖的治疗是一个长期过程，在这个过程中应强调心理支持的重要性。对所有就诊患者,尤其对于那些已经出现呼吸系统疾病或心脏病症状的患者应强调烟草使用的危害。烟草导致的特异性症状与未来患病危险相比,更能激发吸烟者改变其行为。在提供帮助时,医师应该关注患者担心的和其提及的所有问题。例如,许多长期吸烟者都想知道,自己才开始戒烟,是不是为时已晚。医师应该强调,戒烟对任何年龄的人,甚至对多年的吸烟者或已诊断出患有吸烟相关疾病的人均有益,甚至可延长生命。医师应告知患者,通过药物疗法可减轻尼古丁戒断的表现,药物治疗失败必须排除药物使用不正确或药量不够的因素。

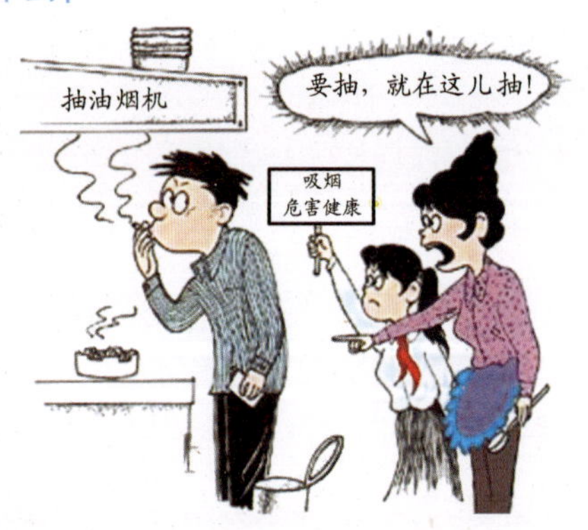

找出过去戒烟失败的原因,如先前的尼古丁戒断症状、强烈的尼古丁依赖等。如果缺乏戒烟的社会支持,或对成功戒烟缺乏信心,

戒烟门诊可能使之受益。医务人员应与患者讨论其治疗偏好,从而确定其戒烟方案。对于愿意尝试戒烟的吸烟者,临床上推荐采用药物治疗与心理咨询相结合的方法。

148. 烟草依赖的药物治疗有哪些?

在世界卫生组织(WHO)建议使用的戒烟辅助药物中,一线药物包括尼古丁替代疗法(nicotine replacement therapy,NRT)类产品(如尼古丁贴片、咀嚼片、鼻喷剂、吸入剂、舌下含片)和盐酸安非他酮。二线药物是指在一线药物无效时临床医生可选用的药物,包括可乐定和去甲替林。

149. 什么是尼古丁依赖?

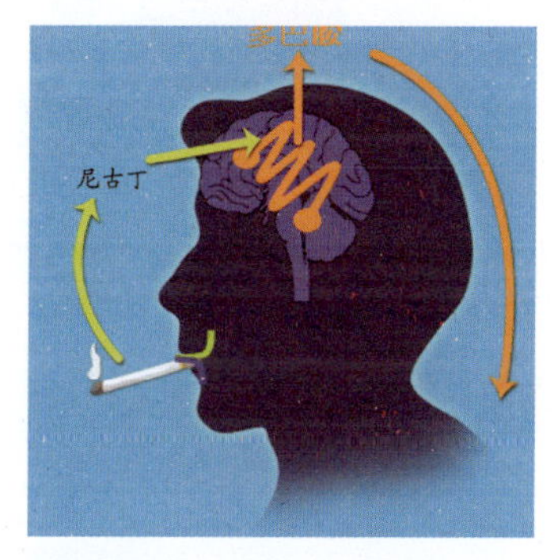

尼古丁依赖又称尼古丁成瘾,吸烟成瘾的实质就是尼古丁依赖。尼古丁依赖包括躯体依赖和精神依赖。(1)躯体依赖,又称生理依赖。反复使用具有依赖特性的药物后,一旦停止用药,将发生一系列具有特征性的、令人难以忍受的症状与体征。(2)精神依赖,又称心理依赖,俗称“心瘾”。表现为对药物的强烈渴求。

150. 尼古丁依赖的症状有哪些?

尼古丁依赖症状包括:(1)躯体依赖症状:即戒断综合征,如烦躁不安、易怒、焦虑、情绪低落、注意力不集中、失眠、心率降低、食欲增加等;(2)精神依赖症状:表现为对药物的强烈渴求用药后出现欣快感和松弛宁静感,可以满足心理需要,停药后会产生难以忍受的痛苦和折磨,只得继续使用药物;(3)行为表现:强迫性地、连续或定期使用该物。

151. 尼古丁成瘾分几期?

尼古丁成瘾分三期:(1) 社会性药物获得和急性强化效应阶段;(2)逐步增强的强迫性药物使用阶段;(3)依赖阶段。成瘾性存在一螺旋式恶性循环，形成这一恶性循环的三个要素是先占观念—预期、过量用药—沉醉、戒断—负性情感,该循环以螺旋形式上升,随着体验的重复,各方面反应升级,最终导致成瘾状态。

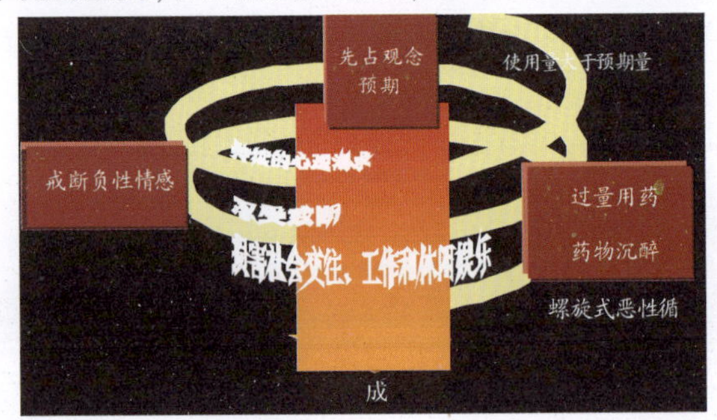

152. 如何对尼古丁依赖进行评分?

尼古丁依赖评分见下表。

Fagerström 尼古丁依赖性评分表

评估内容	0 分	1 分	2 分	3 分
您早晨醒来后多长时间吸第一支烟?	>60 分钟	31~60 分钟	6~30 分钟	≤5 分钟
您是否在许多禁烟场所很难控制吸烟的需求	否	是		
您认为哪一支烟您最不愿意放弃?	其他时间	早晨第一支		
您每天抽多少支卷烟?	≤10 支	11~20 支	21~30 支	>30 支
您早晨醒来后第一个小时是否比其他时间吸烟多?	否	是		
您卧病在床时仍旧吸烟吗?	否	是		

注:积分 0~3 分为轻度依赖;4~6 分为中度依赖;≥7 分提示高度依赖

153. 什么是判定尼古丁依赖的 DSM-IV-TR 标准？

第五版《精神疾病诊断与统计手册》(The Diagnostic and Statistical Manual of Mental Disorders,DSM-IV-TR)中尼古丁依赖的具体诊断标准是:1 年中出现下列 3 种或更多症状:(1) 尼古丁的效应不断减弱,增加吸烟量,以获得相同的效应;(2)戒烟后出现戒断症状;(3)尽量减少吸烟量但对吸烟渴望依然;(4)很多时间花在吸烟和买烟上;(5)为了吸烟延迟社交、工作和娱乐;(6)健康受到威胁,但照吸不误。

154. 尼古丁依赖的发病机制是什么？

在中枢神经系统,尼古丁主要与位于腹侧核 (VTA)的包含尼古丁乙酰胆碱受体的 $\alpha_4\beta_2$ 亚单位结合。尼古丁在 VTA 与 $\alpha_4\beta_2$ 受体结合, 在伏核(nAcc) 产生多巴胺,后者与奖赏有关。尼古丁引发的奖赏效应依赖于中脑边缘系统多巴胺介导的信号传导。对于尼古丁依赖的患者,对药物持续的渴望是由于需要更高的多巴胺浓度。

155. 什么是尼古丁成瘾环？

尼古丁成瘾环见下图。

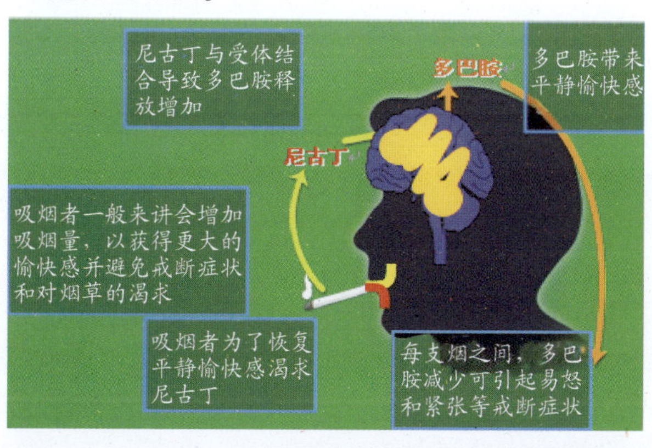

156. 环境刺激在尼古丁依赖形成过程中的作用如何？

与吸烟相关的环境刺激在强化尼古丁依赖方面有明显作用，尼古丁以外的刺激对于激发和维持吸烟行为非常重要。此外，在尼古丁依赖中，相对于药理作用，环境刺激所起作用在男女间存在性别差异。

戒烟篇

157.戒烟可产生哪些机体变化？

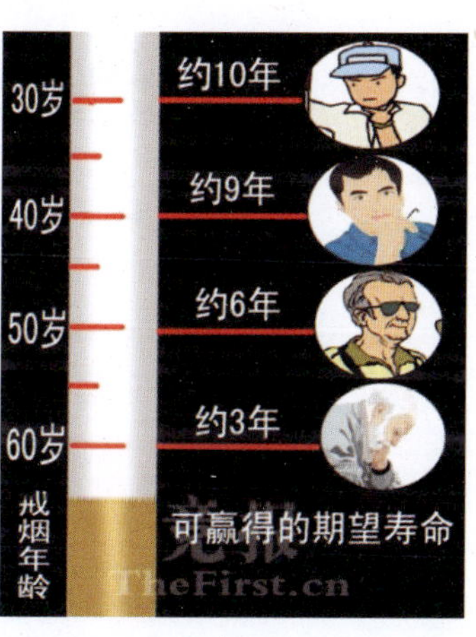

研究发现，吸烟者在戒烟后其体内器官会发生一系列有益的变化，包括：

20 分钟内：血压降到标准水平；脉搏降到正常范围；上下肢的温度升到标准体温。

8 小时内：血液中一氧化碳的含量降到正常水平；血液中氧的含量增至正常水平。

24 小时内：心肌梗死危险性降低。

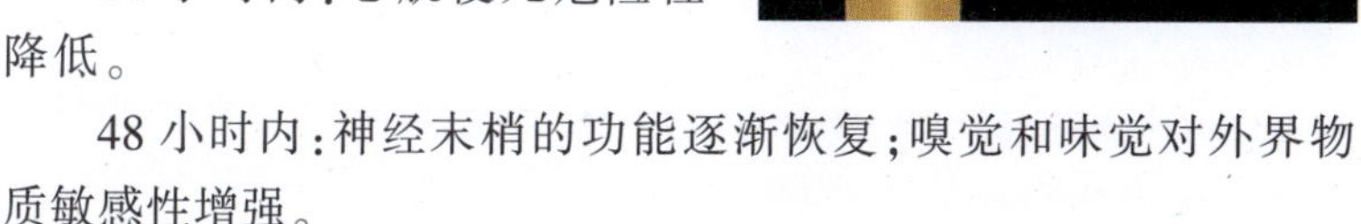

48 小时内：神经末梢的功能逐渐恢复；嗅觉和味觉对外界物质敏感性增强。

72 小时内：支气管不再痉挛，呼吸舒畅，肺活量增加。

2 周~1 个月：血液循环稳定；走路稳而轻；肺功能改善 30%。

1~9 个月：咳嗽、鼻窦充血、疲劳、气促等症状减轻；气管和支气管的黏膜上出现新的纤毛，处理黏液的功能增强；痰减少，肺部较干净，感染机会减少，身体的能量储备提高；体重可增加 2~3 公斤。

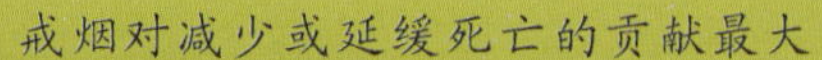

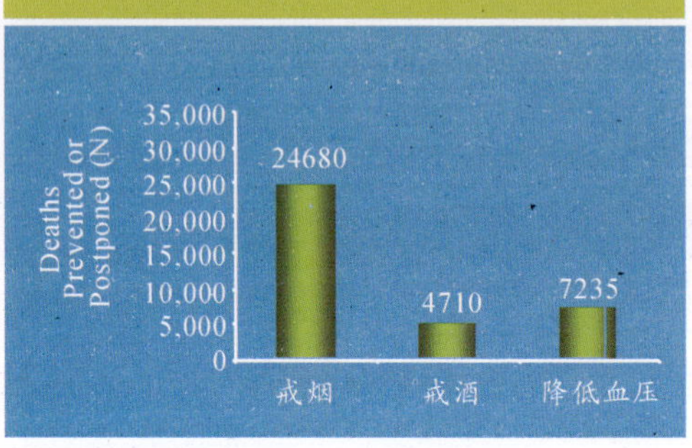

1 年内：冠状动脉粥样硬化的危险减至吸烟者的一半。

5 年内：比一般吸烟者(每天一包)的肺癌死亡率下降，即由 1.37%降至 0.72%，或接近于不吸烟者的死亡率；口腔、呼吸道、食管癌的发生率降到吸烟者发病率的一半；心肌梗死的发病率几乎降到非吸烟者的水平。

10 年内：癌前细胞被健康的细胞代替，肺癌的发生率降至非吸烟者的水平；口腔、呼吸道、食管、膀胱、肾脏、胰腺的癌症发病率明显下降。

15 年内：冠状动脉粥样硬化的危险与不吸烟者相同。

因此，任何时间戒烟都不算迟，而且最好在出现严重健康损害之前戒烟。英国医生的研究表明：吸烟者如能在 35 岁以前戒烟，则死于烟草相关疾病的危险性明显下降，几乎与不吸烟者相近。

158.戒烟后会给人体带来哪些好处？

(1)即刻效果：最初戒烟的 12 小时内，身体开始有好的反应。体内一氧化碳和尼古丁的水平在迅速下降，由于吸烟而损害的心脏和肺组织开始修复。在刚开始戒烟的几天里，身体会出现一些显著变化：味觉和嗅觉都将恢复；消化系统也恢复到正常状态；感到有活力，头脑清醒，精力充沛；呼吸变得顺畅，爬山或登楼梯也不感到眩晕或气促。

(2)系统恢复：当身体开始自我修复时，可能会因戒断症状的出现而感到很难受，如牙龈或舌疼痛、体重增加、经常会感到急躁和情绪易激动等。

(3)长期的好处:如果已经戒烟,可以节省以前在吸烟上所花费的时间和金钱,会获得更多的自由时间。同时,也因为戒烟而延长了寿命,因为戒烟可以显著降低罹患心脏病、慢性支气管炎、肺气肿和癌症的危险。

159.戒烟能减少癌症的发生吗?

答案是肯定的。(1)日本肿瘤流行病学的调查材料显示:戒烟5年后,肺癌的危险性比原来减少1/2;戒烟10年者,肺癌的危险性与不吸烟者几乎相等。(2)1961—1965年英国有吸烟嗜好的医师半数已戒除,与1953—1957年未戒烟这两个时期对比,医师死于慢性阻塞性肺病的患者下降了24%,死于肺癌者下降了38%。

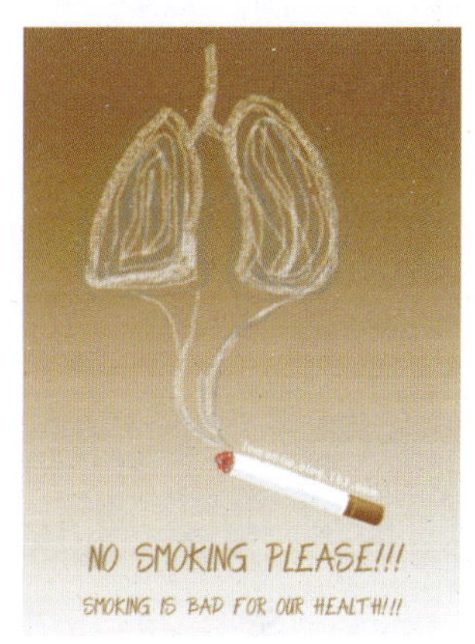

有人已经吸烟多年,如果再戒烟是不是能减少患癌的几率呢?回答也是肯定的。英国过去一度是肺癌死亡率最高的国家,但因目前已有650万人戒烟成功,结果肺癌死亡人数也出现了50年来首次下降。日本的胃癌特别是贲门癌的发病率近年来在逐渐下降,据认为与戒烟的人增多有一定关系。调查发现,每天吸烟25支以上者,肺癌死亡率比不吸烟者几乎大20倍,但戒烟后,随着时间的进一步延长,患癌症的几率和死亡率越来越小,如戒烟少于10年的人,肺癌的死亡率比不吸烟者减少8倍;戒烟在10年以上者,因肺癌死亡的几率更加减少,仅为不吸烟者的5倍;戒烟20年以上者,肺癌死亡率达到与正常人相近的水平。戒烟10~15年以后,发生上消化道癌的危险与不吸烟的人相同。

160.戒烟可带来哪些心血管方面的获益？

戒烟可减少下列风险：卒中、重复冠脉搭桥术、心梗后反复发生冠脉事件、心梗后心律失常所致猝死、继发心血管疾病、冠脉搭桥术后血运重建术，并减少冠脉搭桥术后的死亡率、经皮冠脉成形术后死亡率、体内与心血管疾病进展相关的炎症标志分子水平下降（如C反应蛋白、白细胞水平、纤维蛋白原等）。

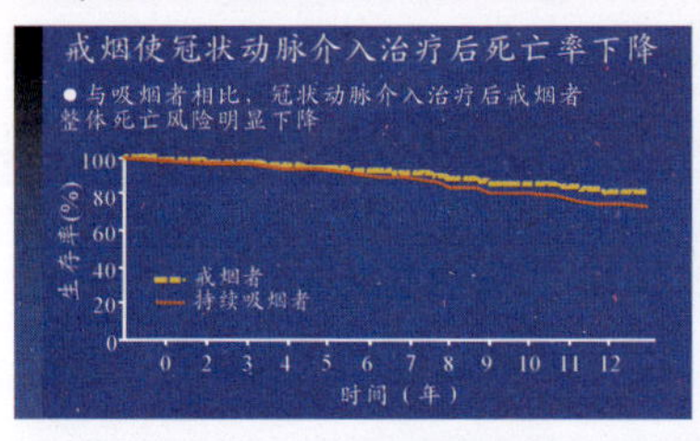

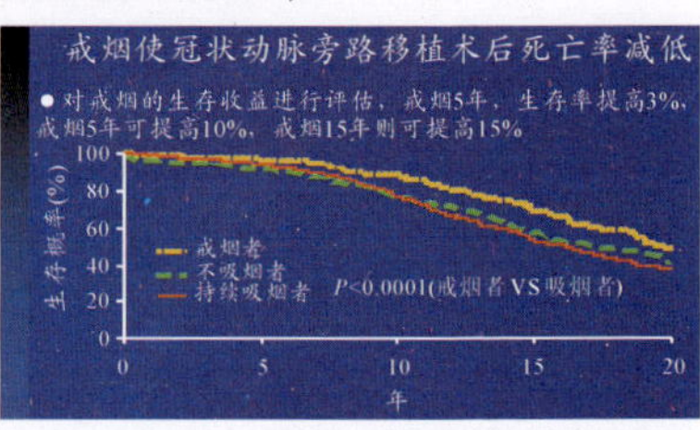

161.戒烟使心血管疾病获益的机制有哪些？

戒烟使心血管疾病获益的机制包括：(1)戒烟可使纤维蛋白原下降：长期吸烟者戒烟2周后，纤维蛋白原浓度和纤维蛋白原的合成速率均明显减低；(2)戒烟使白细胞计数明显降低，表明机体内炎症反应减弱；(3)戒烟后血小板聚集率下降，减少血栓形成的风险；(4)戒烟可改善脂蛋白构成，包括高密度脂蛋白升高、低密度脂蛋白降低；(5)其他，如戒烟后动脉顺应性及血流动力学改善。

162.为什么说戒烟是冠心病强效干预措施？

吸烟是冠心病的主要独立危险因素之一。在所有冠心病危险因素中，吸烟的重要性仅次于高龄。50年来的一系列研究证实，每天吸烟20支以上可使冠心病风险增加2~3倍。我国的研究数据也提示，吸烟是急性冠心病事件的独立危险因素，吸烟者发生急性冠心病事件的风险是不吸烟者的1.75倍。35~59岁人群中31.9%的缺血性心血管病与吸烟有关。

戒烟是降低心血管风险最经济的干预方式，因为戒烟药的成本与昂贵的降血压药、调脂药和抗血小板药比起来要便宜很多。美国国家预防委员会(NCCP)公布的居于前三位最有效的临床预防措施中,戒烟、阿司匹林以及儿童疫苗接种处于最重要的位置。

对冠心病来说,吸烟是促发冠心病和高血压的危险因素,而戒烟对保护心血管功能、防治心血管病有着十分重要的意义。戒烟与其他临床上冠心病的干预措施相比,属于强效干预措施,即戒烟有助于冠心病死亡率的降低,远好于其他干预措施,如他汀治疗、β阻滞剂、ACEI 等。

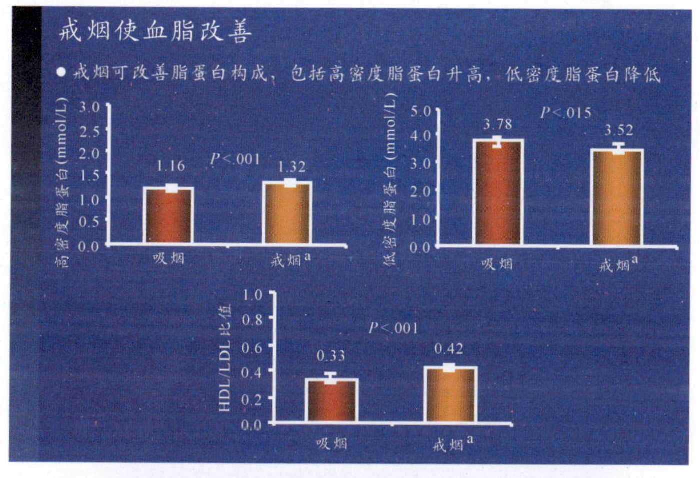

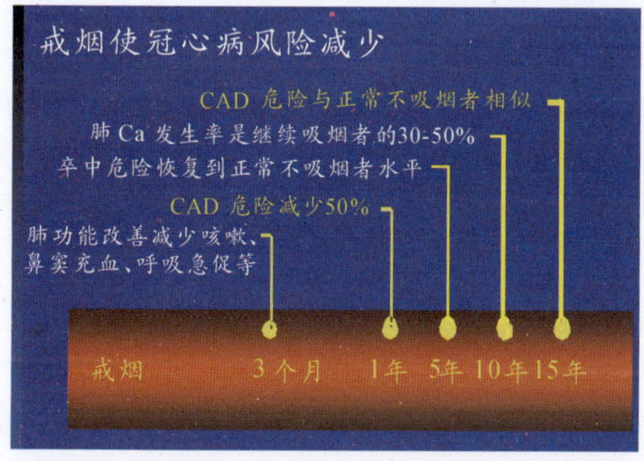

163.戒烟可使心梗患者得到哪些获益?

已发生过心肌梗死的病人戒烟后，可降低再次发生心肌梗死的风险。有学者对确诊为心肌梗死的119名病人首次作了发病后1个月至5年的观察,其中男90例,女29例,分为继续吸烟组和戒烟组。两组在年龄、总胆固醇、血压和体重等方面无明显差别。观察结果发现,男性继续吸烟组1年内死亡率是戒烟组的2.2倍,女性继续吸烟组是戒烟组的2.4倍；男性继续吸烟组5年后生存率为55.3%,男性戒烟组为79.5%;继续吸烟组再次发生心肌梗死者占36.6%,其中致命性的占92%,戒烟组再次发生心肌梗死者仅占18.7%,其中致命性的占62%。另有学者对520名心肌梗死病人作了调查,其中190人戒烟。结果显示,继续吸烟者的死亡率为13.7%,戒烟组为9.4%;其中吸雪茄烟的死亡率最高,占23.8%。戒烟可使心肌梗死病人5年死亡率减少50%以上。

从上可见,吸烟是再次发生心肌梗死的危险因素,因此戒烟对避免再次发生心肌梗死显然是有利的。

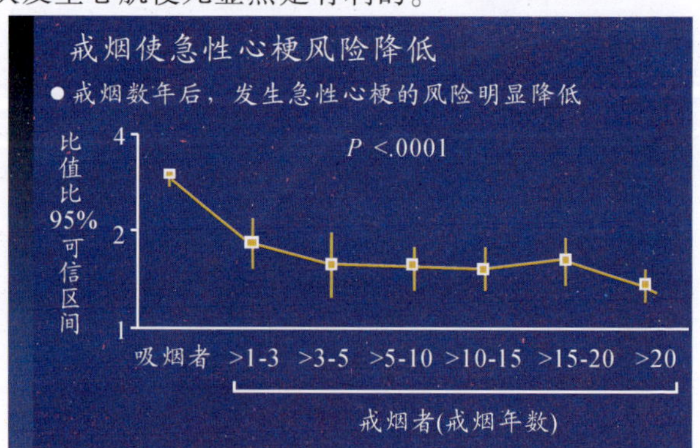

164.为什么说戒烟是一次行为矫正?

戒烟是一次综合的、多方面的行为矫正。首先,应分析和了解吸烟者的动机或原因,这是制订个体化戒烟方案的依据。吸烟者开始吸烟一般是受外界环境的影响，父母吸烟、朋友怂恿、社交中敬烟、青少年模仿及好奇心理等均成为吸烟的促发因素。一部分吸烟者由于日复一日、年复一年地重复吸烟这一动作，吸烟已成为吸烟者的一个习惯性行为，形成了条件反射，即吸烟习惯完全融入了日常生活和工作当中。因此，在戒烟中需特别注意对吸烟者的心理成瘾性进行矫正。使吸烟者产生心理快感的因素是烟草中的尼古丁，它是成瘾性物质，与吗啡、可卡因有相似的功效。

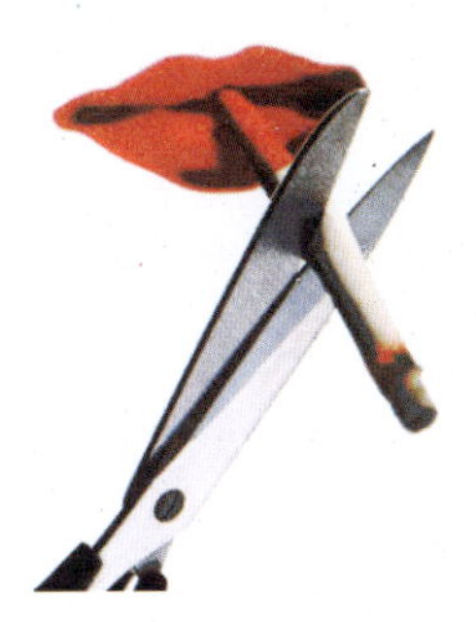

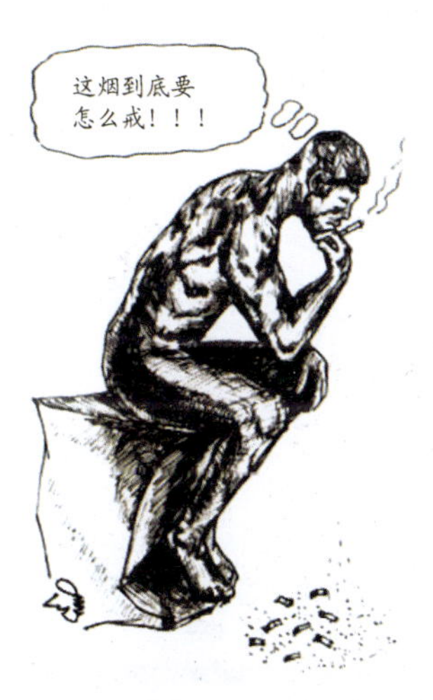

吸烟成瘾者对烟草有强烈的渴求，其本质即药物依赖性。在中枢神经系统的胆碱能神经元上存在尼古丁受体，吸烟时烟草中的尼古丁与尼古丁受体相结合，改变人体正常的生理状态，久而久之则受体水平（数目、敏感度）发生变化，形成尼古丁依赖。尼古丁成瘾性的另一方面表现是吸烟者戒烟后易于复吸，这与戒酒、戒毒后的情况类似。如果帮助吸烟者解除尼古丁的药理作用（药物成瘾性），则对于成功戒烟有重要意义。

165.戒烟的方法有哪些？

目前，国内外戒烟方法按其戒烟原理可分为五类：

（1）认知行为矫正法。通过电视、报纸、公益宣传等多种方式灌输“吸烟有害健康”的知识，并将其与吸烟者自身不愉快的经历结合在一起，使吸烟者真正产生与自己密切相关的恐惧感，导致并增强其在心理和情绪上的戒烟动力。众所周知,单用这种方式戒烟作用甚微,主观上对烟害的认识根本不能扭转成瘾后对香烟的向往。

(2)尼古丁替代法。是以非吸烟的方式向体内补充尼古丁,以满足吸烟者烟瘾的需要。通过逐步减少尼古丁补充量,达到最终戒烟的目的。如市场上的戒烟糖、戒烟口香糖、戒烟贴、戒烟膏药、鼻喷剂和吸入剂等。这种方法的特点是戒烟时间长,不易快速除瘾且费用高。

(3)非尼古丁类药物。目前国外应用可乐定(抗高血压药)、安非他酮(抗抑郁药)、抗焦虑药和尼古丁拮抗剂等进行戒烟。其机制是应用这些药物的中枢神经调控机制,改变吸烟者对香烟的感觉而戒烟,同时避免尼古丁替代剂的成瘾性。但应用该类药物戒烟尚缺乏充分的科学证据,在戒烟效果上也并不优于尼古丁替代剂,而且也存在一定的副作用。

(4)运动疗法和针灸疗法。通过调节神经系统来消除烟瘾,调节和改善脏腑功能。针灸戒烟是在戒烟者特殊穴位的皮肤里埋针,烟瘾发作时自己按摩穴位,刺激神经而产生戒烟作用。该方法无痛苦、无毒副作用,但戒烟人群的反应差异性较大,与戒烟毅力有关,且受医师技术水平影响较多。

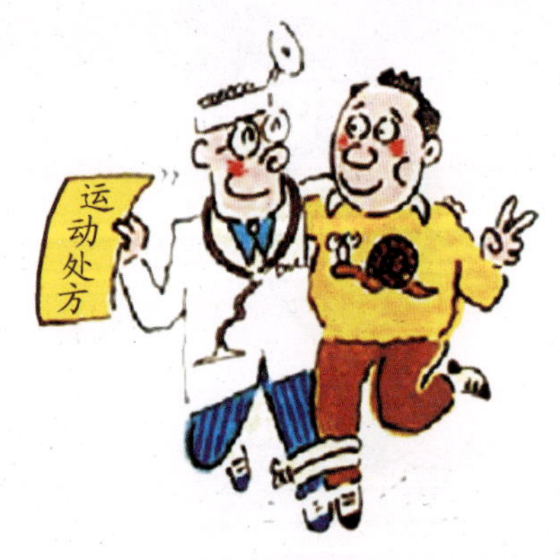

(5)药物治疗。通过药物作用,使神经系统对香烟气味产生敏感反应,对香烟感觉索然无味甚至恶心,产生强烈反感,从而不想吸烟。这类产品费用低,无痛苦,效果好,能即时戒烟,坚持一段时间可戒除烟瘾发作,达到彻底戒烟目的。属国内外最先进的戒烟方法之一,是有志戒烟者可靠的方法。

166.什么是尼古丁替代治疗(NRT)?

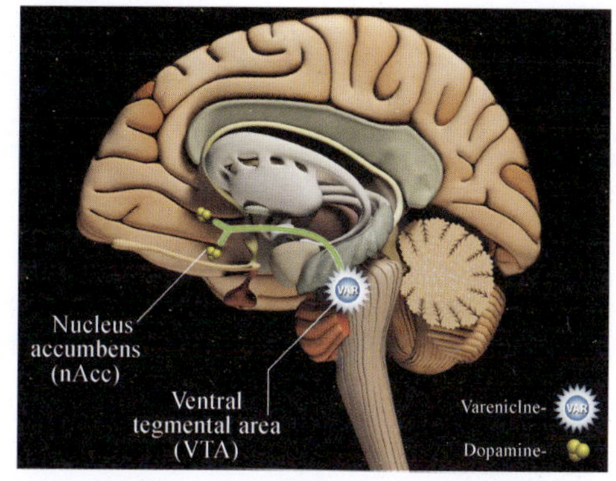

尼古丁替代治疗(nicotine replacement therapy,NRT)是指以非烟草的形式,提供部分原来从烟草中获得的尼古丁,而治疗量的尼古丁远远低于从烟草中的获得量,从而来降低吸烟的冲动、减轻戒断症状,以避免吸烟产生的有害物质对身体的毒害。包括尼古丁咀嚼片、尼古丁贴片、尼古丁含片等。

167.尼古丁替代治疗安全吗?

小鼠的体内外研究证实:尼古丁的代谢物可以转化为亚硝胺,可以促进小鼠的血管生成、肿瘤生长和动脉粥样硬化。但是,没有证据显示采用 NRT 疗法的人会发生同样的情况。目前,在美国和英国,有大量吸烟者使用 NRT 产品,明确证实了产品是安全的。NRT 具有极好的安全性,临床重大医疗事故的发生率很低,而且几乎没有使用禁忌证。使用 NRT 的最普遍的不良副作用是对使用处的局部影响,包括:口腔或咽喉炎、呃逆、消化不良、下颚疼痛(口香糖);皮肤刺激(贴片);口腔或咽喉刺激、咳嗽、鼻炎(吸入器);刺鼻、流泪(鼻喷剂)和口腔或咽喉刺激(舌下含片)。这些症状都是轻微短暂的。但是,孕妇使用尼古丁,其安全性有待于进一步观察。

长期 NRT 治疗无安全问题。心肌

梗死后近期(2周内)、严重心律失常、不稳定型心绞痛患者慎用。妊娠期吸烟者应鼓励其通过非药物方式戒烟。5种不同的NRT产品能否帮助怀孕期烟草依赖者戒烟尚无定论，对于哺乳期患者是否有效尚未评估。

168.尼古丁替代治疗会引起依赖吗?

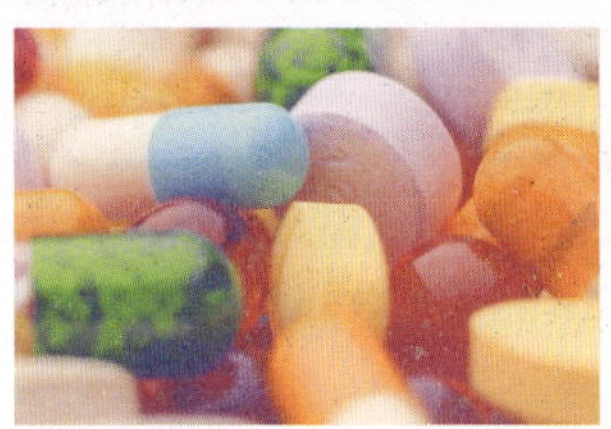

比起香烟,人们对NRT产品的依赖性较低。输送剂量和速度是决定是否会引起依赖的重要因素。NRT产品缓慢输送较少剂量的尼古丁，与香烟比较,该产品更不易成瘾。贴片可以缓慢释放出尼古丁,用药之后4~9小时内逐渐达到峰值;口香糖、吸入器和糖锭或micro-tab中的尼古丁在用药大约30分钟之后就能达到峰值;鼻喷剂中的尼古丁则在用药后10分钟内达到峰值。相比之下,每吸一口香烟,尼古丁在10秒之内就能到达大脑。少数NRT使用者有可能成为长期使用者,包括:约3%的自费购买贴片使用者在15周之后仍然使用；约43%的在戒烟一年后并收到免费鼻喷剂仍然会使用的人。但是,有证据显示:那些依赖NRT的使用者是烟瘾极大的吸烟者,如果不依赖NRT,他们仍然会付出更大的健康代价去吸烟。

169.尼古丁替代治疗产品会导致滥用和成瘾吗?

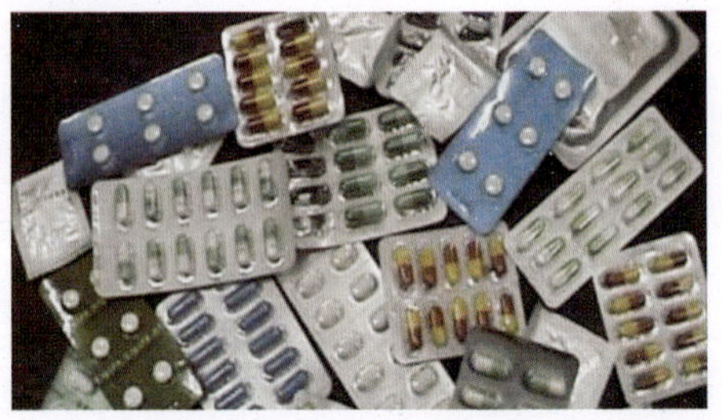

NRT产品的滥用潜力非常低。至今尚未发现任何关于非吸烟者成为NRT使用者的公开报告。初用者常常对尼古丁有厌恶感。对4种NRT产品进行对比性研究发现:使用 NRT 产品 4 周内,愉快程度和满意度都很低。口香糖和贴片可以零售发行之后,美国对此进行了监督,没有证据显示有滥用药物的情况发生。

170.年轻人可以使用尼古丁替代治疗吗?

为了寻找新的顾客,烟草业将其目标锁定在青少年身上。大多数有烟瘾的吸烟者都是在青少年时期开始吸烟的,许多吸烟的青少年对香烟都有依赖性。但是,到目前为止,18 岁以下使用 NRT 的相关数据却很少。从现有的资料来看,NRT 产品对青少年吸烟者是安全的,但尚未证实 NRT 产品能够有效地帮助他们戒烟。NRT 危害性远低于香烟,不应阻止其作为香烟的替代品使用,应帮助低年龄的青少年戒烟。NRT 应适用于需要药物疗法戒烟的所有吸烟者,包括 18 岁以下的吸烟者。

171.孕妇可以使用尼古丁替代治疗吗?

对于怀孕期间继续吸烟的妇女,使用 NRT 比继续吸烟更为安全。尽管存在潜在危险:尼古丁可能导致胎儿畸形、引起孕妇产科

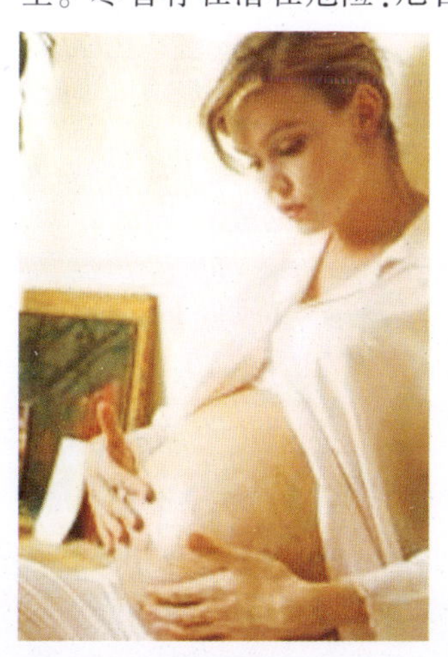

并发症和婴儿猝死综合征,但是使用 NRT 比继续吸烟的危害还是小多。继续吸烟会使胎儿及母亲接触尼古丁之外更多的其他毒素。使用 NRT 与吸烟的尼古丁量相比则更低。怀孕期间尼古丁皮肤贴片/安慰剂对比研究显示,在预产期前 4 周和产后 3 个月,戒烟率并没有明显变化。尽管如此,对于使用尼古丁贴片的孕妇,其婴儿比使用安慰剂孕妇的婴儿体重明显重些。决定是否给孕妇

使用 NRT,应在以下两个选择之间进行评估:使用 NRT 戒烟给孕妇带来的好处与可能持续使用 NRT 给孕妇带来的风险。在非药物干预失败时,NRT 产品能够为孕妇所使用。专家更偏向于赞成孕妇使用 NRT。

172.常用的尼古丁替代品有哪些?

常用的尼古丁替代品有:尼古丁贴片、尼古丁咀嚼胶(口胶)、尼古丁鼻喷剂、尼古丁吸入剂、尼古丁舌下含片。

173.使用尼古丁贴片应注意哪些事项?

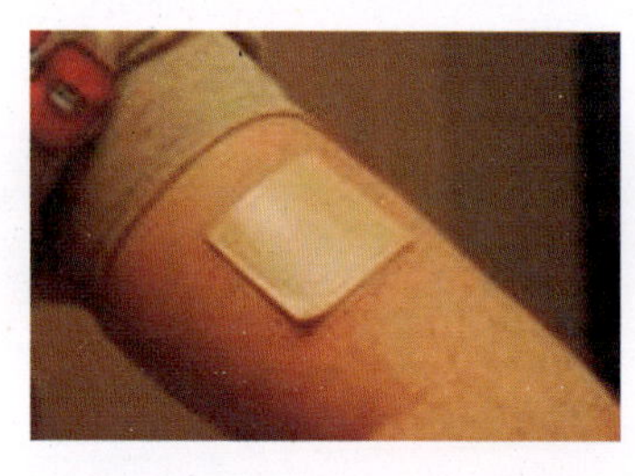

戒烟贴片是一种含尼古丁的膏药,1 天 1 片,使用简单安全,通过皮肤释放适量的尼古丁,适用于习惯性规律吸烟者。戒烟贴片有 3 种剂量(15mg,10mg,5mg 或 21mg,14mg,7mg)。早晨起床贴上后,保持 24 或 16 小时。用药后 6 ~8 小时,血液里的尼古丁含量最高。

用量:(1)15mg/16h(30cm^2),10mg/16h(20cm^2),5mg/16h(10cm^2):分别用于中、重度吸烟者起始治疗及减量期,15mg/16h 连用 12 周,10mg/16h 连用 2~3 周,5mg/16h 连用 2~3 周。(2)21mg/24h(30cm^2),14mg/24h(20cm^2),7mg/24h(10cm^2):分别用于重度吸烟者起始期、中度吸烟者起始期、中重度吸烟者减量期。对于重度吸烟者,每 1 剂型各用 4 周;中度吸烟者,14mg/24h 持续 8 周,7mg/24h 持续 4 周。

使用方法:把膏药贴在干燥和没有汗毛的皮肤表面(手臂、大腿、躯干、髋部、肩胛骨)。每天更换贴片的部位。贴于相同部位时,要有一周的间隔。洗澡时不必取下膏药(防水)。

疗程:8 周~3 个月。如果仍然强烈感觉想吸烟,可以增加剂量,或同时使用其他尼古丁替代品(香口胶、戒烟糖、微量药片、吸入剂)。

不良反应:尼古丁胶布不会产生任何严重的不良反应。观察发现,20%的使用者在治疗初期,使用部位可出现皮肤发红和局部皮肤短暂搔痒,这些症状在膏药取下 48 小时后消失。其他反应如头晕、头痛、恶心、身体不适、失眠、心脏病发病率增加很少见。

重要提示:不应提早终止治疗,否则会减少成功戒烟的机会。

174. 应如何使用尼古丁咀嚼胶?

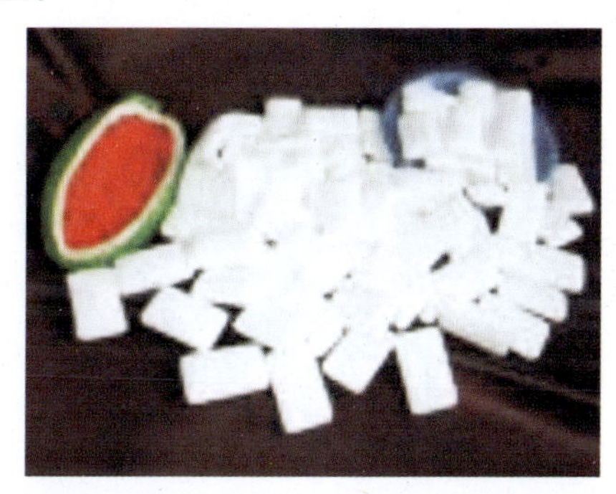

咀嚼胶(香口胶)释放适量的尼古丁于口中,后通过肝脏排出体外,因此不会被吸收。咀嚼香口胶 20 分钟后,血液中的尼古丁含量最高,比吸烟慢(10 分钟)。有两种剂量:4mg 适用于重度吸烟者(每天吸烟 20 支以上),2mg 适用于中度和轻度吸烟者。可以根据自己的意愿选择不同的香型(薄荷味、柠檬味、水果味、原味)。只有一半剂量的尼古丁被真正吸入,如果食用 2mg 的香口胶,仅仅吸入了 1mg 的尼古丁。

用量:重度吸烟者:9~12 块/日,最多 30 块/日,持续 3~6 月,最长 1 年;中度吸烟者:9~12 块/日,最多 24 块/日,持续 3~6 月,最长 1 年。

使用方法:可灵活使用,尤其适用于那些吸烟不规律的人。每天食用最少 10 片香口胶,如仍然感觉想吸烟,应增加食用剂量或同时使用戒烟贴,或尼古丁吸入剂。如果每天吸烟少于 20 支,考虑到经济因素,可以将 4mg 的香口胶分成两半,每次食用一半。

疗程:8 周~3 个月。

不良反应:香口胶不会产生任何严重的不良反应。观察发现,

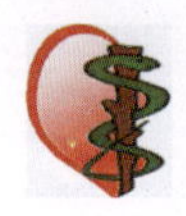

20%的使用者在治疗初期,可能出现如头晕、头痛、恶心、胃灼热、牙龈痛、口腔炎症和咽喉炎。如按咀嚼说明使用,大部分的不良反应都可以避免。

175. 使用尼古丁咀嚼胶应注意哪些事项?

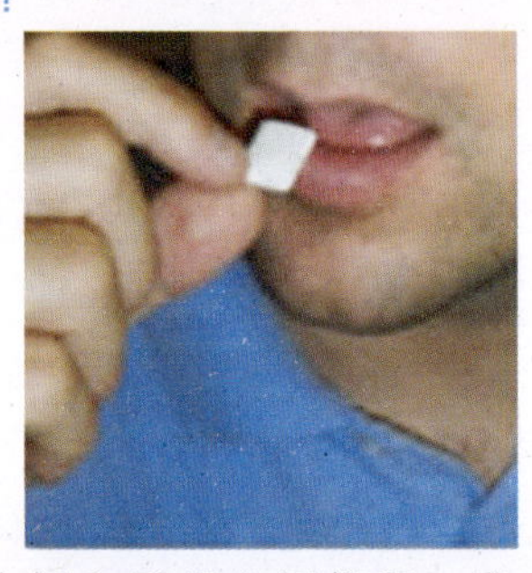

一个疗程至少需要3个月,然后持续减少尼古丁用量,不主张超过1年。为达到尼古丁的最大吸收量,应在使用咀嚼片前15分钟内或食用过程中避免饮用降低口腔pH的饮料,如咖啡、果汁和碳酸饮料,因为它们会降低香口胶的疗效。同时避免进食或者饮水。应慢慢咀嚼,大约10分钟后,保持香口胶在脸颊和牙龈之间停留一段时间,直至味道减弱。一片香口胶应在口腔内停留30分钟。咀嚼太快会引起尼古丁释放量过多,味道强烈,降低香口胶的效果,并可引起呃逆、胃痛。

176. 使用尼古丁鼻喷剂应注意哪些事项?

鼻腔喷雾能迅速缓解尼古丁缺乏的相关症状。尤其适用于烟瘾很大的人。属处方药,一瓶容量为10ml的喷雾器含有100mg尼古丁。

用法:中重度吸烟者1~2剂/h,最少8剂/d,最多5剂/h或40剂/d。

使用方法:建议开始剂量为每小时使用1~2次。每次使用时,往每个鼻腔内各喷一下。1小时内使用不能超过3次。每次使用相当于1mg剂量的尼古丁。

疗程:8周~3个月。

不良反应:常在治疗初期的几周内出现一些不良反应,为局部反应(鼻腔炎、感冒和打喷嚏)。偶尔会出现头晕、恶心、身体不适、心脏病发作频率增加。

177. 如何正确使用尼古丁鼻喷剂?

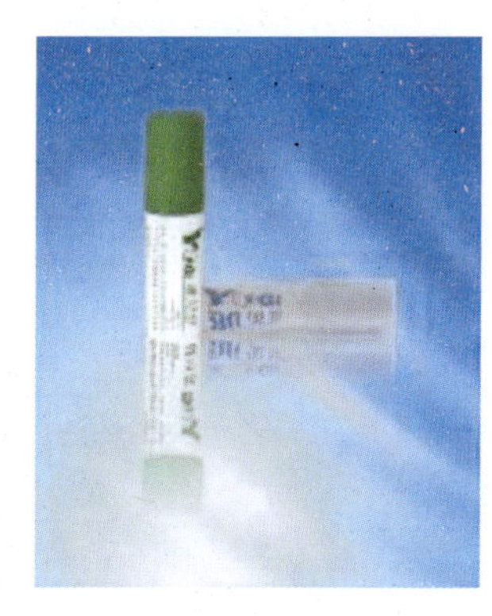

当吸烟者有吸烟欲望时，头稍后仰,将制剂喷入鼻孔,尼古丁可通过鼻黏膜吸收。鼻喷剂的初始剂量常为每小时喷 1~2 次，最高剂量为每天喷 80 次,最佳剂量为每天喷至少 16 次。疗程一般为 8 周，后 4~6 周逐渐减量并停用,以防止戒断症状的发生。喷鼻时不可用鼻吸气或吞咽。副作用包括鼻部刺激感、打喷嚏、咳嗽、流眼泪等。

178. 使用尼古丁吸入剂应注意哪些事项?

一种同时抑制尼古丁依赖和身体习惯的速效方法。吸入剂能缓解烟瘾,并可以代替吸烟的方式。通过烟嘴吸入尼古丁蒸汽。吸入器由 3 部分构成:(1)一盒 42 片装的替代药片。每个替代药片为一个含有 10mg 尼古丁的海绵片(薄荷味),尼古丁被吸入的量为 5mg。(2)一个形状类似烟嘴的白色塑料管,把尼古丁替代药片塞入这个管子内。(3)一个安全盒,方便携带替换药片和管子于口袋或手提包里。

用量:对于中重度吸烟者,6~12 支/日,持续 8 周;然后 3~6 支/日,持续 2 周;然后 3 支/日,持续 2 周。最大剂量:16 支/日。

使用方法:因每次吸入释放的尼古丁比吸烟时少,所以,尼古丁蒸汽的吸入频率比吸烟快:吸 10~20 口吸入器所释放的尼古丁量只相当于吸一口香烟。使用吸入器大约 20 分钟后,血液中的尼古丁含量最高,比吸烟慢(10 分钟后最高)。每天最少使用 6 片替代药片,

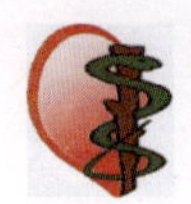

最多 12 片。可以将尼古丁蒸汽吸入嘴里不咽下,或者深深吸入肺里,两种方式吸入的尼古丁量相同。尼古丁通过口腔黏膜被吸收。

疗程:8 个星期至 3 个月。处方药。

不良反应:使用吸入器不会带来任何严重的不良反应。以下副作用可能出现,但很少见:如头痛、恶心、胃灼热、口腔炎症、喉炎和轻微咳嗽。

179. 如何正确使用尼古丁吸入剂?

初始剂量为 6~12 支/日，通常每喷后一次需呼吸 20 分钟后再喷一次;经调整后一旦确立了最佳剂量,就应维持 3 个月,然后逐渐减量直至停用。

180. 使用尼古丁舌下含片应注意哪些事项?

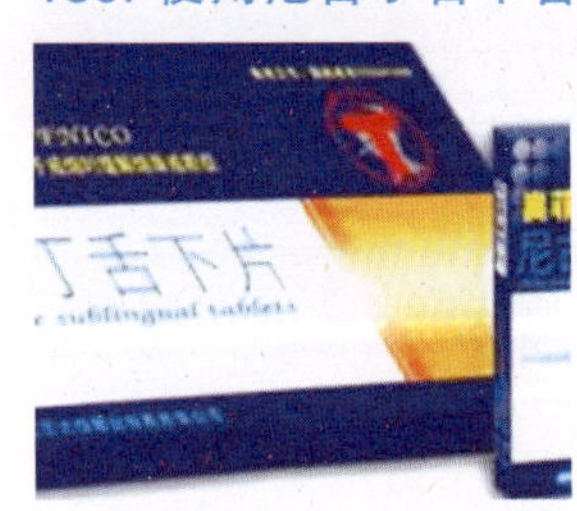

把药片放于舌下,药片可在口中逐渐溶化并释放出适量的尼古丁。使用安全、方便。每片含量 2mg,并配有方便实用的分药器。

用量:起始剂量:1~2 片/小时,最高剂量:20 片/日,应用 4 周后逐渐减量。

使用方法:把药片置于舌下 20 分钟,使之溶化。各人的感觉效果有差异。如果感觉味道太强,可以在药片完全溶化前将它吐出。

疗程:8 周~3 个月。

不良反应:微量药片不会产生任何严重的不良反应。观察发现,20%的使用者在治疗初期,可能出现头晕、头痛、恶心、失眠、感冒症状和口腔溃疡等。

181. 尼古丁舌下含片与其他剂型相比有什么优点?

尼古丁舌下含片与其他剂型相比有以下优点:

(1)提高了尼古丁的稳定性,解决了其易挥发、遇光和空气易氧化的问题,并且尼古丁的释放不受 pH 值的影响。

(2)提高了生物利用度,减少对胃肠道的刺激,并避免了首过效应。

(3)含化时间延长,符合吸烟者的习惯。

(4)服用方便。

182. 使用尼古丁戒烟糖应注意哪些事项?

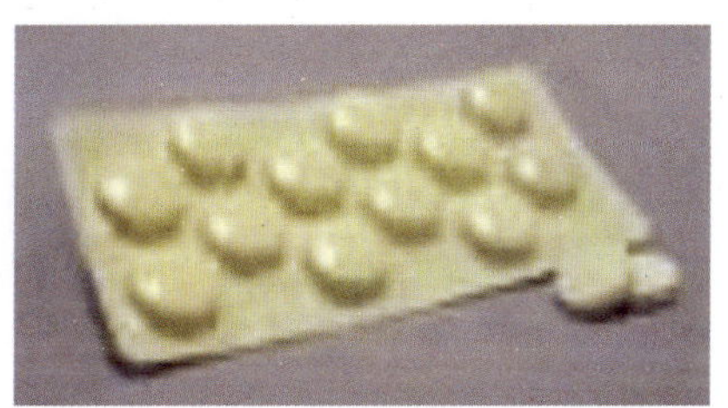

戒烟糖是比香口胶更为谨慎的一种选择。戒烟糖的剂量为 1mg (薄荷味)。一颗 1mg 的戒烟糖相当于一片 2mg 的香口胶。

使用方法:每日吸烟量少于 20 支的人,每天可服用 8~12 粒戒烟糖。每日服用量不应超过 15 粒。治疗 2 个月后,日定量应该逐渐减少。如每天吸烟超过 20 支,建议头 2 个月先食用含量 4mg 的香口胶, 然后再过渡到服用含量为 1mg 的戒烟糖,日定量逐渐减少。

疗程:8 周~3 个月。

不良反应:戒烟糖不会产生任何严重的不良反应。观察发现,20%的使用者在治疗初期,可能出现头晕、头痛、恶心、失眠、感冒症状、口腔溃疡。

183. 尼古丁替代产品可联合使用吗?

越来越多的证据表明: NRT 联合使用有助于提高戒烟率。即固定剂量的产品(贴片)配合灵活控制剂量的产品(口香糖、吸入剂或鼻喷剂)。多数研究表明:虽然功效提高的程度并不很理想,但是贴片配合剂量灵活的其他 NRT 产品一起使用是安全有效的。对于依赖性强、极易患上与烟草相关疾病的吸烟者，特别适合采用联合NRT疗法。人们正逐渐认识到联合用药的潜在益处。英国的最新戒烟指南指出："不准采用联合不同形式的NRT疗法，是没有科学根据的，并且某些联合疗法可能还有益处。"美国的戒烟指南也指出：贴片配合速效的NRT产品一起使用，比单一疗法更有功效；如果吸烟者采用单一疗法不能戒烟，则应鼓励采用联合疗法。

184. 尼古丁乙酰胆碱受体部分激动剂的作用机制是什么？

尼古丁可与乙酰胆碱受体$\alpha_4\beta_2$亚单位结合，在伏核区引起多巴胺大量释放，产生大脑奖赏效应。长期暴露于尼古丁，会刺激乙酰胆碱受体敏感性下降，受体数量增加。如果尼古丁水平较低或者需要时未能摄入足够尼古丁，则会导致不舒适感。尼古丁乙酰胆碱受体部分激动剂可阻断尼古丁与受体的结合，减少伏核释放多巴胺，从而降低吸烟的奖赏效应。

185. 伐尼克兰的戒烟机制是什么？

伐尼克兰(Varenicline)对神经元$\alpha_4\beta_2$尼古丁乙酰胆碱受体具有高度亲和力及选择性，是尼古丁乙酰胆碱受体的部分激动剂，同时具有激动及拮抗的双重调节作用。伐尼克兰与受体结合发挥激动剂的作用，刺激受体释放多巴胺，有助于缓解停止吸烟后对烟草的渴求和各种戒断症状；同时，它的拮抗特性可以阻止尼古丁与受体的结合，减少吸烟快感，降低对吸烟的期待，从而减少复吸。2006年7月，一种叫做畅沛(Champix)的戒烟新药(辉瑞公司研发)获得美国FDA批准并在美国上市，其化学成分是伐尼克兰。

186. 如何正确使用伐尼克兰？

伐尼克兰剂型为薄膜衣片，有0.5mg和1mg两种规格。在戒烟日之前1~2周开始服用本品治疗，疗程12周。具体用法为：第1~3

日,0.5mg,每日1次;第4~7日,0.5mg,每日2次;第8日至治疗结束,1mg,每日2次。对无法耐受本品的患者,可将剂量降至0.5mg,每日2次,疗程12周。对于戒烟成功的患者,可考虑续加一个12周疗程,剂量仍为每日2次,每次1mg。副作用包括失眠、恶心、胃肠胀气以及便秘。

187. 盐酸安非他酮的戒烟机制是什么?

安非他酮是一种具有多巴胺能和去甲肾上腺能的抗抑郁剂,属口服药物,不含尼古丁。安非他酮直接作用于成瘾通路,增加脑内多巴胺(DA)和去甲肾上腺素(NA)含量,消除对吸烟的渴望、减轻戒断症状。至少在戒烟前1周开始服用,疗程为7~12周。副作用有口干、易激惹、失眠、头痛和眩晕。癫痫患者、合并用单胺氧化酶抑制剂者、厌食者或不正常食欲旺盛者禁用。对于尼古丁严重依赖的吸烟者,联合应用尼古丁替代治疗可使戒烟效果增加。

安非他酮是一种消旋混合物,其药代动力学曲线呈二室模型。终末相平均半衰期为21小时,分布相平均半衰期为3~4小时,起效达峰时间为2~3小时。

188. 如何正确使用安非他酮?

口服用药,开始第1~3天为150mg(1片),每日1次;随后第4~7天改为150mg(1片),每日2次,两次用药间隔时间应大于8小时;第8天开始为150 mg(1片),每日1次或2次。疗程7~12周或更长,可同时使用尼古丁代用品。最大推荐剂量为一日300mg(2片),分2次服用。

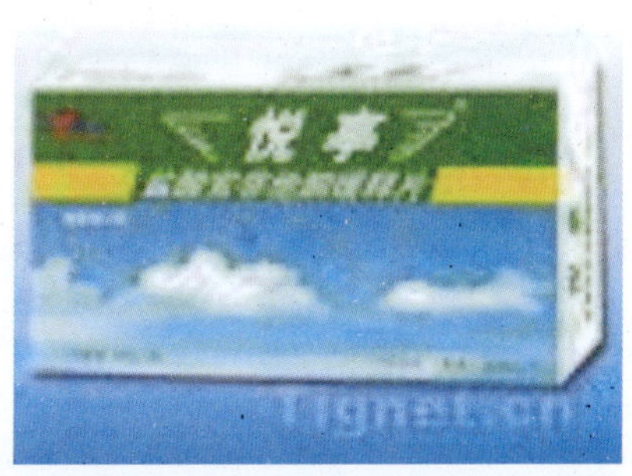

由于连续服药1周安非他酮的血药浓度才能达到稳态，所以应该在患者仍然吸烟时就开始给药。在服药的第2周设定一个目标戒烟日(通常是服药第8天)。若治疗7周后仍不见效则停止使用，停药时无需逐渐减量。在用药期间和停药后对患者进行戒烟指导和帮助是非常必要的。

189. 使用安非他酮有哪些注意事项及禁忌证？

注意事项：(1) 不可与其他含有盐酸安非他酮的药物联合使用。(2)每日用药剂量超过300mg有诱发癫痫的可能。(3)肝脏损害的患者慎用。(4)肾功能障碍患者慎用。(5)有过敏史或过敏体质者慎用。(6)可能导致失眠，因此避免在睡觉前服用。(7)在服药过程中如出现精神症状，应减量或停药。另外，禁用于有抽搐病史及进食障碍者，慎用于头部创伤、肝肾疾病的患者。禁与单胺氧化酶抑制剂(MAOI)合用。

190. 服用安非他酮会出现哪些不良反应？

使用后可能出现恶心、便秘、易激惹、失眠、头痛、头晕、震颤、焦虑、抽搐、胸痛、心动过速、高血压、面部充血、口干、味觉改变等不良反应。

191. 可乐定的戒烟机制是什么？

可乐定为α_2肾上腺素能受体激动剂，可减少戒断期中枢蓝斑部位去甲肾上腺素能神经元放电，进而减轻戒断症状中与交感神经功能亢进相关的症状。剂量为0.1~0.3mg/次，每天2次，使用3~10周。副作用包括口干、抑郁、头昏嗜睡、乏力、心动过缓，少见头痛、恶心、厌食、便秘、阴茎勃起功能障碍。因其有降压作用，一般只用于较重的依赖者。

192. 去甲替林的戒烟机制是什么？

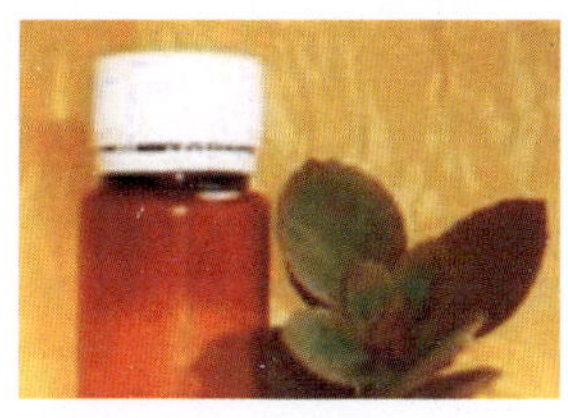

去甲替林是三环类抗抑郁剂，具有抗胆碱能作用和拟肾上腺素能作用，能提高情绪、减轻焦虑、改善睡眠。一些研究表明，去甲替林可提高戒烟疗效。一般戒烟前10~28天使用，25mg/日，之后增加到75~100mg/日，使用12周。副作用包括口干、镇静、头晕。冠心病患者慎用。

193. 药物联合治疗方案有哪几种？

联合使用一线药物已被证实是一种有效的烟草依赖治疗方案，可提高成功率。有效的药物联合治疗方案包括：(1)长程尼古丁贴片(>14周)+其他NRT药物(如咀嚼胶和鼻喷剂)。(2)尼古丁贴片+尼古丁吸入剂。(3)尼古丁贴片+盐酸安非他酮(证据等级为A)。

194. 如何选择戒烟药物？

主要依据以下几方面来选择戒烟药物：(1) 医生自己的习性；(2)病人过去治疗的经验；(3)病人的嗜好；(4)病人本身的特性(如降低情绪、避免体重增加等)；(5)药物的价格。

195. 目前常用戒烟药物的疗效如何？

目前一个入选了70项关于NRT、12项关于安非他酮、4项关于伐尼克兰的随机对照临床试验的综述和荟萃分析表明，NRT、安非他酮和伐尼克兰辅助戒烟均有效。开始治疗后3个月及1年的戒烟率均优于对照组。两项RCT评价NRT 1年时的戒烟率并不优于安非他酮。三项RCT评价伐尼克兰开始治疗后3个月及1年的戒烟率均优于安非他酮。

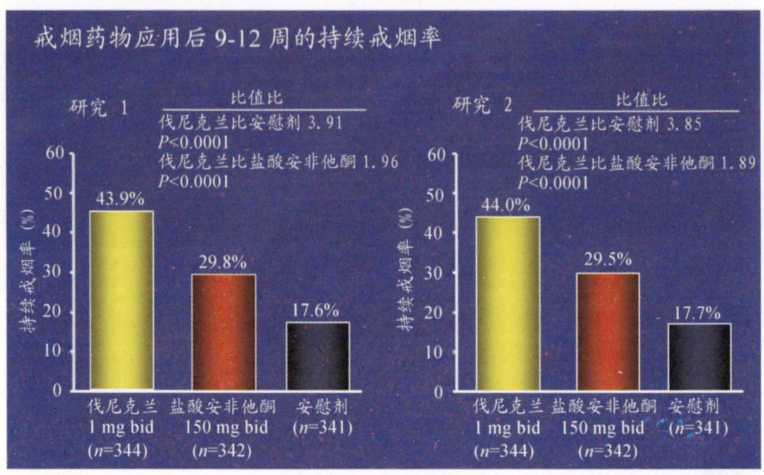

196. 逐渐减量法和突然停止法哪个更佳？

应让吸烟者自己选择采用“逐渐减量法”或“突然停止法”。“突然停止法”虽然在戒烟的头2周会出现一系列不适症状，但由于戒烟药物的使用，不适症状会明显减轻。“逐渐减量法”由于持续时间较长，往往不容易坚持，而且一部分选择“逐渐减量法”的吸烟者其实是为自己不想戒烟找借口，所以建议最好采用“突然停止法”。

197. 是否应鼓励使用戒烟药物？

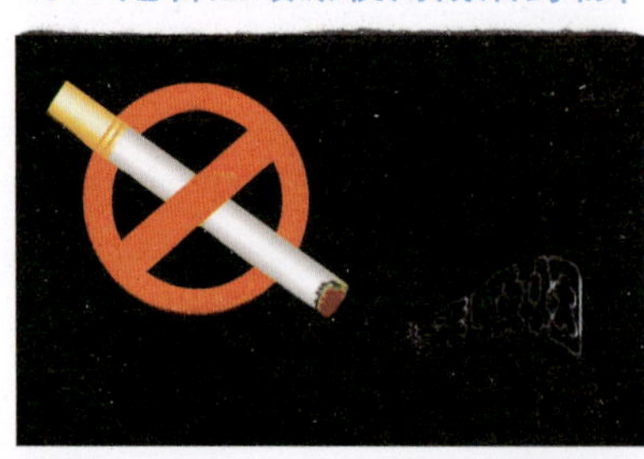

综合性的戒烟干预是最有效的。单独使用行为疗法常常不足以促成戒烟；尼古丁替代法或非尼古丁药物疗法更有利于吸烟者去完成戒烟行为。尼古丁替代疗法已证明比那些不使用这一疗法戒烟的，在成功率方面提高1倍。对许多戒烟者而言，尼古丁替代疗法缓解了戒断症状，同时在生理和心理上帮助了戒烟的实施。因此，除特殊情况外，应鼓励使用戒烟药物。当然要向戒烟者强调，意志力仍是必须具备的，也是最重要的。

198. 畅沛是一种什么药？

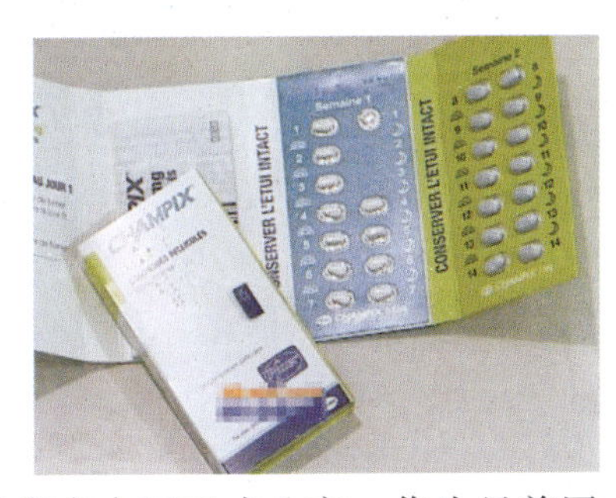

畅沛即伐尼克兰(Varenicline)，是一种用于帮助成年吸烟者戒烟的新型非尼古丁类戒烟药物，已被美国食品和药品管理局(FDA)和欧洲药品管理局批准上市，并于2008年7月31日获得中国食品药品监督管理局批准，将于2008年第4季度在中国正式上市。作为目前国内外最新的有效戒烟药物，已被美国2008年更新版《烟草使用和依赖临床治疗指南》推荐为一线用药。

199. 畅沛的作用机制是什么？

传统的尼古丁替代疗法所用产品(如口香糖、鼻喷剂、透皮贴片等)试图模拟尼古丁的作用机制，但因尼古丁释放速率和峰值低于烟草，无法满足吸烟者对于尼古丁的渴求，这时吸烟者如果继续吸烟，仍能从烟草中获得满足感，因而疗效并不理想。

畅沛是一种$\alpha_4\beta_2$乙酰胆碱受体部分激动剂，它能与尼古丁竞争性结合于相同受体，但对该受体只有部分激动作用，引起减半的受体应答效应，从而使患者体内多巴胺维持于相对较低的水平，避免戒烟过程中因多巴胺水平过低而产生的吸烟渴求和戒断症状。同时，畅沛占据尼古丁结合位点，阻断其作用，从而起到拮抗尼古丁的作用。即使患者同时吸烟，体内多巴胺水平也不可能达到原来的水平，因而患者无法获得同样程度的满足感，使吸烟欲望下降。

200. 畅沛用于戒烟有哪些优势？

(1)明确的药理作用：细胞水平离子内流试验进一步证实了伐尼克兰对$\alpha_4\beta_2$乙酰胆碱受体的双重作用。大鼠的nAcc中多巴胺转换实验表明，单独给伐尼克兰时多巴胺转换率仅为单独给尼古丁时的34%。更重要的是，当同时给予尼古丁和伐尼克兰时，多巴胺转换率与单独给伐尼克兰时几乎完全一样，表明伐尼克兰阻断了尼古丁的作用。

(2)极强的受体选择性：伐尼克兰对$\alpha_4\beta_2$乙酰胆碱受体具有极强的受体选择性，而对其他受体、通道、吸收位点、次级信使分子等的亲和力均极低。

201. 畅沛临床疗效评价如何？

2006年《美国医学会杂志》(JAMA)发表的两项方案相同、平行、随机对照研究，对比了伐尼克兰与安非他酮缓释剂和安慰剂的戒烟疗效。在12周双盲治疗阶段，患者分别服用伐尼克兰1mg、每日2次，安非他酮缓释剂150mg、每日2次和安慰剂。治疗结束后继续随访40周。首要和次要研究终点分别是9~12周和9~52周的持续戒断率(CAR)。两项研究结果相似，患者9~12周CAR有显著组间差异；延长期研究表明，在13~24周伐尼克兰组患者CAR率明显高于安慰剂组。同时显示伐尼克兰副作用主要为恶心、失眠、异常梦境、便秘、腹胀、呕吐等。日本19个中心的临床观察亦表明畅沛持续戒断率优于安慰剂。

202. 畅沛的服用方法及注意事项有哪些？

服用方法为：首先进行1周的剂量递增，之后推荐剂量为每日

2 次，每次 1mg。剂量递增的方法为：第 1~3 日：0.5mg，每日 1 次；第 4~7 日：0.5mg，每日 2 次。

注意事项：戒烟与潜在精神疾病的精神状态变化相关，有精神病病史者应谨慎用药，并密切观察其精神症状。如患者出现激越、抑郁情绪、非自身典型的行为改变和自杀意念或自杀行为情形，应立即停止服用伐尼克兰，并联系医护人员。

203. Rimonabant 能帮助戒烟吗？

Endocannabinoid（EC）系统是在 20 世纪 90 年代初期对大麻中的神经活性物质四氢大麻酚进行研究时发现的，EC 系统如果被过度激活，可以作用在中枢神经系统，继而增加食欲、摄食及对尼古丁的依赖。而 Rimonabant 可抑制过度兴奋的 EC 系统，在肥胖患者中起到减轻体重、减少腰围、改善血脂和血糖代谢的作用，还有助于戒烟，并预防戒烟后的体重增加。

204. 甲氧呋豆素如何帮助吸烟者戒烟？

加拿大多伦多大学的研究人员通过两项对照研究发现，吸烟者服用一种名叫甲氧呋豆素的药物，同时口服尼古丁，能帮助吸烟者比较容易戒烟，这种药物可减少香烟的吸入量。这种药通过抑制被称为 CYP2A6 的酶而起效。正常情况下，CYP2A6 酶分解来自香烟的尼古丁，使身体中的尼古丁水平下降，增加了吸烟者再吸烟的欲望。但是甲氧呋豆素能阻断这种酶的活动，使机体内的尼古丁保持较高的水平，从而控制并降低吸烟的欲望。甲氧呋豆素可与尼古丁口香糖、贴片、片剂之类的尼古丁替代疗法联合应用。

205. 中医中药戒烟方法有哪些？

吸烟在我国大约有 400 多年历史，许多嗜烟者已深感其害，但多数想戒又戒不掉。以下中药戒烟方，使用方便，戒烟效果也不错，有志于戒烟者可以选择试用。

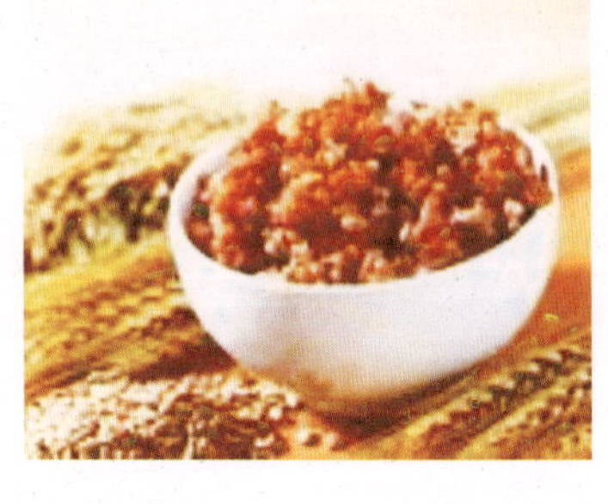

(1)戒烟汤:炙紫菀、炙款冬花各15克,破故纸、清半夏、枇杷叶、前胡、茯苓、橘红、桔梗各12克,川贝、射干、罂粟壳各10克,干姜9克,肉桂6克,细辛3克。每日1剂,一般6~9剂,能使有10年以上烟龄或烟瘾较大者将烟戒掉。

(2)戒烟药茶:绿茶、薄荷、藿香、甘草各等分,砂糖少许,水煮当茶饮服。每日8~12次,连用2~3天。

(3)戒烟药酒:鱼腥草60克,远志、甘草各20克,地龙、广藿香、薄荷各15克,60度高粱白酒1000毫升。将上述药物捣碎浸泡白酒之中,7~15天即可服。每日服8~12次,每次10~15毫升。

(4)戒烟药糖:藿香60克,鱼腥草50克,地龙、远志各45克,薄荷、甘草各30克,白人参15克,水适量,将其加入锅内,并煮3次,每次20分钟,然后用小火熬,当原液出现浓稠状态时,加入白砂糖200克、口服葡萄糖粉50克,继续熬至成丝状不粘手时,停火,趁热倒入表面涂有食用油的大搪瓷盘中,稍冷将糖分割成若干小块,经常含服。这种戒烟糖具有补气扶正、醒脑提神、解毒祛痰的功效,不仅辅助戒烟,而且可改善因吸烟引起的咳嗽、多痰、口干、舌燥等症状。

(5)贴药戒烟:食用味精、肉桂、丁香各等分,研细,每次取0.5克医用凡士林调成膏状,或加少许酒做成药饼,贴敷于合谷、甜味穴,外用胶布固定,24小时后取下,连贴2~3次。贴药10分钟后,多数人可出现厌烟情况。

(6)嗅药戒烟:取槟榔一枚,钻一个眼,滴入少许烟袋油,用开水将其浸泡2个小时,然后装到小瓶子或小盒子里,随身携带,想吸烟时就放到鼻子上嗅一嗅,嗅上3~4次,一般也就不再想吸烟了。

(7)戒烟含漱液:用0.2%的硝酸银溶液,随时配制,每次含漱一口,每天3次。在含漱后,立即吸烟,就会觉得香烟有一种特别发苦的味道,这种味道可使人产生一种厌恶感。如此反复3~4天,便会将抽烟的嗜好戒掉。这种含漱液可以将嗜烟的神经反射弧打断,从而达到戒烟的目的。

(8)中药戒烟香杆:原料:茶叶、金银花、菊花、艾叶、紫苏、荷叶、罗汉果等多种绿色原料;食用方法:可燃吸(和香烟一样),可泡饮;形状:形似香烟,不改变吸烟者手势等吸食习惯。中草药逐渐产生对尼古丁的生理排斥,从而将吸烟的习惯变成控烟的良方。

(9)耳穴戒烟:以耳穴戒烟,受治者必须安排连续5天接受治疗,不可间断。第1天:以3.5mW微弱氦氖激光,在接受戒烟人士肺点、心、肾、胃、口、神门、皮质下等耳穴,各照射3~5分钟。在两耳各选三数穴位,贴上压丸,并嘱咐定时、或在有需要时,轻轻揉按。于戒烟者双手列缺或内关穴,双脚内庭或太冲穴,粘贴800高斯磁粒。第2~5天:左右耳轮流施用光针、压丸。手脚轮换磁贴体穴。持续刺激耳穴5天后,戒烟者闻到烟味会觉得呛鼻。尝试再抽,会感觉味道苦臭难闻。

206. 针灸戒烟疗法可行吗?

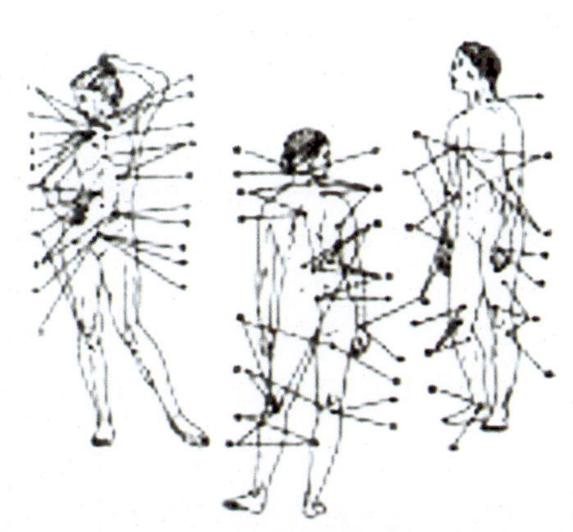

在古代中医针灸典籍中未见记载,它是现代针灸保健的一种发展。针灸戒烟以耳针应用最为广泛,另外有体针、电针、穴位激光照射、鼻针及代针丸等。总有效率一般均在70%~90%。并已初步总结出一些规律:烟龄愈短、每日吸烟量愈少、主动戒烟者,效果一般较好;而烟龄长、烟瘾大及被动戒烟者,有效率相对较低。针灸后,不少接受治疗者反映,烟味变苦辣、变凶或变淡,有青草味;有的感到吸烟时喉部干燥不适,不想把烟雾吞下;有的甚至抽不完一支烟即不愿再吸。但也有少数人,于第一次针刺后出现诱惑感、流涎、恶心等戒断症状,但在继续治疗后,可逐步消失。

针灸戒烟是一种整体调节方法,通过针刺相关穴位,调节全身症状,对心理、环境等方面同时进行干预,并帮助吸烟者养成合理的生活习惯。同时,针灸并不只是单纯靠对烟味产生厌烦感来告别烟草,它还能解除在戒烟过程中出现的头痛、心烦等合并症状。

207. 什么是尼古丁疫苗?

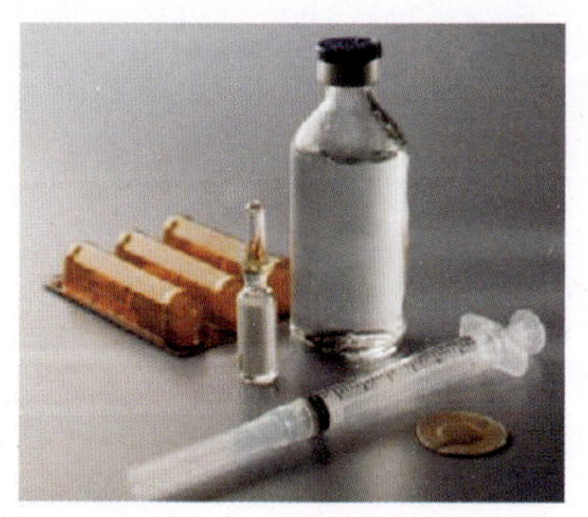

在 AHA2007 年会上,Rennard 教授报告了一项令人振奋的研究成果:二期临床研究显示,大剂量尼古丁疫苗可以诱导产生尼古丁抗体,并较安慰剂显著提高戒烟成功率。该研究共入选 301 例受试者,平均每日吸烟量 24 支(每日至少 15 支),随机分配至尼古丁疫苗组与安慰剂组。尼古丁疫苗注射剂量分为 200 和 400 微克两种剂量,26 周内注射 4~5 次。 在整个研究期内,注射 5 次较大剂量尼古丁疫苗组受试者效果较好,停止吸烟率为 25%(安慰剂组 13%)。随访 1 年时,注射 5 次较大剂量尼古丁疫苗组受试者仍有 16%无复吸,而安慰剂组仅有 6%。进一步研究发现,应用大剂量尼古丁疫苗组受试者抗体滴度较高,且抗体滴度与戒烟率密切相关。尼古丁疫苗的总体安全性较好,但部分受试者可出现注射部位反应、低热、疼痛。目前,北欧 3 个国家已经在开展抗尼古丁疫苗的人体对比试验。

208. 戒烟的非药物治疗措施有哪些？

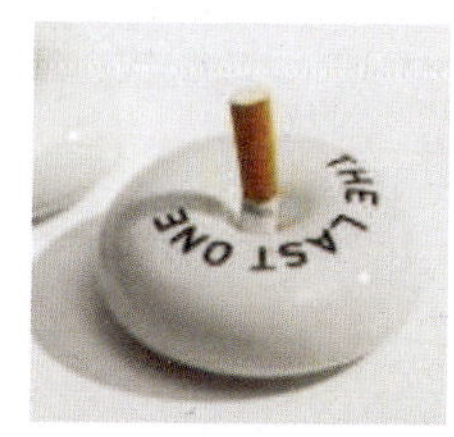

非药物治疗主要是指心理行为干预疗法，目前推荐的主要有：(1)年轻人吸烟的社区干预(循证等级 B)；(2)群体行为治疗计划对戒烟的作用(循证等级 B)；(3)个别行为咨询对戒烟的效果（循证等级 A)；(3)防止向未成年人出售烟草的措施(循证等级 B)；(4)电话咨询对戒烟的作用（循证等级 B)；(4)增加配偶支持和干预对戒烟的作用(循证等级 C)；(5)医生建议与戒烟（循证等级 A)。

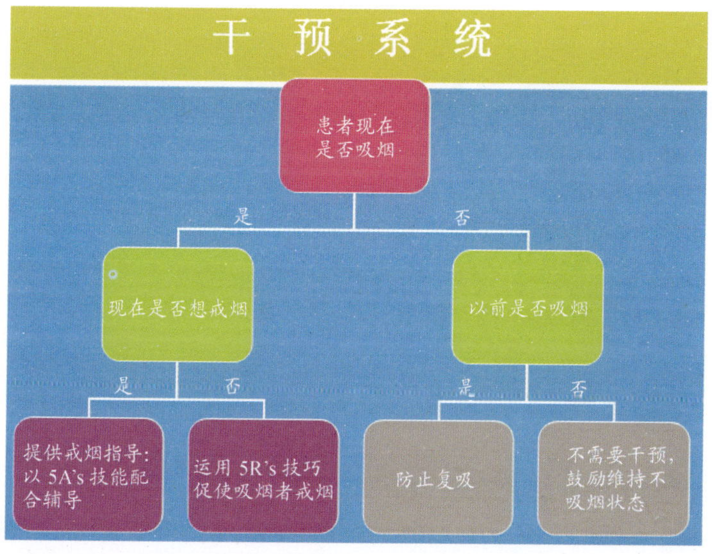

209. 什么是戒烟的行为疗法？

每个戒烟成功的人应用的行为疗法不尽相同，最为关键的是要在心理上有战胜它的准备，要有一定能够戒烟成功的信心和毅力。以下是一些行为疗法方面的建议：

(1)扔掉吸烟用具,诸如打火机、烟灰缸、香烟。

(2)告诉别人已经戒烟,请不要递烟,也不要吸烟。

(3) 写下戒烟的理由,如为自己的健康、为家人着想、为省钱等等,随身携带,当"烟瘾"犯了时可以拿出来告诫自己。

(4)制订一个戒烟计划,每天减少吸烟的数量。

(5)为自己安排一些体育活动,如游泳、跑步、钓鱼等,一方面可以缓解精神紧张和压力,另一方面可以避免花较多的心思在吸烟上。

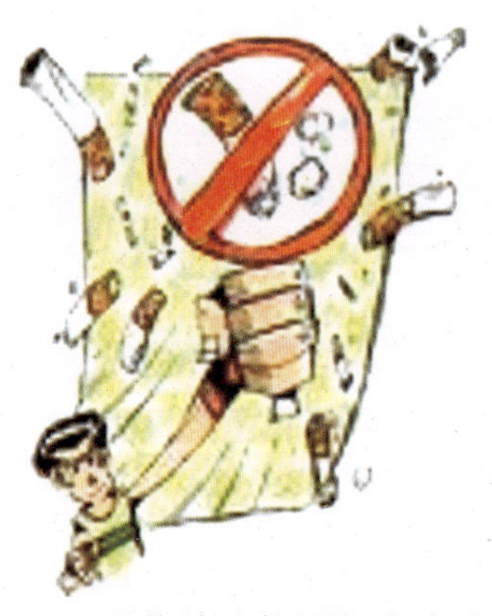

(6)研究表明,在戒烟初期多喝一些果汁可以帮助戒除尼古丁的成瘾。

(7)当有想吸烟的冲动时,可以用喝水来控制。事实证明,水是戒烟的妙药,当你感到空腹或想吸烟时,就先慢慢地喝上一杯水,这会帮助身体进行新陈代谢,不仅可消除空腹感,打消吸烟的念头,还可以避免进食过多引起的体重增加。

(8)若单独使用行为疗法难以促成戒烟,尼古丁替代疗法或非尼古丁药物疗法常会帮助吸烟者戒烟成功。

(9)当觉得戒烟真的很困难时,可咨询专业医生以寻求帮助,而取得家人和朋友的支持对于成功戒烟也至关重要。

210. 戒烟的心理疗法有哪些?

(1)意志法:戒掉吸烟,意志起着决定作用。但完全靠意志戒烟也不实际,如果你决定戒烟,需将意志和不抽烟的环境结合起来才有效。

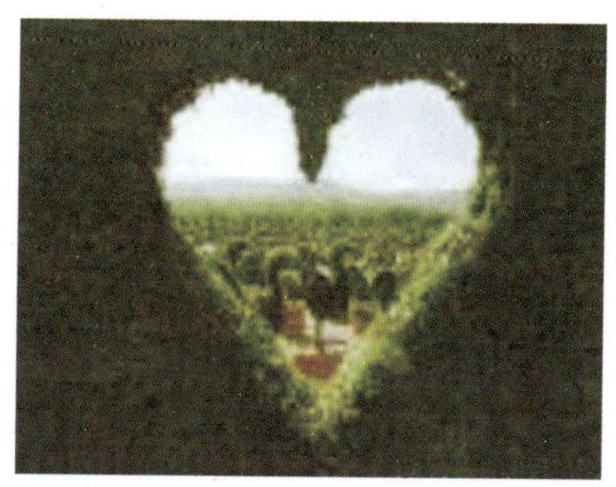

(2)厌恶法:买几包不想抽的烟,在最不想抽的时候,强迫自己抽,直到对烟恶心为止。在患感冒或消化道疾病时对香烟常产生一种生理上的自然厌恶,此时戒烟效果显著。

(3)恐惧法:多了解吸烟有害的相关知识,从而产生恐惧感,增强在心理和情绪上戒烟的动力。

(4)代偿法:当想抽烟时,用别的东西代偿,转移兴趣的方向,如口香糖、瓜子等。

211. 运用催眠疗法戒烟有效吗?

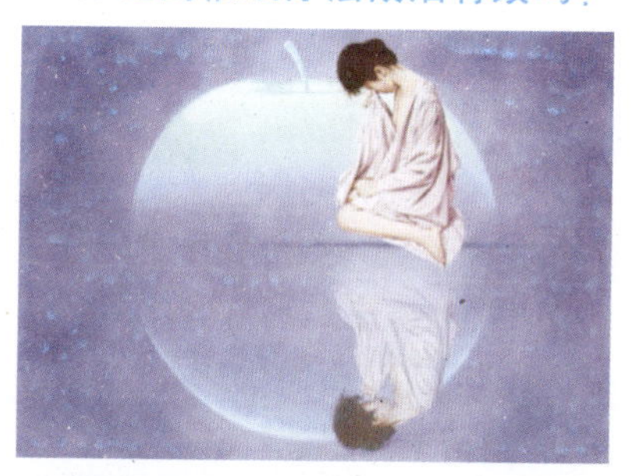

催眠方法是通过言语暗示或催眠术使病人处于类似睡眠的状态(催眠状态),使求治者的意识范围变得极度狭窄,然后进行暗示或精神分析来治病的一种心理治疗方法。通过催眠方法,将人诱导进入一种特殊的意识状态,将医生的言语或动作整合入患者的思维和情感,从而产生治疗效果。

催眠疗法可作为戒烟的一种辅助治疗手段。催眠师可能会暗示你,吸烟会让人感觉恶心。这种联系一旦有效建立,那么以后一想到吸烟就有可能觉得反胃。在美国,每年有数以万计的人试图通过催眠治疗戒掉烟瘾。斯坦福大学的一项研究表明,只需一个疗程,一般的测试者就可在 2 年内告别香烟的诱惑。

212. 什么是成功的戒烟法?

在所有戒烟成功的烟民中,多达80%的人故态复萌,重操烟火。但认识到自己第一次失败的人,再次戒烟则易于成功。那些坚持戒烟,视失败为成功之母的人,最终戒除了烟习。戒烟过程犹如一条环形路,或更像一个环形线圈,其终点在圆心。戒烟者每走上一圈,就距圆心越近,最终到达圆心,戒除烟瘾。当然,并非所有戒烟者都能到达圆心。每一圈分4个阶段,即:否认、冲突、行动、改变。具体可细化为:(1)克服否定态度;(2)作出决定,这是成功的关键;(3)承诺改变生活方式;(4)倘若是初次戒烟失败,仍需经历一个新的否认、冲突、行动和改变的全过程。

213. 什么是"五日戒烟法"?

五天戒烟法是埃及戒烟协会于1988年(第一个"世界无烟日"前)广为宣传推行的一种戒烟法。具体做法:有组织、有计划地举办戒烟班,系统地学习吸烟有害的科学知识,举行讲座,传授经验,使吸烟者从心理上产生对烟的厌恶感, 增强戒烟的决心。在这5天中,要进食规定的膳食,并合理安排生活。

第1天:要早睡早起,放松神经。饮食清淡,多食蔬菜、水果,喝酸性果汁和温水,进行散步等运动,冲澡,加速排除体内残积的尼古丁。不要食用容易引起烟瘾的高糖、高脂、高蛋白等食品。

第2天:可增加些蛋、奶制品,尽量少接触吸烟环境,并开始劝阻别人的吸烟行为。

第3天:是关键的一天,坚决克制强烈的吸烟欲望,打消吸烟念头,用深呼吸、喝水等来抵制,分散注意力。

第4天:烟瘾减弱,体重会增加,要注意不吃零食,进晚餐要少而早,并服些维生素B。

第5天:初步摆脱烟瘾的折磨。以后可逐步恢复原有的正常生活和饮食习惯。但仍要注意多吃水果、蔬菜,进行散步等体育活动。

这种方法的特点：发挥集体的影响，互相帮助，主办单位建卡，追踪观察，及时纠正吸烟念头，方法简单易行，效果肯定。

214. 什么是“主动戒烟法”？

青年人如想戒烟，可试用主动戒烟法。(1)特意在1~2天内超量吸烟(每天吸2包左右)，使人体对香烟的味道产生反感，从而戒烟；或在患伤风感冒、没有吸烟欲望时戒烟。(2)想象自己在吸烟，同时想象令人作呕的事情(如你手中的烟盒或香烟上有痰渍等)。(3)将戒烟的原因写在纸上，经常阅读；如能可能，尽量补充新内容。(4)将想购买的物品写下来，按其价格计算可购买香烟的包数。逐日将用来购买香烟的钱储存在“聚宝盆”内。每过一个月，清点一次钱数。(5) 用自己的烟钱作为“赌注”同朋友打“赌”，保证戒烟。 (6)不整条买烟。(7)不随身带烟、火柴或打火机。(8)每周换一种牌号的香烟，但新牌号香烟的焦油含量必须低于原牌号香烟的焦油量。(9)经常想一想烟雾中的毒素可能对肺、肾和血管造成危害。(10)观察烟味对呼吸、衣服和室内陈设造成的影响。(11)考虑一下你的行为对家庭其他成员造成的危害，他们正在呼吸被污染了的空气。(12)问自己你的健康对你父母、亲朋是否重要。

215. 什么是“锻炼戒烟法”？

体育锻炼能促进戒烟鲜为人知。国外的调查资料表明，经常参加锻炼的吸烟者比不常参加锻炼的吸烟者要少得多。英国调查了285名优秀运动员，发现只有16%的人吸烟，其中每天超出10支的不到4%。不仅经常参加体育锻炼的人吸烟少，而且吸烟者在锻炼后戒烟的人也很多。20世纪90年代初，美国一位流行病专家调查了5000名经常参加跑步的人，发现85%的人不吸烟。更有意思的是，吸烟者参加跑步后，约有81%的男性和75%的女性戒了烟。锻炼年限越长，放弃吸烟的人越多。

为什么经常参加锻炼的人不爱吸烟？可能有以下几方面原因：(1)良好的锻炼习惯代替了不良的吸烟习惯。许多吸烟者都有早晨起床后吸烟的习惯，早晨参加体育锻炼就使他们顾不上吸烟了。(2)经常锻炼的人对尼古丁的欲望和依赖明显降低。(3) 经常锻炼的人自我控制能力较强，心情愉快，不需要或很少需要借助尼古丁来消闷解忧。此外，研究还发现，体育锻炼能保护人体免受被动吸烟的危害。因此，有吸烟习惯尚未戒烟，或认为戒烟难且不常锻炼的朋友，不妨从现在开始投入到体育锻炼中去，因为这是戒烟和增进健康的一个有效途径。

增强散步的方法

进步的目标	公里	分钟
1	1	12.5
2	1.2	15
3	1.6	20
4	1.8	22.5
5	2	24
6	2.4	30
7	3	37.5
8	3.2	40
维持	3~4	40~50

运动目标心率：(220－年龄)×(60~80)%，每周运动 3 次，每次运动保持这样的心率 15~20 分钟。

216. 器械戒烟法有哪些？

(1)戒烟保健电疗器：以特定的低电压、脉冲电流作用于人的一定部位而产生反应，对抗吸烟者出现的尼古丁成瘾作用而达到戒烟目的。使用这种“戒烟器”时，口腔内会出现大量口水，并有酸、甜、苦、咸、凉味，头稍感晕胀。待这些反应消失后吸烟，口内将出现异味，对烟失去兴趣，有效率达 96%。

(2)耳压戒烟诊疗器：采用耳压加体穴按摩的方法可获得较好的效果。方法是：耳穴选口、肝、脾或胃、神门、交感、皮质下等，取特制的 A 型药丸，用胶布贴压。每次选 4~5 穴，左右侧交替使用，6 次为一疗程。体穴选戒烟灵穴(即腕部肺经线上的一个敏感点)。烟瘾发作时，先按摩戒烟灵穴，再按压其他耳穴，最后按压耳穴神门，以加强刺激。

(3)微型戒烟电脑:数年前,美国发明了一种微型戒烟电脑。它体积小,能随身携带。每当“瘾君子”抽烟时,按一下其键钮,将抽烟习惯及次数输入电脑,便可自动计算出一天的抽烟支数。经过一段时间,使用者发现他们自动减少了吸烟量,最后能成功戒烟。

217. 什么是电子香烟?

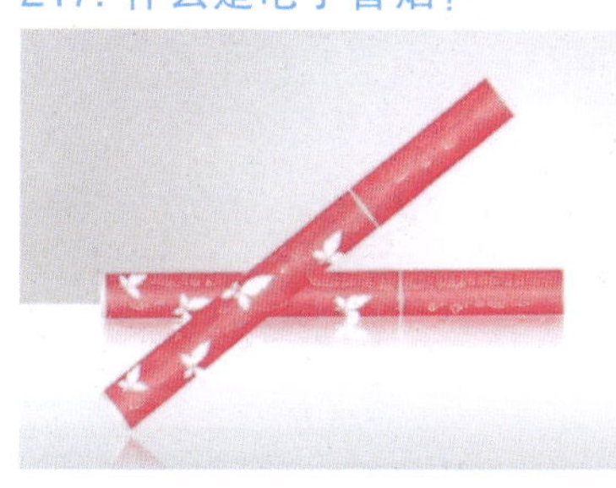

电子香烟是一种非燃烧的烟类替代产品。它与普通香烟的某些特点相似,能够提神、满足吸烟者的快感和多年养成的使用习惯。但又与普通香烟有着本质上的不同,电子烟不燃烧、不含焦油、不含普通烟燃烧时产生的会导致呼吸系统与心血管系统疾病的460余种化学物质,不含有普通烟中的致癌物质,不会对他人产生“二手烟”的危害及污染环境。使用者在吸入烟碱雾气的同时,感受到如同吸传统烟一样的快感,从人的心理和生理角度完全人性化地模拟了吸烟的整个过程。由空气动力传感电路、智能控制电路、伺服执行电路、智能芯片、超声波雾化发生器、雾化腔室、锂离子电池等微电子高科技器件构成,通过现代高科技的智能微电子技术的控制,实现了空气气流感应、烟雾模拟、雾气温度控制、随时待机等高科技人性化功能。

218. 什么是电子烟盒?

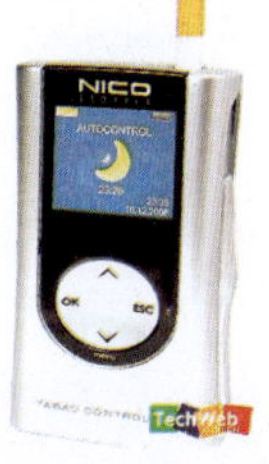

电子烟盒是一种用定时电路和开关电路来控制烟盒机械开关的电子产品。通过延长两根烟之间的弹出时间,可以有效地控制吸烟量。如果刚刚吸完一支烟,想再来一支,那是不可能的,因为电子烟盒会

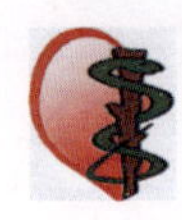

把出烟口锁住，直到设定的时间间隔过去，才允许再吸第二支烟。

219. 戒烟的新产品还有哪些？

(1)戒烟机器人：美国桑德威尔市有2个与真人一般大小的机器人，它们能十分逼真地模仿人们吸烟，先把香烟叼在嘴里，然后利索地点燃香烟，还不时从嘴里吐出阵阵烟雾。它们抽完一支，又接一支，简直像个大烟鬼。机器人的胸部是透明的，人们可以清楚地看到烟雾吸入机器人嘴里，后经过肺部，烟里有害的尼古丁和焦油便慢慢地在肺里积聚起来，使肺成了黑肺。许多吸烟者，在亲眼看了机器人的吸烟表演后，很快下决心把烟戒掉了。

(2)戒烟电话：吸烟引起的危害之一就是咳嗽，咳得厉害的时候甚至可把血都咳出来。美国洛杉矶市电话局把烟瘾特重者的咳嗽声录下来，开办了一项新的电话业务——戒烟电话。当想吸烟的人烟瘾发作，实在无法克制和忍耐的时候，就可以立即拨戒烟电话，听筒里会立刻传出剧烈的、骇人的咳嗽声。听到这种声音，吸烟者就会对吸烟产生厌烦情绪，进而打消抽烟的念头。

(3)戒烟香水：国外科学家制成了一种特殊的香水以抑制香烟对人们的诱惑。这种戒烟香水是用硫化钠、薄荷脑、花椒粉、黄碘和香精等配制而成。想戒烟的人只要在自己的手帕或衣服上洒一些香水，便会对香烟的气味产生厌恶感，立即失掉吸烟的兴趣。

(4)戒烟胶母糖：瑞典一家公司生产了一种含尼古丁的胶母糖，所含尼古丁可以在20~30分钟内慢慢释放出来，以抵消烟瘾者强烈的吸烟欲望。用这种糖给戒烟者服用4个月以后，有70%的人成功地戒除了吸烟习惯。

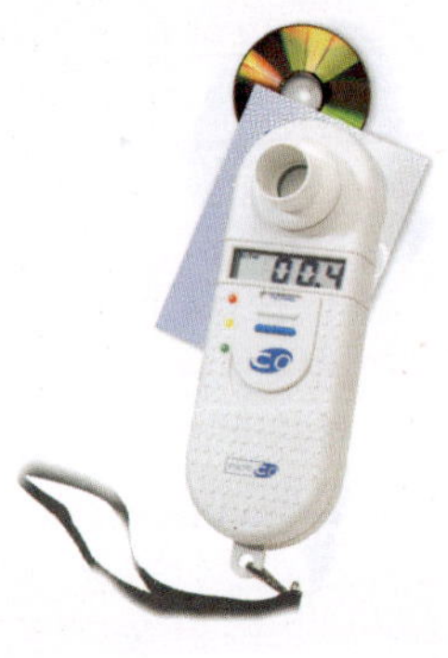

(5)呼氧验烟器：1987年年初，英国研制了一种新器材——呼氧验烟器。它可以

向吸烟者显示每吸一口烟中的一氧化碳含量，如果该含量超标，“呼氧验烟器”上的小球就呈现红色，这样的测试可能会帮助那些吸烟较多的人改“邪”归正。

(6)戒烟烟灰缸：日本青木商会生产出一种会说话的烟灰缸。当吸烟者放烟蒂时，烟灰缸便发话了：“哼，又抽起烟来了。牙上都是烟油，真脏！你是打算早死吧。”德国和美国制成的戒烟烟灰缸，在接触烟蒂时，会散发出一种消除烟瘾的气体，使吸烟者停止吸烟。

(7)戒烟打火机：意大利生产了一种打火机，它每用一次，就会显示出吸烟次数和间隔时间，以此来提醒使用者注意掌握吸烟的数量，从而起到逐渐减量、最终达到戒烟的目的。

(8)戒烟墙纸：在一间普通的房间(居室或会客室)，四周糊上一种有机聚合物制成的色调柔和的墙纸，能发出类似烟草味的化学物质，使得吸烟者吸烟时感觉不出烟味而渐渐地不想吸烟了。

220. 适合戒烟者的营养处方有什么要求？

(1)适当控制碳水化合物的摄入；(2)摄入含维生素高的饮食；(3)热卡摄入：20~25千卡/公斤体重；(4)热量分配：脂肪、碳水化合物、蛋白质。如：主食：全麦面包、各种杂粮等；蔬菜：扁豆、南瓜、花菜、西椰菜、芹菜等；水果：西柚、苹果、香蕉等；鱼及肉类：金枪鱼等。

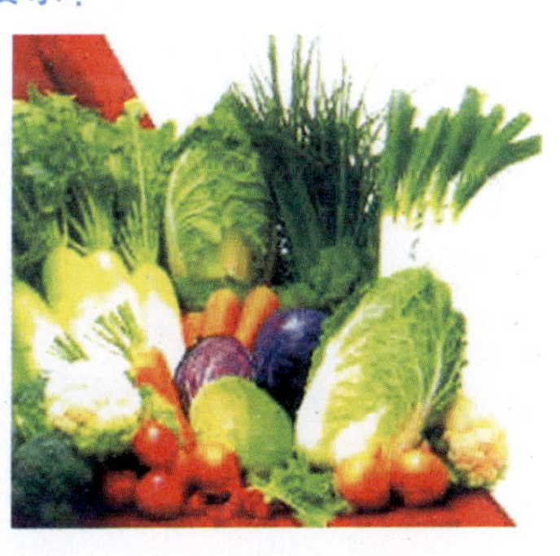

221. 戒烟者为什么需多吃碱性药物？

科研人员发现，烟瘾的产生与体液的酸碱度有关。如果体液偏酸性，口腔、肾脏会加速尼古丁的排泄，导致吸烟者产生吸烟的欲

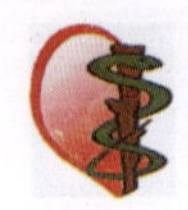

望。由于吸烟者对尼古丁的迅速排泄没有产生强烈的不适感,也就下不了戒烟的决心。吸烟者多吃些碱性食物,使体液偏碱性,可以使其吸烟的欲望逐步减低,最终把烟戒掉,这比其他戒烟方法好。

如何区分食品的酸碱性呢?由于食物的各种成分通过体内代谢过程可不断产生酸和碱,因而可根据其最终代谢产物的性质判定其酸碱性。各种食品的酸碱度一般近于中性。粮食、豆类、肉类、蛋类等食品,在体内氧化分解的最终共同产物是二氧化碳和水,二氧化碳和水结合成碳酸(酸性),所以这类食品为酸性食品;蔬菜、水果中含有较多的有机酸和微量元素,它们在人体内最终代谢产物呈碱性,故这类食品为碱性食品。

222. 鱼类食物能减轻吸烟的损害吗?

吃鱼可以减少吸烟对身体造成的部分损害。因为鱼肉中含有氨基酸,可抑制动脉硬化,减少吸烟者死于心脏病及中风的风险;此外,多进食鱼类食物有助于改善内皮功能。

223. 解烟毒的食物有哪些?

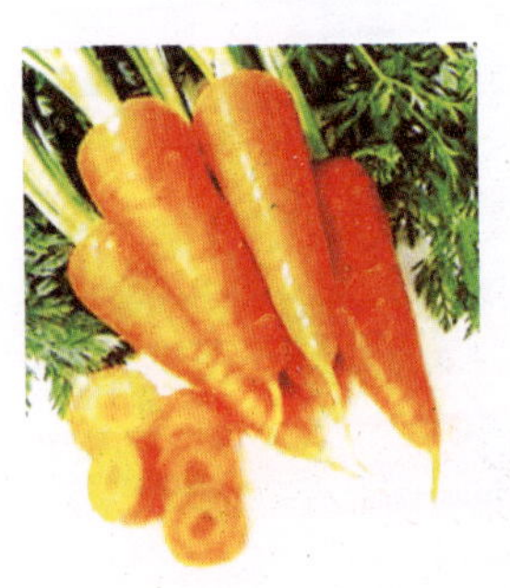

可以帮助解烟毒的食物有:(1)胡萝卜:减少癌症的发病率。(2)荸荠:有清热解毒、抗菌消炎的功效。(3)大白菜:具有清肺利咽、清热解毒的功效。(4)牛奶:可保护气管,并降低某些因素对胃肠的损害。(5)枇杷:对于因经常吸烟所造成的呼吸道黏膜损伤具有保护作用。(6)杏仁:可使吸烟者的肺癌发病率大大降低。

224. 戒烟者应如何科学饮水?

事实证明,水是戒烟的妙药。为了能彻底戒掉吸烟的坏毛病,可以每天早晨提前30分钟起床，慢慢喝上一杯水。每天喝5杯，每次为5分钟。在三次就餐之间，如果感到空腹或想吸烟，就先慢慢地喝上一杯水，这会帮助身体的新陈代谢，不仅可消除空腹感，打消吸烟的念头，还会感到水特别好喝。

225. 戒烟茶有哪些？

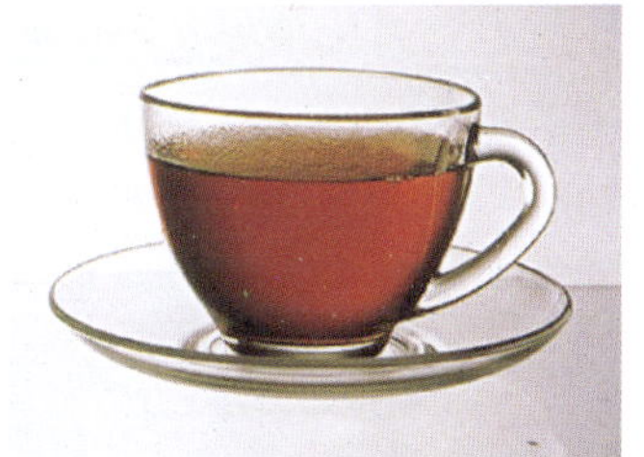

现在戒烟的队伍越来越壮大，戒烟的方法也层出不穷，其中戒烟茶很受欢迎。介绍两种戒烟茶：

偏方一：南瓜藤250克，洗净切碎，捣烂取汁，加红糖适量，开水冲后代茶饮。

偏方二：地龙12克，鱼腥草12克，远志15克，加水500毫升，煎至250毫升，放凉。早晨空腹一次饮下，即可开始戒烟。

226. 戒烟的通常模式是什么？

身处不同阶段的吸烟者对问题的看法和认识是不同的，所以，对不同的吸烟者应采取不同的干预措施。

在戒烟的通常模式中，处于思考前期的人不想戒烟；随着对吸烟危害性认识的增强，吸烟者会进入思考期，这一阶段的吸烟者往往处于进退两难的境地，一方面认识到应该戒烟，另一方面仍与烟难以割舍；经过长期的思考，吸烟者进入准备期，处于准

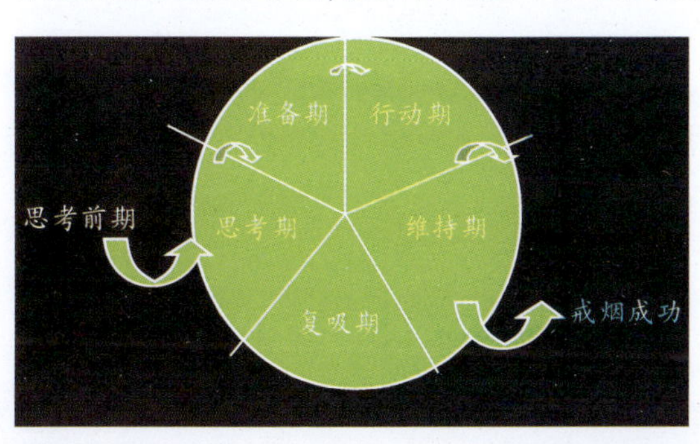

备阶段的人开始计划戒烟；接着他们把戒烟付诸实施，即进入了行动期；紧随着行动期的是维持期，在这一阶段戒烟的行为得到了巩固；如果这种巩固不能维持下去，吸烟者将会进入复吸期，再次回到思考期或思考前期。

227. 如何识别愿意戒烟的吸烟者？

戒烟过程中要对吸烟者吸烟状况进行筛查。医生要在了解吸烟者吸烟状况并对其戒烟愿望进行评估后才能根据吸烟者的具体情况提供合适的治疗方法。以下是识别吸烟状况的简要流程图，主要针对三类人群：(1)愿意戒烟的吸烟者；(2)不愿意戒烟的吸烟者；(3)曾吸烟者。

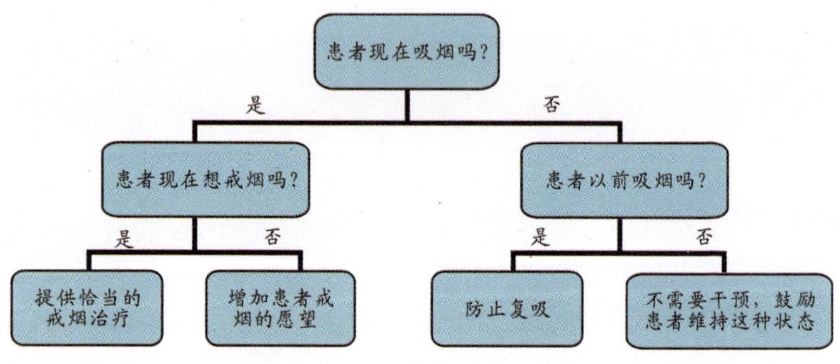

228. 为什么说戒烟者应了解自己的吸烟特点？

为了有效地戒烟，应告知吸烟者关注自己的吸烟行为并进行记录，也就是让吸烟者记吸烟日记。记录吸烟者每次吸烟的时间、吸烟的场所以及吸烟者当时的心情等。至少要连续记录2~3天，最好记录1周。通过观察，吸烟者可以了解自己的“吸烟特点”，即在什么时间和什么场合吸烟。了解这些特点有助于为吸烟者设计出个性化的戒烟方案。

	时　间	地　点	心　情
第一支烟			
第二支烟			
第三支烟			
第四支烟			
第五支烟			

229. 如何计算吸烟指数?

吸烟指数计算方法如下:吸烟指数=每天吸烟支数×吸烟年数。如果每天平均吸 20 支烟,已有 20 年的吸烟史,那么吸烟指数就是 400。如果每天吸 30 支,已有 15 年的吸烟史,吸烟指数就是450。医学家把吸烟指数超过 400 的人列为发生肺癌的"高危险人群"。

230. 如何确定开始戒烟的日期?

对于已经决定戒烟的吸烟者来讲,最重要的一步是选择开始戒烟的日期。确定这个日期前,应该有 1~2 周的准备期,但如果吸烟者想立刻戒烟,也应该尊重其意愿。此外,应考虑以下因素:(1)选择一个吸烟者心理上放松、没有精神或时间压力的时候开始戒烟,例如选择吸烟者的工作负担已经减轻的时候。(2)选择吸烟者不上班的时候开始戒烟(特别是在开始戒烟后大约 1 周的时间里吸烟者可以不上班)。(3)由于饮酒时再次吸烟的危险较大,所以要避免选择饮酒机会较多的日期开始戒烟。这些时间包括年终聚会、新年聚会、欢迎宴会、告别宴会和其他社会活动等。(4)可以选择一个对吸烟者来讲具有特殊意义的日期作为开始戒烟的日期,如自己的生日,或家庭成员的生日、结婚纪念日、世界戒烟日等。

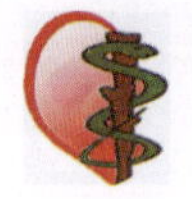

231. 如何创造一个有助于戒烟的环境？

为帮助吸烟者自然地在其生活中不再吸烟，要告知吸烟者如何创造一个较容易戒烟的环境。为开始这项工作，吸烟者应通知配偶、家庭成员、朋友、同事和其他密切接触的人，自己已经戒烟了，使他们明白自己想戒烟的愿望并能够配合。吸烟者应告知家人、朋友、同事等要尽量克制在自己面前吸烟，不要邀请自己外出饮酒。吸烟者应通知周围的人，如果有人也想开始戒烟，可以组成一个戒烟小组，彼此交换信息、互相鼓励。

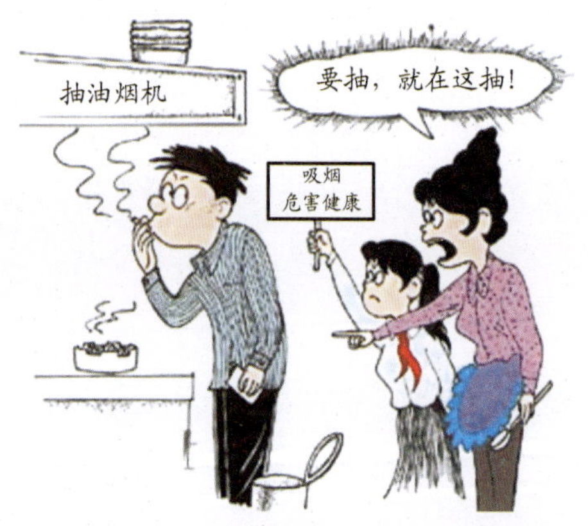

戒烟前应给吸烟者的一些忠告：不要存留卷烟，要将过去烟雾缭绕的环境变成一个干净清新的环境；在过去总是吸烟的地方和场合放置警示牌，如“起床时不要吸烟”、“饭后不要吸烟”等；当特别想吸烟时，试着忍耐几分钟不吸烟，对那些迫不及待要吸烟的人也可以试试想象训练；用烟草替代物来释放压力，因为以往吸烟者的手和嘴每天都会很多次重复吸烟的动作，戒烟之后一般不会立即改掉这个习惯性动作，所以可选择一些替代品来帮助克服，如口香糖、牙签等嘴上的习惯，铅笔、勺子、咖啡搅拌棒等以针对手上的习惯；开始戒烟的前一天，吸烟者要扔掉所有保留的烟草产品、打火机和其他吸烟用具。

232. 如何制订个体化的戒烟方案？

帮助戒烟的第一步是了解吸烟者的吸烟情况，将吸烟者作大致分类。

(1)对于无尼古丁依赖的吸烟者，关键是应用各种方法使其深刻认识烟草危害，因而产生强烈的戒烟动机。在此基础上通过吸烟者的自我约束、阅读戒烟手册来指导戒烟等方法，可使一部分吸烟者戒烟。

(2)对于存在尼古丁依赖性的吸烟者，上述戒烟方法经常难以成功。对这类吸烟者常需使用药物治疗，如尼古丁替代疗法等，使想戒烟者在同自己的吸烟习惯、心理成瘾性作斗争的同时，尽可能减轻生理上的戒断症状。戒烟中逐渐降低所给的尼古丁剂量，从而使戒烟过程顺利完成。

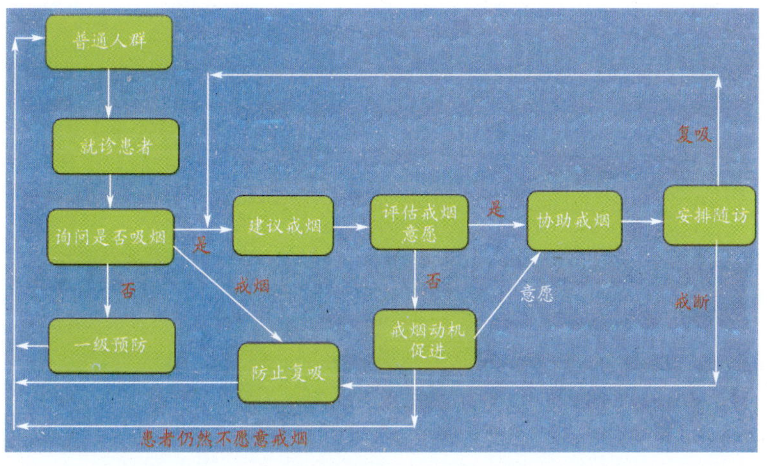

233. 你做好戒烟的准备了吗？

可以通过以下问题得到确认：(1)是要为自己戒烟吗？(2)戒烟是第一优先吗？(3)我是否曾戒过烟？(4)相信吸烟危害健康吗？(5)开始戒烟虽然很难，是否有决心戒烟？(6)家人、同事或朋友愿助一臂之力吗？(7)除了健康的理由，还有其他理由戒烟吗？(8)如果烟瘾复发，会有耐心鼓励自己吗？

准备好后，戒烟就从现在开始。(1)完全停止吸烟。丢掉所有香烟、打火机和其他吸烟用具。在家中和工作中创造一个干净清新的无烟环境。(2)保持充实的生活,包括看电影、锻炼、散步或骑车。避免与香烟有任何接触。(3)坚持戒烟,不定期犒劳自己或者搞一些特殊的庆祝。(4)去看牙医,去除吸烟留下的牙斑,使牙齿保持洁白。(5)寻找香烟的替代品。想吸烟时,做深呼吸。(6)列出想为自己或者其他人买的东西。将戒烟节省下来的钱,去买想买的东西。

234. 如何预测烟瘾?

戒烟后有人仍会有烟瘾,但千万不要让这种短暂的渴望诱使自己去复吸。时刻提醒自己,自己是通过艰苦努力的付出才走到现在。打消"就吸一支烟不会有什么影响"这种念头,如果复吸,戒烟就失败。

当有烟瘾时,问问自己:(1)这是在哪里?什么时候有烟瘾的?(2)和谁在一起?(3)在做什么?(4)当时怎么想的?

烟瘾常常是可以预料的。可以通过预测、然后回避的方式去解决。诀窍就是应了解自己正在受到的诱惑。

235.哪些诱惑可使戒烟者复吸?

诱惑是指促使自己吸烟的感觉和环境,如看电视、喝咖啡或者感觉急躁紧张时。诱惑可以诱使最近已经成功戒烟的人复吸。了解这些常见的诱惑,并知道怎样去抵制诱惑,这是最重要的。列出哪些是自己吸烟的诱惑,如还有其他诱惑应补充。

喝咖啡	喝酒	候车时	在餐馆候餐
工作压力	感到孤独	家庭争吵后	
看电视	电话聊天	读报	
看见其他人吸烟	饱餐之后	会见老板	
打牌	工作间歇	开车	

调查显示,最难以抵制吸烟欲望的地方就是在家里,其次是在

工作单位和社交场合。在吃饭、聚会和喝酒时,特别与一个吸烟者在一起时很容易诱使自己吸烟。诱惑随时随地存在,难以避免。关键是战胜诱惑,不要让诱惑打败自己。想象自己将面对的诱惑并且寻找解决、战胜它们的方法。

236.如何制定一个戒烟总体规划?

在戒烟之前要有所准备。应知道自己为什么要戒烟和怎样去戒烟。当目标明确时,戒烟就很容易做到了。

(1)写下您想戒烟的所有理由。

(2)承诺戒烟。抛弃消极想法,憧憬一下没有香烟的美好生活,注意力不要放在戒烟有多么困难上。

(3)在香烟盒外面缠上一张纸,用橡皮筋捆起来。每次吸烟时,写下时间和当时自己在做什么,当时的感受是什么。然后重新捆在烟盒上。

(4)制订一个戒烟日期。可以是自己的生日、纪念日、假日或其他特殊的日子。如果工作时要大量吸烟,而自己打算在假期戒烟,一定不要让其他事情影响自己的戒烟日期。

(5)关心自身健康。制订一个适度的锻炼计划,多喝水,多休息,避免疲劳。

(6)批评香烟广告。明白它们做广告意在诱惑自己去损害自身和家人的健康。

237. 戒烟的常见理由有哪些?

常见的戒烟理由:(1)吸烟有害健康。(2)二手烟危害家人和同事的健康。(3)想摆脱因吸烟引起的咳嗽。(4)想使自己的生活有节制,不想成为坏习惯的奴隶。(5)不愿在香烟上花钱。(6)想节省时间,吸烟、买烟和点烟会浪费很多时间。(7)在不吸烟者周围吸烟使自己觉得不舒服。(8)吸烟使衣服、口腔和头发带有难闻的气味。

	好处	不利影响	继续吸烟/戒烟的理由
吸烟	例如:减轻压力、有助于思考等	例如:牙齿、手指变黄、全身烟味、口臭、面色晦暗	例如:戒不掉、工作社交需要、习惯等
戒烟	例如:呼吸更顺畅、自信、面容改观、现有疾病减轻、减少对家人的健康损害	例如:烟瘾上来时受不了、可能发胖	例如:已患病、证明自己的意志等

238.不同吸烟者的戒烟理由有何不同?

(1)对无症状吸烟者的戒烟理由:吸烟使人易患各种疾病;吸烟对于家人和周围的人来讲是一件令人讨厌的事;如果戒烟,自己的健康状态将会得到改善;禁烟的场所越来越多;如果戒烟,对食物的味觉和嗅觉会得到改善;如果戒烟,将可能对每件事情都充满信心。

如果吸烟者同时患有高血压和高胆固醇血症,其发生动脉硬化、缺血性心脏病、脑梗死以及其他疾病的风险将增加。如果有癌症或其他吸烟相关疾病家族史的患者吸烟,同类疾病发生的危险将会增加。

(2)对于患有疾病和具有症状的吸烟者的戒烟理由:出现的下列症状都可能与吸烟有关:咳嗽和黏痰、呼吸短促、脸色差、清晨虚弱、刷牙时感觉恶心、胃痛、食欲下降等。

(3)对于年轻吸烟者的戒烟理由:现在的年龄戒烟比较容易;吸烟使呼吸和衣服的味道难闻,使牙齿变黄;吸烟要花钱;吸烟对运动能力有影响;吸烟不再被社会所接受。

(4)对于怀孕女性吸烟者的戒烟理由:吸烟会减轻胎儿体重;吸烟可能导致流产、早产或死胎;吸烟增加婴儿猝死综合征的发生率。

(5)有未成年孩子的吸烟家长的戒烟理由:吸烟能增加孩子呼

吸道感染(肺炎、支气管炎等)的几率;吸烟为您的孩子树立了不良榜样;停止吸烟有助于改善家庭成员的健康状态。

(6)老年吸烟者的戒烟理由:即使这个年龄,戒烟也可以减少缺血性心脏病、癌症等疾病的发生率;如果戒烟,呼吸中的烟草味道将会消失,孙子辈可能会更愿意和自己玩。

(7)女性吸烟者的戒烟理由:吸烟刺激皮肤使皱纹增加;如果戒烟,皮肤将会变好;吸烟可加速骨质疏松;吸烟可引起不孕。

239. 签一份戒烟协议书有必要吗?

建议吸烟者与自己签一份戒烟协议,并留一份给支持者,这样不仅可以获得他人的鼓励和帮助,还可以使自己处于督促之下,使戒烟更容易成功。

我与自己签定的戒烟协议书
我向自己承诺完全戒烟
从
__(年)_(月)___(日)开始

承诺人签名 ______________
保存人签名 ______________

240. 如何写戒烟日记?

记录每次吸烟的时间、场所、情形,以及吸烟的心情、想吸烟的程度。可采用以下格式:

烟的数量	时间	场所	情形	心情 *	想吸烟的程度 **	如何抵制
第 1 支烟						
第 2 支烟						
第 3 支烟						
第 4 支烟						
第 5 支烟						
第 6 支烟						
第 7 支烟						
第 8 支烟						
第 9 支烟						
第 10 支烟						

日期：

最想吸烟的情形：

在这些情形下最有效的抵制策略：

* 心情：平淡，焦虑，紧张，生气，消沉，高兴，轻松，疲劳，无聊

** 想吸烟的程度：没有=0，很弱=1，中等=2，强=3，非常强=4

241. 哪几类人群需及早戒烟？

(1)希望要孩子的夫妇需及早戒烟：近来，越来越多的证据表明，吸烟损害女性生育能力，对男性生殖功能也有多方面的有害影响。与非吸烟者相比，吸烟的妇女需要更长的时间才能怀孕。主动吸烟和受孕延迟之间的相关性有统计学意义，尤其是超过 12 个月仍不受孕时。男性伴侣吸烟严重和吸入二手烟也与受孕延迟有关，而且不孕治疗成功的可能更小，这与吸烟对卵巢产生的有害影响有关。

(2)准妈妈和准爸爸也需戒烟：吸烟的妇女不仅受孕比较困难，而且因吸烟的并发症而导致那些好不容易怀孕的妇女发生妊娠终止的几率也比较大。孕期吸烟的妇女流产的风险显著升高，出现羊膜早破和累及胎盘等并发症的几率也较高，可引起早产和其

他问题。

孕期吸烟对胎儿有害,甚至可产生致命性(如流产)的影响。孕期吸烟的母亲出生的婴儿体重普遍偏低，这是因为烟草烟雾中的尼古丁能收缩脐带和子宫的血管,减少向胎儿的氧传递,导致低出生体重。低出生体重是婴儿死亡的一个主要原因。

吸烟对孕期胎儿的有害影响能从婴儿期延续到儿童期。孕期及分娩后吸烟的母亲所产婴儿死于婴儿猝死综合征的风险升高3~4倍。对于孕期不吸烟的母亲所产婴儿,二手烟暴露也会导致出生后婴儿猝死综合征风险加倍。

(3)心脑血管疾病患者应及早告别尼古丁:调查显示,中国人对吸烟与心脑血管病间的关系普遍缺乏认识，只有不到30%的人知道吸烟会更容易引发心脑血管疾病。研究结果表明，亚洲人群中,吸烟与冠心病风险密切相关,它会使冠心病人死亡的风险平均增加76%;吸烟还使缺血性脑卒中的相对危险增加90%;使猝死的相对危险增加3倍以上。心脑血管病人抽烟就等于在追逐死亡。

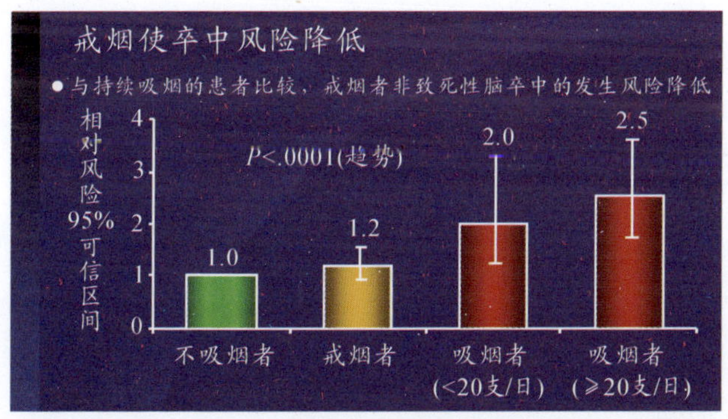

(4)呼吸系统疾病患者更需戒烟:烟草烟雾对气道的损害与多种肺部疾病的发生有关。吸烟引起的非癌症性肺部疾病主要是慢性阻塞性肺病,包括慢性支气管炎、肺气肿、哮喘、呼吸性细支气管炎、社区获得性肺炎和多种类型的间质性肺病。

烟草烟雾会损害肺部的结构完整性。烟草烟雾能破坏肺部的胶原(collagen),而胶原破坏是烟草相关的肺部炎症和破坏进程开始的一个关键步骤,最终导致肺气肿的发生。对于已经有呼吸系统疾病的患者来说,继续吸烟无疑是火上浇油。

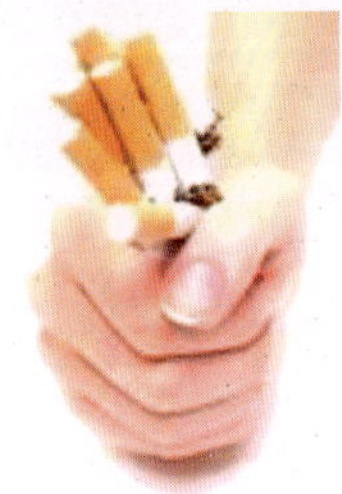

(5)癌症患者更需戒烟:许多人谈癌色变,却不知道手中的香烟就是致癌的罪魁祸首。吸烟是约 90%肺癌的直接原因,而在中国,肺癌是男性和女性癌症死亡的首要原因。吸烟也与很多其他类型癌症发生有关,包括口腔癌、喉癌、食道癌、胰腺癌、膀胱癌、胃癌和女性的子宫颈癌。因此,癌症患者及其家人必须将远离香烟及二手烟提高到珍惜生命的高度来看待。

242. 女性如何戒烟?

戒过烟的人都说戒烟难,虽说吃了戒烟糖、买了戒烟烟嘴,但心里堵得慌,总想吸最后一支,结果完不成戒烟计划。

女性戒烟应注意四大要点:

(1)心情苦闷、感觉压力大的时候找朋友倾诉,通过运动、逛街、聊天的方式发泄出来,尽量建立无烟的氛围。

(2)养成良好的作息时间,尽量把工作安排在白天,不熬夜。

(3)戒掉不良的生活习惯,如通宵打麻将、打牌、玩乐,这些氛围往往是抽烟的最佳场所。

(4)使用药物帮助,如戒烟口香糖、零食等代替吸烟。

以下是教女性如何戒烟的一些方法:

(1)做个一周计划,安排时间表,不留一秒钟给自己吸烟。

(2)把所有的烟都扔掉,但如果你不喜欢谁,就送给他。

(3)每天清晨对自己说:我讨厌香烟,我憎恨香烟。

(4)学一套健身操,想抽烟时蹦蹦跳跳出一身大汗。

(5)看书。挑选一些激励女性成功的书籍或情节动人的小说。

(6)泡一杯蜂蜜水或红枣桂圆茶,时时告诫自己,女人的身体是要细致保养的。

(7)去美容院做美容,与其他女士交流美容心得。

(8)整理衣柜。把闲置已久的衣服套在身上,感觉一下。

(9)计算一下:一包烟=?,一条烟=?,十条烟就是一套名款套装、一条镶宝石的白金项链!

(10)把以前买烟的钱捐赠给贫困地区的女孩子读书。

(11)订阅一些格调高雅、装帧漂亮的时装杂志和女性刊物。

(12)养几盆爽心悦目的花,浇浇水、剪剪枝。

(13)约上女友去逛街,尽情试穿各款服装。

(14)练习插花技艺。

(15)打扫房间,让自己的小天地整洁清爽。

(16)买点自己平时爱吃的零食,多吃水果。

(17)对周围朋友说:"我戒烟了。"让他们做戒烟的见证人。

(18)看见吸烟的人,便在心里说:"傻瓜,你在慢性自杀。"

(19)如果有人递烟,就告诉他你跟人打赌了,若再吸一支烟就得从8楼跳下去。

(20)夸奖自己:我真有毅力,连烟都戒了。没有我干不成的事!

(21)常回家看看,把买烟的钱买点礼物孝敬父母。

243. 什么是戒烟5A?

对于愿意戒烟的吸烟者采用5A法进行治疗,即"询问烟草应用情况(ask)、建议戒烟(advice)、评估尝试戒烟的意愿(assess)、帮助制定戒烟计划(assist)和安排随访(arrange)"。

(1)询问烟草应用情况:询问患者的吸烟情况,了解吸烟史、吸烟行为及家庭和社会因素,将吸烟情况记录表作为病例首页的一部分,并注意保证记录随时更新。

(2)建议戒烟：用明确、坚定的口气及个性化的方式建议吸烟者必须戒烟，对病人吸烟行为给予同情、关怀、鼓励与安慰(如鼓励戒烟、安慰挫折感等)，给病人一张纸片，列出其必须戒烟的理由，建议病人签戒烟志愿书。

VITAL SIGNS
Blood Pressure:
Weight:
Pulse:
Temperature:
Respiratory Rate:
Tobacco Use: Current Former Never
(circle one)
*Alternatives to expanding the vital signs are to place tobacco-use status stickers on all patient charts or to indicate tobacco use status using electronic medical records or computer reminder systems.

(3)评估尝试戒烟的意愿：评估成瘾的程度，以决定介入的模式(如用药与否)，评估提升戒烟动机的方法：如将吸烟与来门诊求医的症状联系，强化其意愿等。

(4)帮助制定戒烟计划：解释戒烟成功的要素，说明医护人员会全力支持配合；帮助制订开始戒烟的日期；开处方药物及说明如何正确用药；预防戒断的症状，提供专业的咨询及家人的关怀；当一种方法遭遇困难时提供其他方法或建议。

(5)安排随访：目标戒烟日第1周随访很重要，前3周每周1次，后1月1次，可采用面对面或电话随访等方式，内容包括：祝贺成功、回顾犯错情景以防戒断时再犯、提前预防复吸挑战、评估药效、给予更多强化治疗、追踪是否有戒断症状出现等等。

244. 什么是戒烟5R?

对于不愿意戒烟的吸烟者，可采用5R法增强戒烟动机，即相关(relevance)、风险(risks)、益处(rewards)、障碍(roadblocks)、重复(repetition)。

(1)相关：要尽量帮助吸烟者懂得戒烟是与个人密切相关的事。如果能结合吸烟者的患病状态、患病危险性、家庭或社会情况(如家里有小孩)、健康问题、年龄、性别及其他重要问题(如以往的戒烟经验、个人造成的戒烟障碍等),效果会更好。

(2)风险:应让吸烟者知道吸烟对其本人可能造成的短期或长期负面影响以及吸烟的环境危害。可以提醒并强调与吸烟者本人具体情况相关的风险,并着重强调吸低焦油、低尼古丁的卷烟或其他形式的烟草(如无烟的烟草、雪茄和烟斗)并不能减少这些风险。

(3)益处:应当让吸烟者认识戒烟的潜在益处,并说明和强调那些与吸烟者最可能相关的益处,如促进健康、增加食欲、改善体味、节约金钱、良好的自我感觉,以及家里、汽车内和衣服上气味更清新,呼吸也感到更清新,为孩子树立一个好榜样、养育更健康的婴儿和孩子、不再担心吸烟会影响其他人,身体感觉更舒服,在体育活动中表现更出色,减少皮肤皱纹及皮肤老化等。

(4)障碍:医生应告知吸烟者在戒烟过程中可能遇到的障碍及挫折,并告知其如何处理。

(5)重复:每遇到不愿意戒烟的吸烟者,都应重复上述干预措施。对于曾经在戒烟尝试中失败的吸烟者,要告知他们大多数人都是在经历过多次戒烟尝试后才成功戒烟的。

245. 如何帮助有戒烟意愿者戒烟?

对有戒烟意愿的吸烟者可提供以下帮助:

(1)帮助吸烟者树立正确的理念;

(2)审查戒烟的理由;

(3)让吸烟者观察自己的吸烟类型;

(4)确定开始戒烟的日期;

(5)创造一个有助于吸烟者戒烟的环境;

(6)帮助其回顾以往的戒烟经历,做好可能出现挑战的准备;

(7)帮助其签一份戒烟协议；

(8)帮助其选择适当的戒烟方法；

(9)鼓励其使用戒烟药物；

(10)帮助其控制持续的吸烟欲望；

(11)帮助处理戒断症状；

(12)帮助其进行自我鼓励，向其提供辅助材料、提供电话咨询等等。

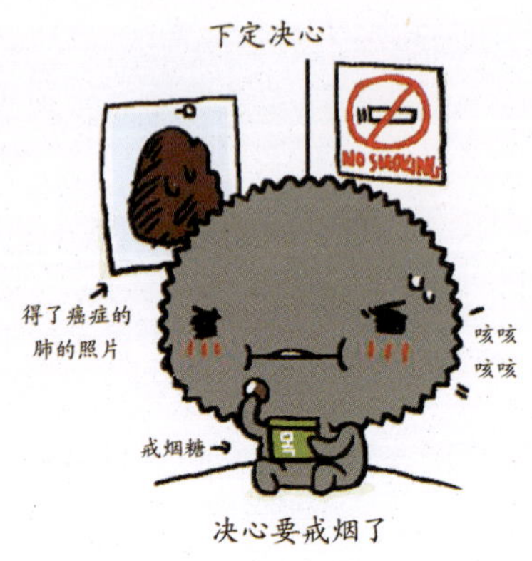

246. 明确吸烟者戒烟意愿有什么意义？

了解吸烟者是否决心戒烟，强化吸烟者的戒烟意识是十分重要。可以询问以下问题："您希望尝试一下戒烟吗？"或"对于戒烟这一问题，您有什么想法？"对于那些已经决定戒烟的吸烟者，可以帮助其戒烟，对吸烟者的戒烟努力提供具体的支持。另一方面，对于那些还没有决定戒烟的吸烟者，不能强迫其戒烟，应提供动机干预(详见5R方法)，在此过程中要避免争论。

247. 如何强化个体的戒烟意识？

强化吸烟者的戒烟意识，就是要用一种清晰的、强烈的、个性化的方式，劝说每一位吸烟者戒烟。

(1)告诉吸烟者"毫不犹豫地"戒烟！应该以清楚的言语告诉吸烟者戒烟以及戒烟的时间。例如：从现在就应该开始戒烟，要完全戒掉，而不能只是减少吸烟的量。

(2) 强调戒烟的重要性！吸烟不仅是一个最能有效预防的病因，而且也是影响疾病预后的主要因素。应该与吸烟者交流戒烟的重要性。例如：戒烟是恢复健康最重要的一步。

(3)告知吸烟者为什么要戒烟！结合吸烟者的病史和症状，以及被动吸烟对吸烟者孩子和家庭的危害等，告知吸烟者为什么应该戒烟。例如：如果吸烟者患有除烟草之外无其他原因可解释的慢性咳嗽，则应告诉吸烟者，“我认为咳嗽是吸烟所致。如果戒烟，咳嗽将会得到改善”。

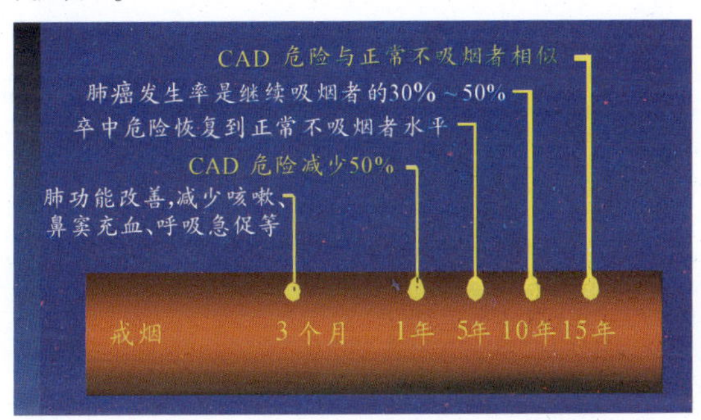

248. 如何对戒烟者进行随访？

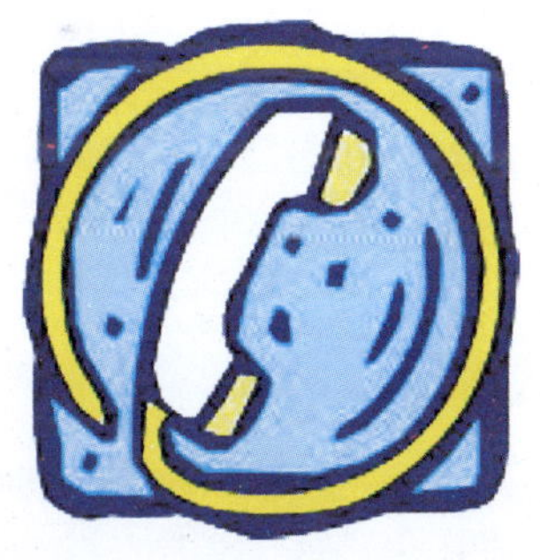

吸烟者开始戒烟后，应安排长期随访，随访时间至少6个月。近期的随访应频繁，安排在戒烟日之后的第1周、第2周和第1个月内，总共随访次数不应少于6次。可以要求戒烟者到戒烟门诊复诊，或通过电话了解其戒烟情况。在随访时，应鼓励每个戒烟者就以下问题进行主动讨论：

(1)戒烟者是否从戒烟中获得了益处，获得了什么益处，如咳嗽症状减轻、形象改善、自信心增强等；

(2)在戒烟方面取得了哪些成绩，如从戒烟日起完全没有吸烟、戒断症状明显减轻、自己总结的一些戒烟经验等等；

(3)在戒烟过程中遇到了哪些困难(如烦躁、精神不集中、体重

增加等),如何解决这些困难;

(4)戒烟药物的效果和存在的问题;

(5)在今后可能遇到的困难,如不可避免的吸烟诱惑、戒烟意识的松懈等。

249. 如何控制吸烟者持续吸烟的欲望?

吸烟者开始戒烟后将会持续经历强烈的烟瘾。口腔内会感觉空荡荡的,手也会感觉被忽视,而且在大脑还未开始思维之前,手就伸向了卷烟。在这种情况下,需要告知吸烟者控制这种持续的吸烟愿望的方法,包括:

(1)改变吸烟者的行为类型:要改变与吸烟密切相关的吸烟者的生活行为。例如:清晨改变吸烟者的行为顺序,洗漱、吃早饭等;让吸烟者不喝咖啡或酒精饮料;饭后迅速从座位上起来等。

(2)改善吸烟者的环境:要改变那种能为吸烟者提供吸烟机会的环境,以防止怂恿吸烟者吸烟的情况出现。例如:扔掉所有烟草制品、打火机、烟灰缸和其他吸烟用品;远离吸烟者;避免停留在很有可能使吸烟者想吸烟的地方,如避免到酒吧之类的地方。

(3)建立一些补偿行为:吸烟者可以借用一些烟草替代物,例如饮水或茶、咀嚼干海藻或无糖口香糖、进行深呼吸、刷牙、散步等。告诉吸烟者可选择一种或几种对自己有效的方法,以便能够应付持续的吸烟欲望。

250. 什么是戒烟后复吸?

复吸是在戒烟者身上常出现的现象,是尼古丁依赖的特性,不能完全靠个人的毅力解决，长期吸烟者凭个人努力戒断者仅3%~5%，大部分复吸发生在前8天。

能增加复吸危险的环境因素包括缺少支持，心情不好、忧郁，戒断状态太强或太长，伴随空虚感，缺乏好朋友，或者过度自信，伴随体重增加等。

251. 如何应对那些能增加复吸危险的环境因素？

(1)缺少支持：可约定门诊见面或电话访问帮助吸烟者在他的周围寻得支持，或转诊到特别戒烟门诊。

(2)心情不好、忧郁时，应给予鼓励，开适当的治疗药物，加强戒烟前的心理准备。

(3)戒断症状太强或太长：继续给予咨询，分析症状的来源，延长药物使用的期间，视情况许可，考虑加药物来减少症状。

(4)空虚感，缺少好朋友：安慰吸烟者，告之有此种感觉属常见，也是自然反应，建议自我奖赏的活动，将好朋友及快乐时光与戒烟分隔，切忌让戒烟者偶尔吸一口。

(5)过度自信：强调即使吸一二口，也会增加烟瘾，戒烟的努力会遭遇到困难和挫折，容易复吸。

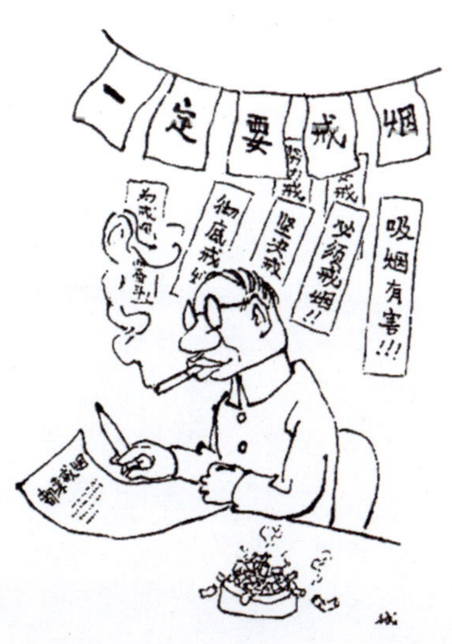

(6)体重增加：建议开始有规律的运动，饮食正常化，不要太过节食；体重增加是正常现象，也不会太严重，用特选药物减缓体重增加。

(7)精神萎靡不振或时常感到饥饿：应给予安慰，要进一步调查吸烟者确实没有沉溺于周期性的吸烟,建议自我奖励,强调开始吸烟(即使只是闻一下)也将增加吸烟的欲望,使戒烟变得更困难。

252. 应对复吸的实用处理方法有哪些?

(1)预测诱惑,提前应对。与诱惑斗争,只有有所准备时才能战胜它们。

(2)保持忙碌。如编织、做针线活、玩单人跳棋、猜字谜、搞园艺、做家务、修剪指甲、写信或者烹饪等等。

(3)使用香烟替代物。咀嚼无糖口香糖、嚼胡萝卜、吃泡菜、嗑瓜子、吃需要剥皮的水果或者芹菜、吮吸麦秆或者牙签等等针对嘴上的习惯。

(4)参加使吸烟变得困难的一些活动。如洗澡、园艺、洗车、做家务、遛狗等等。

(5)制定一个锻炼计划。如游泳、慢跑、骑车、参加有氧健身、打羽毛球、乒乓球或者网球等等。充分运动,适当休息。经常锻炼和对健康的关注将使自己的感觉和看上去气色更好。

(6)改变您原有的习惯。

①如果总是在喝咖啡时吸烟,那就尝试改为喝茶。经常在晚餐后吸烟的人,最好晚餐后去刷牙、洗碗、散步或者遛狗。

②如果喜欢在看喜爱的电视节目时吸烟, 那么尽量避免这些环境。

③如果喜欢在开车时吸烟,那么就改乘公交车。

④经常去参与有意义、高兴和重要的活动。

⑤增加一些自己喜爱且较为激烈的日常活动。

(7)选择无烟环境。享受户外活动或者去禁止吸烟的场所,如图书馆、博物馆、电影院、商店或者教堂。去餐馆吃饭,尽量选择坐在餐馆的无烟区。

(8)避免接触吸烟者。将不吸烟的朋友列在一个单子上,然后尽可能与他们交往。如果您将要去可能诱惑您吸烟的地方聚会、参加晚宴,也要坚持与不吸烟者在一起。

(9)多喝水和果汁。不要喝酒、咖啡或者其他易诱使您吸烟的饮料。最好用带有吸管的高脚杯来喝果汁、苏打水或者矿泉水。

(10)保持口腔的清新和清洁。一天中多次刷牙或者漱口。

(11)经常回顾戒烟的理由,并坚信这些理由。

253. 心理治疗对复吸有用吗?

心理治疗对复吸有用。治疗烟瘾有很多心理治疗的方法,包括:

(1)寻求社会支持。告诉亲朋好友关于自己的戒烟承诺,请他们给予帮助。当有烟瘾时他们可给予帮助和同情。告诉他们不要提供香烟。一定要告诉最亲近的朋友,如自己出现因戒烟而焦虑时应给予支持和安慰。当觉得孤独或有烟瘾时,打电话给朋友,和朋友一起制订计划以记录和监督戒烟的进展。

(2)积极思考。杜绝“现在就吸一支烟,以后再也不吸了”的想法。时刻提醒自己已经为此付出了很多努力。多想一些有关不吸烟的好处(气色好、胃口好、没有吸烟引起的咳嗽、牙齿变白等)。

(3)认识到吸烟容易戒烟难。一个刚开始戒烟的人往往会感到焦虑不安,会想“我需要一支烟使我平静下来”。如果有类似的想法,千万要杜绝。有很多更好的方式可使自己放松。

(4)学会快速完全地放松。使用放松技巧,如做深呼吸。做一个长而深的吸气,数到10然后呼气。看看自己感到放松了吗?分散注意力是另一种缓解紧张的方式。可以占用20分钟的时间,1天2次。闭上眼睛,放松全身肌肉,并集中在一个单词上(也可以数数字或默念一个单词,如“镇静”)。或者去一个使人心旷神怡的地方,远离喧嚣,思想集中在平静的景象或什么都不想。

(5)奖励自己。每天要为自己没有吸烟而给予祝贺。提醒自己要遵守不吸烟的承诺。坚持1周奖励自己1次,以增加戒烟的成就感。买一些东西(如一张 CD)、周末睡个懒觉等。计算一个月或者半年，因戒烟您能节省多少钱，计划用这些钱买一些需要的特殊东西，作为长期奖励。

254. 如果复吸了应该怎么办?

如果复吸了，应该做以下几项工作：

(1)认识已有的过失。所谓的过失，是指曾吸 1 支或 2 支香烟，但这并不意味着戒烟失败。现在要做的是远离香烟。

(2)不要责备自己。一个过失不代表结束。这不是失败的表现，没有理由因此感到愧疚。告诉自己能戒烟，并且坚信自己能持续下去。

(3)识别诱惑。知道什么诱惑可诱发烟瘾，设想当下一次出现这种诱惑时该如何处理。

(4)了解并且利用不同的解决方法。当处在吸烟高危环境时，将怎样应对?研究表明，有准备的人比无准备的人更容易抵御吸烟的诱惑。

(5)签订保证书。签订的保证书将时刻提醒自己已作出戒烟的承诺，这是决心改掉坏习惯的证据。

255. 如何对待复吸人群?

吸烟者戒烟时，其吸烟的冲动并没有消失。经常可以看到，正在戒烟的人与同事饮酒时，当被问到是否想“抽一根烟”时，他们的手就已经下意识地伸出去接烟了。因为有些人很难抵御烟的诱惑，所以要求吸烟者观察自己的吸烟习惯，要告诉吸烟者事先准备好有针对性的对抗措施，以应

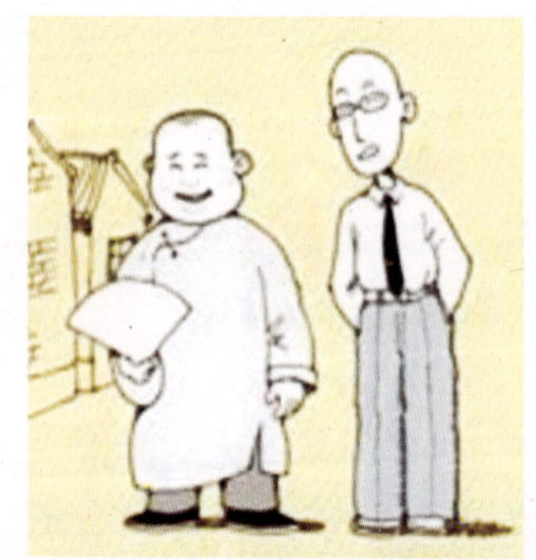

对可能再次吸烟的情况。可能再次吸烟的危险情况包括：当吸烟者在工作和人际关系方面感觉不安时；心情抑郁时；外出饮酒时；戒烟者看到有人正在吸烟时。

256. 什么是防止复吸的初级方案和规范方案？

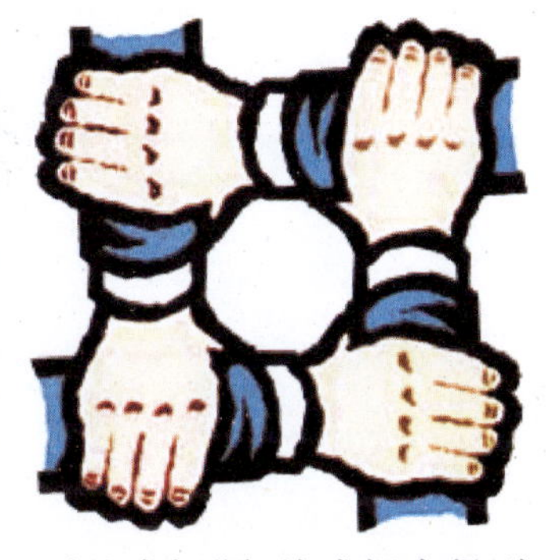

(1)防止复吸的初级方案。每一次与最近刚戒烟成功的人见面时，都需要实施这些干预。对于每一个不再复吸的前吸烟者，都要表示祝贺并给予强烈的支持，从而使其完全抵制吸烟。对于一个最近刚戒烟的吸烟者，可使用设计好的一些开放式提问来维持戒烟状态（如戒烟对你有何益处？）。医生应当鼓励吸烟者积极讨论以下几个问题：从戒烟中得到的好处，包括潜在的健康方面的好处；在戒烟中取得的成功经验，如完全停止吸烟的时间、戒断症状的减轻等；所遇到的或预料到的妨碍戒烟的问题，如压抑、体重增加、酗酒或家庭内其他人吸烟等。

(2)防止复吸的规范方案。在实施防止复吸的规范方案期间，吸烟者需要识别那些可能不利于自己成功戒烟的因素。可能报告的问题包括：缺少支持；心情不好或忧郁；强烈或持续的戒断症状；体重增加；精神萎靡不振或时常感到饥饿等，戒烟者应了解可采取的相应对策。

戒烟后预防复发是戒烟最大的挑战。除识别那些可能不利于成功戒烟的因素外，还要以治疗慢性病的心态来治疗戒烟，否则会降低治疗戒烟者的热忱，使吸烟者对戒烟绝望，甚至望而却步。可建立戒烟咨询热线，回答关于戒断症状的相关问题、药物治疗的副作用并讨论临床症状。也可考虑长时间或联合用药，缓解那些突出的或持续时间过长的戒断症状。

257. 什么是尼古丁戒断症状？

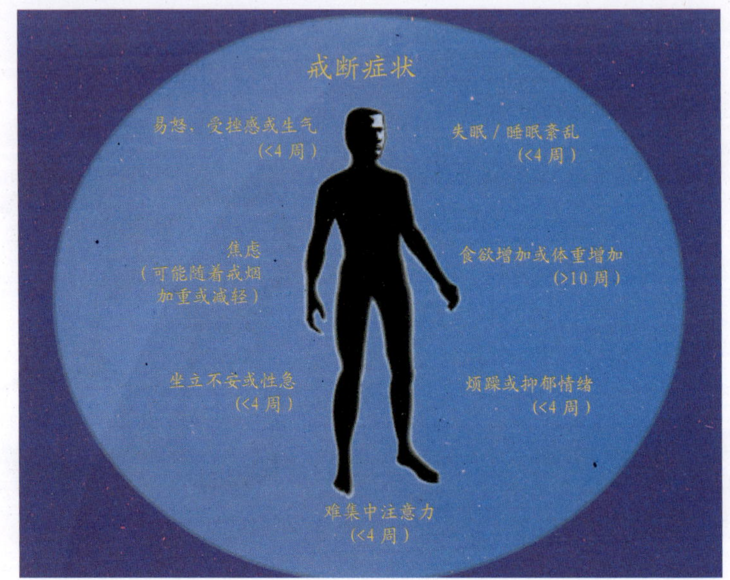

尼古丁戒断症状(戒断症状群)是指戒烟后血液中尼古丁浓度降低,加上心理上和行为习惯改变的原因,会出现渴望吸烟、头晕目眩、胃部不适、便秘、紧张、易激惹、注意力不能集中、抑郁及失眠等症状。

258. 尼古丁戒断症状的诊断标准是什么？

当体内尼古丁浓度下降到低于某一阈值时,便会产生“戒断症候群”,这些症状常和尼古丁的原始药理作用相反。戒断症状的程度因人而异。诊断标准包括:(1)至少数周内每日使用尼古丁;(2)突然停止或减少尼古丁用量，于 24 小时内产生下列病征至少 4 项:①渴求尼古丁;②烦躁易怒、挫折愤怒、坐立不安;③焦虑、忧郁、情绪低落;④无法集中注意力;⑤不能静止;⑥心率变慢;⑦食欲增加或体重增加。

尼古丁戒断症状常在成瘾的吸烟者停止吸烟或减少吸烟后数小时内开始出现，48~72 小时后达到最明显的程度，以后的 3~4 周内，整个戒断症状逐渐消失，但想吸烟的念头可持续 3~6 个月，这些症状会造成吸烟者社交职业或其他功能障碍。

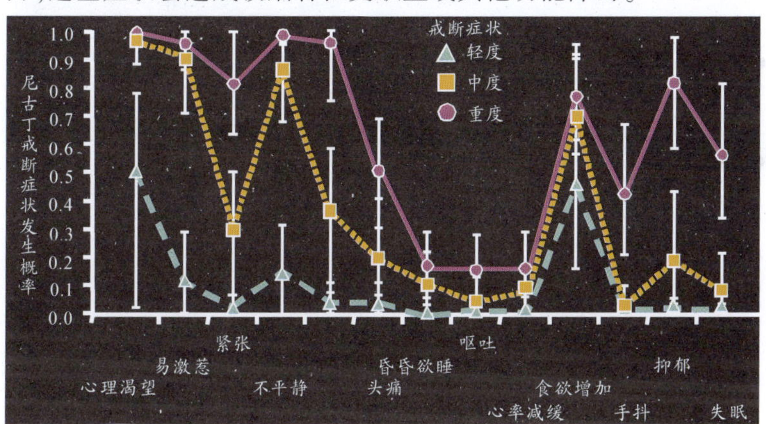

259. 如何减轻和消除尼古丁的戒断症候群?

要减轻尼古丁的戒断症状，必须在戒烟初期避免体内尼古丁突然中断。临床上是以低剂量的尼古丁药物，来取代香烟中的高剂量尼古丁，使体内尼古丁浓度不至于下降过快。尼古丁替代疗法在治疗期间必须逐步减少给药剂量，使体内尼古丁浓度慢慢降低，只要顺利地进行下去，所有不舒服的戒断症候群便会逐渐消失，取而代之的是停止吸烟的舒适与成就感。

消除戒断症状的方法有：(1)肌肉放松、缓慢呼吸；(2)冥想的技巧；(3)低热量饮食、多吃蔬菜水果、喝天然果汁；(4)喝水、嚼冰块、嚼口香糖，转移注意力；(5)适当的运动、散步；(6)洗个舒服的澡；(7)保持良好的睡眠习惯；(8)做事的步调放慢、分清事情的缓急轻重，按部就班去做；(9)加强自我肯定；(10)适当使用抗抑郁药物。

260. 常见戒断症状的处理方法有哪些？

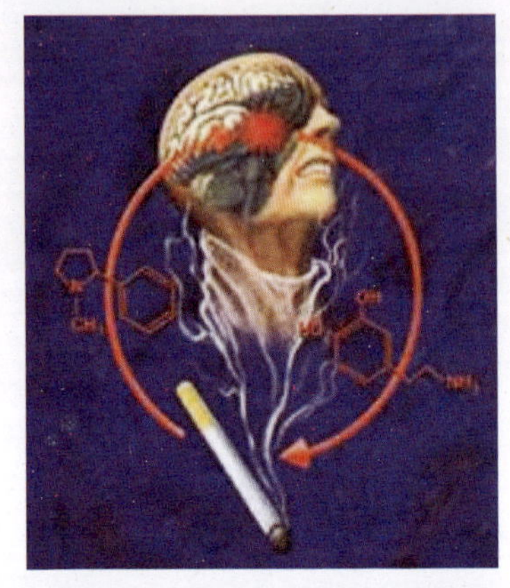

常见的戒断症状及其处理方法如下：

(1)“一直有吸烟的欲望”：可饮水、喝茶，或咀嚼干海藻、无糖口香糖，可能有效。

(2)“感觉易激动，不能平静”：鼓励吸烟者慢慢地深呼吸，感觉紧张的肌肉渐渐松弛；散步或适度锻炼这些补偿行为也可能有效。

(3)“不能够集中精力”：在开始戒烟后让吸烟者减少工作负担1周，以便释放压力。

(4)“头疼”：嘱吸烟者做深呼吸，并在睡觉时抬高双下肢。

(5)“感觉身体疲乏，而且总想睡觉”：让吸烟者得到充足的睡眠，并且建议吸烟者午睡、适度锻炼、洗热水澡、用干或湿毛巾擦拭全身。

(6)“不能睡觉”：告知吸烟者避免饮用含咖啡因的饮料，适度锻炼，用温水洗澡。

(7)“开始便秘了”：嘱吸烟者大量饮水。

(8)“总想吃东西”：可以多吃一些蔬菜水果进行替代，多喝水，但不要吃巧克力等高能量的零食，以防发胖。

261. 如何应对戒烟初期的戒断症状？

戒烟初期可能会感到头晕、头痛、咳嗽、口腔及喉部干渴、胃部不适、便秘……

应对方法：(1)放松自己；(2)多饮冰水及果汁；(3)吮没有糖分的喉糖；(4)多吃蔬果、五谷等食物；(5)多做运动及用温水沐浴；

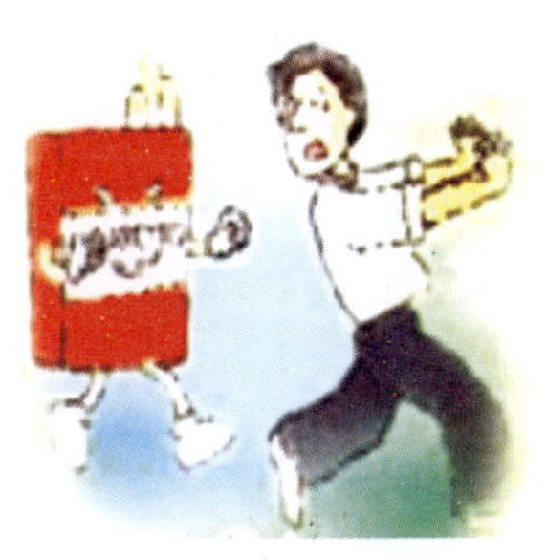

(6)戒烟2周后,常会出现烦躁、心悸、头痛、痰多等诸多不适症状,鱼腥草汤可缓解这些状况。药方组成:鱼腥草30克,地龙、远志各15克,藿香、薄荷、甘草各10克;体虚者,方中再加人参5克。水煎服,每日1剂,分3次,可连续服用7~10天。方中鱼腥草能清热解毒,加之浓烈鱼腥味,服后可产生恶心感觉,会使人不再想抽烟,是方中主药;配以地龙,能泻热、止痛、除烦;远志安神、祛痰;藿香化湿和中、止呕;薄荷清利头目、利咽;人参扶正、宁心。该方对戒烟后产生的戒断症状有一定的缓解作用,可作为戒烟的辅助手段。

262. 如何度过戒烟最难熬的前5天?

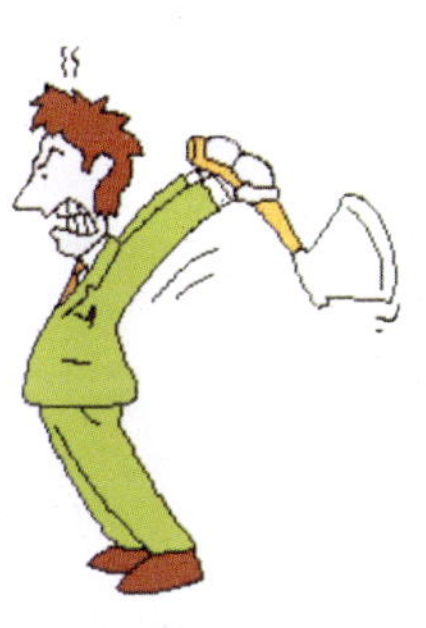

戒烟的前5天最难熬,以下方法对此有帮助:

(1)两餐之间喝6~8杯水,促使尼古丁排出体外。

(2)每天洗温水浴,忍不住烟瘾时可立即淋浴。

(3)在戒烟的前5日要充分休息,生活要有规律。

(4)饭后到户外散步,做深呼吸15~30分钟。

(5)不可喝刺激性饮料,改喝牛奶、新鲜果汁和谷类饮料。

(6)要尽量避免吃家禽类食物、油炸食物、糖果和甜点。

(7)可吃多种维生素B,能安定神经、减少尼古丁。

263. 如何维持戒烟成绩?

过了最初5天,可按下列方法保持戒烟“战绩”:(1)饭后刷牙漱口,穿干净没烟味的衣服。(2)用钢笔或铅笔取代手持烟的习惯动作。(3)将大部分时间用在看报纸、书刊杂志、种花或工作学习上。(4)避免去酒吧或赴宴,避免与吸烟者在一起。

264. 如何应对烟瘾发作?

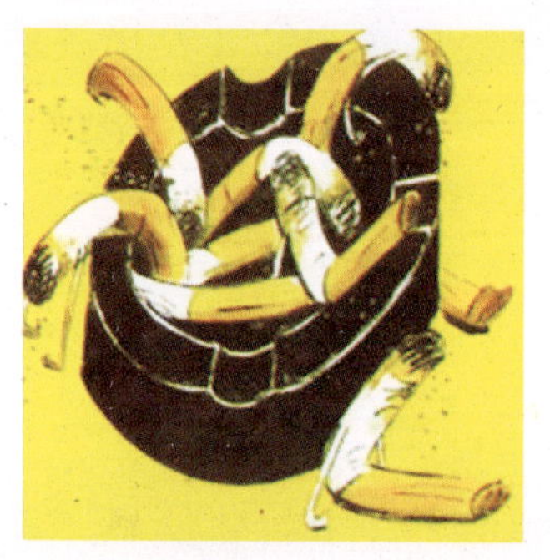

(1)尽可能做些别的事以转移注意力。

(2)在室外站直进行深呼吸,几分钟后烟瘾就会减弱。

(3)逐一提醒自己戒烟的原因。

(4)如果可能,尽量在没有人吸烟的环境中工作。

(5)写一封信或打一个电话。

(6)喝一大杯水,也可吃一点高蛋白食物。

(7)嚼一片不含糖分的口香糖。有些人认为镇静剂或戒烟药片有帮助,但这些药并非对每个人都有效,故应先征询医师的意见。

(8)回想吸烟的种种害处,如:只要1根烟就可使动脉收窄、血压升高和心脏增加额外负担一个半小时。

(9)提醒自己,世界上有成千上万的人已经成功戒烟,自己也一定可以!

265. 什么是抗烟瘾疫苗?

美国佛罗里达州的纳比(Nabi)公司发表声明,该公司发明的一种抗烟瘾疫苗 NICVAX 是由一种能与蛋白质结合的尼古丁分子组成。注射过疫苗的吸烟者吸入尼古丁后,免疫系统便会释放抗体吸附尼古丁分子,使尼古丁分子体积大得无法进入大脑。在早期的研究中,有40%的人接种疫苗后不再吸烟,并且没有复发的迹象。

瑞士洛桑大学研制出一种新药CYT002-NicQb,它能够保护大脑不受尼古丁的侵害。这种药含有结合了尼古丁分子的细菌，人体免疫系统会对它作出反应，产生抗体并与所有进入人体的尼古丁分子结合到一起。因此，血液中就形成了一种足够大的屏障，防止尼古丁进入大脑。没有了尼古丁也就没有了快感，剩下的就只有口中令人讨厌的浓烟和不停的咳嗽。科学家们认为，烟瘾不重的烟民在接受治疗后能够很快戒烟。在瑞士进行的实验已经证实，60%的参加实验者能成功戒烟。

266. 吸烟者存在哪些错误认识？

中国是世界上因吸烟而死亡人数最多的国家，许多人在戒烟的问题上还有许多误解。

(1)戒烟有害：有些吸烟者错误认为，多年吸烟后已经适应了香烟中的有害物质，如果戒烟反而会因为体内缺少这些有害物质而生病或死亡。这种理论是错误的，因为世界上至今为止还没有发现一个因戒烟而死亡的病例。有人戒烟后不久便会死亡可能是一种巧合，也可能是戒烟太晚了，但绝不可能是因戒烟所引起的。世界卫生组织发表的数据显示，戒烟 1 年后，心脏病的发病率便会下降一半；戒烟 15 年后，肺癌的发病率将与不吸烟的人相同。

(2)过滤嘴香烟很安全：名牌香烟虽然价格不菲，但绝对没有进行过任何无害处理，这不是因为生产商们不想，而是因为他们无法做到。早在 20 世纪 60 年代，美国的布朗·威廉姆斯烟草公司便开始寻找去除香烟中有害物质的方法，以便能够生产出一种安全的香烟，但历时多年研究却毫无进展，最后得出结论：由于香烟烟雾中绝大多数的有害物质都是在燃烧过程中产生的，所以根本无法在生产香烟时去除。1952 年，美国人发明了过滤嘴香烟，原以为这种香烟能够安全些，但是多年后发现，它却使吸烟者死于肺癌的危险性足足提高了近 20 倍。

(3)不抽纸烟改抽烟斗可能不会得癌：这种说法也是十分错误

的。大量的调查研究表明,抽烟斗与唇癌、口腔癌的发生直接相关。抽烟斗者与不抽者比较,前者口腔癌的死亡率比后者高3.4倍。据分析,这是因为在烟斗烟丝中含有一种强力的致癌物质N-亚硝基哌啶。另外,吸烟容易引起口唇或口腔内黏膜产生白斑,而黏膜白斑本身就是一种癌前病变。

(4)男子汉的风度:有些人明知吸烟有害,但仍吸烟不断,这是因为他们认为吸烟很潇洒、很有风度。然而事实恰恰相反,吸烟将严重伤害吸烟者的心肺功能,从而会使其体力及耐力明显下降。那些稍做一点剧烈运动便气喘吁吁的吸烟者,会有多少风度和潇洒可言呢?同时,科学家们早已明确指出,吸烟将严重损害男性的生殖能力及性功能。实际上,要想真正具有男子汉的风度,多做运动和立即戒烟才是上策。

(5)难舍难分的朋友:由于吸烟会为吸烟上瘾者带来过瘾及愉快的满足感,所以许多吸烟者认为香烟是他们的好朋友,并将吸烟视为他们的唯一嗜好。这些吸烟者会以掩耳盗铃的方式来对待吸烟的危害。但是,他们却没有认真地想过,正是这位"好朋友"无时无刻不在威胁着他们及他们身边亲人们的健康与生命。

267. 转吸无烟烟草产品能降低患病风险吗?

从卷烟转向鼻烟或嚼烟不如完全戒掉烟草更健康。一项新的研究显示,转为使用吐口水的无烟烟草产品的卷烟吸食者,死于肺癌和心脏病等与吸烟相关疾病的可能性,仍然高于那些戒掉所有烟草产品的人。美国癌症协会流行病与监督研究部的医学博士迈克尔·桑在一份新闻稿中说:"转而使用鼻烟或嚼烟的吸烟者的健康,比那些完全戒烟的人要糟糕得多。"

268. 戒烟者常犯的错误有哪些?

戒烟不成功的原因,最常见的莫过于缺乏持之以恒的毅力,遇到挫折就放弃。戒烟是一件难事，当然不能一蹴而就。此外，烟民还必须避免以下几种经常出现的错误做法和想法。

(1)对戒烟不作充分的思想准备和物质准备，心血来潮般地想到戒烟就开始。这是一种轻敌思想，在这种情况下戒烟，十之八九要失败。对大多数烟民来说，戒烟是一场克服烟瘾的斗争，不是自己能完全左右的。因此，需要有充分的思想准备，了解一切有用的戒烟知识和方法，制订详细的戒烟策略和计划。戒烟的办法有多种，应该向戒烟成功者取经，并采纳适合于自己的戒烟方法。

(2)没搞清自己吸烟的真正原因。每个烟民都有促使自己吸烟的原因，有的出于社交的需要，有的为了减轻心理压力，有的则为了追求时髦。一旦你明白了自己为什么要点燃香烟时，你就会去寻找其他无危害的方法来代替香烟。

(3)有些烟民怕戒烟失败而被人取笑，不敢公开宣告自己要戒烟，只是暗暗下决心戒烟。这就陷入了孤军作战的境地，很难戒烟成功。所以，戒烟时应大胆地争取家人、同事、朋友的帮助，并提醒周围的人，自己戒烟也是为了大家的健康，希望得到他们的鼓励和支持。事先向大家打个招呼，把自己戒烟的消息传出去，这样，同事、客户就会体谅你，不再向你递烟，也就少了许多尴尬。开个家庭戒烟“发布会”，让妻子、孩子配合你，演练拒绝香烟时的言谈举止。任何场合、任何时候都应坚决而有礼貌地说：“谢谢您，我不吸烟！”

(4)“我就吸这一支”，这是戒烟半途而废的主要原因。对大多数人来说，即使已经几周没吸烟了，仍不能说戒烟成功。此时，只要点燃一支烟，以前所做的一切就会化为乌有。因为吸了第一支烟，你就会有更强烈的冲动去吸第二支，于是又重新开始了吸烟。这种“我就吸这一支”的危险想法，在情绪低落和无所事事时特别容易产生。

269. 为什么说戒烟不当可以引起糖尿病？

对于瘾君子来说，戒烟之路是漫长的。戒烟不当还易引发糖尿病。健康人戒烟后为何体重增加、进而并发糖尿病呢?国内曾就吸烟与糖尿病的关系进行研究,结果发现,排除年龄、体重等干扰因素,戒烟者糖尿病的发病率高于吸烟和不吸烟者。戒烟可使人产生饥饿感,增强食欲,如不加节制,就可导致体重增加;有不少戒烟者在烟瘾发作时喜欢吃些糖块、瓜子等零食,时间长了,也可以导致体重增加。肥胖是糖尿病的主要危险因素,它与糖尿病的关系非常密切。

270. 为什么说吃糖戒烟反易加重烟瘾?

有些人选择了用含糖果来戒烟的办法,但事实上,此种方法往往会加重烟瘾。实验证明,酸性体液能促进尼古丁排泄,当尼古丁在血液中完全代谢后,抽烟者就迫切地想抽第二支烟了。糖是一种酸性食品,大量食糖会使体液由原来的弱碱性转变成酸性,从而促进尼古丁的排泄而加重烟瘾,反而不利于戒烟。

271. 戒烟会引起体重增加吗?

美国疾病研究中心(CDC)的研究结果表明,美国人在戒烟以体重后会增加,男性平均增加 2.8 千克,女性平均增加 3.8 千克。尤其是年满 55 岁、每天吸烟 15 支以上的人更容易在戒烟后变胖。研究人员发现:确实有一定的情绪和行为上的原因,包括那种喜欢往嘴里放东西的习惯。烟草中的尼古丁加速了整个生理功能,特别是人体代谢食物的频率,尽管吸烟大多是在空闲期间。过度吸烟常使人的心率加快,吸烟者的心跳平均为每分钟 84 次,而不吸烟者的心跳平均为每分钟 72 次。一旦停止吸烟,代谢变缓,食物消耗缓慢,体重就会增加。

272.戒烟过程中如何应对体重增加?

如果您想戒烟,但担心戒烟会增加体重,请不要有顾虑,戒烟并不会使所有人增加体重。大部分戒烟的人都没有增加体重。戒烟后体重增加，通常是因为没有注意自己的饮食，食量较前增加所引起的。如果很介意自己的体重，可采取以下方法。

(1)请仔细计划一个菜单并计算饮食热量。当准备戒烟时，就开始这一饮食计划。

(2)每天坚持锻炼或参加健美班。

(3)每周称一次体重。体重是天天变化的，不需要频繁称。

(4)不要在假日开始戒烟计划，因为在假日往往会摄取大量高热量的食物。

(5) 随身携带无糖口香糖或糖分较少的糖果。不定时地吃一点，不要咀嚼它，让它慢慢溶化在口中，时间越长越好。

(6)找些东西(除了食物)占着自己的手。闲暇时尝试做一些事情，比如做手工艺品、家居修理、园艺、填字游戏等。

(7)在家时，选择吃一些需要加工的食物。例如：吃需要剥皮的水果、葵花子或其他坚果。吃这些食物可以使双手忙碌起来。另外，吃这些食物比较费时，这样就会吃得相对少些。

从健康的观点来看，有时候因为戒烟额外增加了些许体重，也不是一件坏事。

控烟篇

273. 控烟与戒烟有何不同?

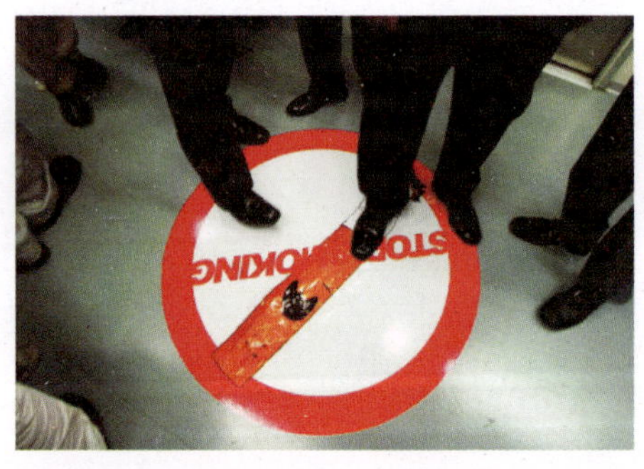

戒烟是一种个体行为,控烟则是一种社会群体的行动。我国控烟有两层含义:一是针对 3.5 亿的吸烟人群而言,通过各种方式宣教、劝阻,使其认识到吸烟的危害性,尽最大可能, 动用各种资源,使吸烟人数得到控制;二是针对 5.4 亿的被动吸烟者而言,这一群体无吸烟的意愿,但由于主动吸烟者无空间、无场所区分的随意吸烟,使得这一些人群,特别是一些妇女、儿童卷入烟雾之中,成为受害者。我们应积极采取措施,避免这些被动吸烟者遭受“二手烟”的损害。

274. 世界各国控烟形势如何?

爱尔兰于 2004 年 3 月开始在全国的酒吧、餐馆以及封闭式公共场所实施全面禁烟,成为全球首个在公共场所全面禁烟的国家。2004 年 6 月,挪威的无烟立法也开始生效。此后,新西兰、意大利、西班牙、几内亚、毛里求斯和乌拉圭等12个国家都相继开展了创建无烟工作场所、无烟公共场所的工作。

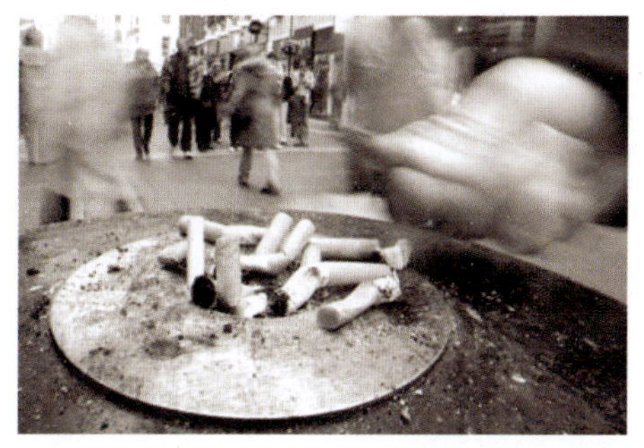

欧洲大国法国也不甘落后，从2007年2月1日起在公共场所全面禁烟，范围包括办公楼、企业、商店、学校、剧院、车站、机场和公共交通工具等。英国紧随其后，于2007年7月1日开始在英国本土各地区的室内公共场所实行全面禁烟。

另外，加拿大政府也规定在政府大楼、商店等多数公共场所吸烟违法。更有借鉴意义的是，加政府对于纵容或不制止在酒楼、餐馆吸烟的，可处以最高5000加元的罚款。泰国更是自2002年起就将饭馆纳入禁烟公共场所，对违反者一律处以2000泰铢罚款。

此外，一些国家还采取渐进方式推行在公共场所全面禁烟。例如，芬兰于2007年6月1日首先在餐馆、酒吧和咖啡馆开始实施全面禁烟。从2008年元旦起，德国柏林开始实行禁烟令，禁止在医院、学校和餐馆等公共场所抽烟，但允许餐馆专辟封闭的禁烟室。违令者将被处于100欧元的罚款，而餐馆经营者要被处于1000欧元的罚款。和柏林同时实行禁烟令的联邦州还有勃兰登堡、汉堡、石荷州、不来梅、巴伐利亚、北威州和萨安州，连同2007年8月1日起已经开始实行禁烟令的巴符州、下萨克森州和梅前州一起，德国总共16个联邦州中全面禁止在公共场所吞云吐雾的州达到了11个。

275. 中国控烟现状如何？

我国政府高度重视控烟工作，积极参与国际控烟活动。2003

年5月21日,第56届世界卫生大会一致通过了《烟草控制框架公约》(以下简称《公约》)。我国于2003年11月10日签署了《公约》。2005年8月28日,第十届全国人大常委会第十七次会议正式批准《公约》,我国成为第89个批准《公约》的国家。2005年10月13日,我国政府举行了履行《公约》启动仪式。2006年1月9日,《公约》在我国生效。为了积极有效履行《公约》,2007年1月,在原政府间谈判机构的基础上,国务院批准成立了由国家发改委、卫生部等8个部(委、局)组成的中国履约部际协调机制,负责协调全国的履约工作。这些都向世界表明了中国对控烟工作的重视,表明了中国对在《公约》的框架下加强各国的合作,应对公共卫生领域的挑战以及保护公民健康的郑重承诺。《公约》为中国的控烟工作带来新的机遇与挑战。

烟草控制框架公约已生效，烟草控制从专家行为转变为政府行为,这是好的一面。控烟相关法律法规有待进一步完善,烟草控制能力不足,很多烟草控制活动没有获得应有效果等,这是不利的一面,其中公共场所禁烟状况尤其不理想。

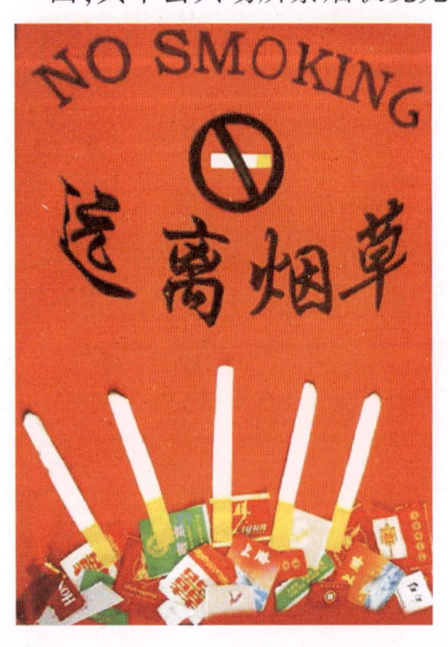

我国目前还没有一部专门针对公共场所禁止吸烟的法律法规,有关规定只是出现在相关法律法规的某些条款或细则中。目前我国地市级及以上城市中,有控烟法规的仅占45.7%，一半以上还存在控烟法规的空白;禁止吸烟场所比较局限,绝大多数地方规定禁止吸烟的场所只限于医疗机构、影剧院、音乐厅、录像厅、托幼机构、学校、会议室、图书馆、展览馆、公共交通工具、

邮电、金融业的营业厅等少数场所。办公室等工作场所均未列入禁止吸烟的范围。此外,法规内容限定模糊,执法主体不明,可操作性不强等等。

276. 国外医疗机构有哪些成功的控烟经验?

在英国,以伦敦皇家医院为例,患者入住无烟医院时,医院提供的服务包括专职健康心理学家咨询,为医生、药师和护士提供转诊培训,在病房内查看患者,在住院期间诊断吸烟者并开始治疗,出院后继续随访1个月以上,在住院病历中记载给予的药物。多数英国医院都有相似的服务。

美国麻省总医院则在患者入院时就通过计算机系统发现哪些是吸烟者,继而为每位吸烟患者分发戒烟书面宣传材料。同时,戒烟顾问访问吸烟患者,提供初始的药物疗法、介绍戒烟热线并帮助其出院后继续戒烟。不想戒烟的患者在住院的几天中不能吸烟,可能会有不适感,因此也会给予戒烟药物。

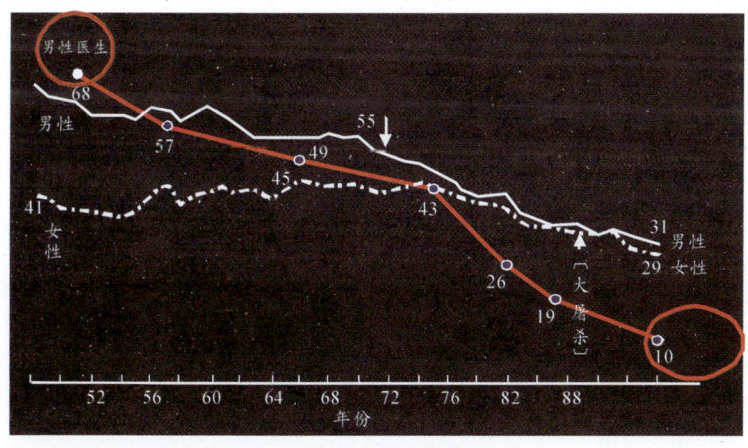

277. 国外医务人员有哪些成功的控烟经验?

(1)让医生真正了解吸烟的危害:从20世纪40年代开始,英国牛津大学 Richard Doll 爵士和他的助手 Richard Peto 爵士，追踪4万名英国的注册医生，当时医生吸烟率高达70%。在50多年的研究过程中，在英国各类医学期刊上发表了大量论文，使英国医生认识到，吸烟是导致医生和他们病人早逝的主要原因。随之医生的吸烟行为开始转变，目前医生的吸烟率仅有2%。吸烟造成的损害是日积月累的，吸烟越早危害越大，戒烟越早受益越大。

(2)无烟科室、无烟医院的环境促使医生行为改变：无烟科室、无烟医院已经成为医务人员控烟的一个重要环节。欧盟国家有专门的无烟医院网络，为建设无烟的医疗保健机构提供技术支持。美国从20世纪80年代开始，已将无烟作为医院的基本条件之一，吸烟行为在医疗机构内是绝对禁止的。许多发达国家的人普遍认为在医院里吸烟是不可理喻的。

(3)医学生的控烟活动：在美国加州，控烟内容已成为医学生必修课的一部分；烟草控制的职责结合入学教育编写进新生手册中；医学院的学生可以参加控烟项目。在学生们毕业前组成宣教小组，让学生广泛参与控烟行动。捷克共和国的 Eve Kralikova 博士曾经是医学院中支持和实施控烟行动的先锋和模范，现在全国7所医疗机构中的所有学生都要接受烟草控制课程。Eva Kralikova 博士还要求学生们放假回家期间编成小组，在地方诊所开展医疗人员吸烟行为调查。

(4)医生提供戒烟服务能力的加强：当今大多数欧美发达国家的心脏病专家在为高血压和冠心病患者看病时一定会主动询问其吸烟史，心脏病专家不为吸烟病人提供戒烟服务视同于忘记给病人开降低胆固醇药物。

278. 为什么需要医生作戒烟表率？

50%~70%的吸烟者对戒烟感兴趣，而医生的行为常被视为楷模和榜样，所以，医生是协助人们戒烟的最合适人选。最近三年的全国六大城市调查发现，包括大约四分之一的内科医生不知道吸烟和心脏病的关系。国内控烟面临很多挑战，其中之一就是医生本身的行为。医生的行动会影响病人的意识，所以医生在控烟中应该起表率作用。如果医生也吸烟，那么病人就不会相信吸烟的危害，所以医生是劝导病人不吸烟的最佳人选。

吸烟者每年戒烟的平均比例约为2%，而医生简短的建议就会使戒烟率提高一倍。有研究显示，医生劝患者戒烟3分钟以下，病人戒烟成功率能增加30%；医生劝戒烟3~10分钟，病人戒烟成功率就增加60%；医生劝戒烟10分钟以上，病人戒烟成功率增加130%。所以，医生对中国整体控烟事业的成功起着关键作用。

279. 医生的劝说可对吸烟者产生怎样的影响？

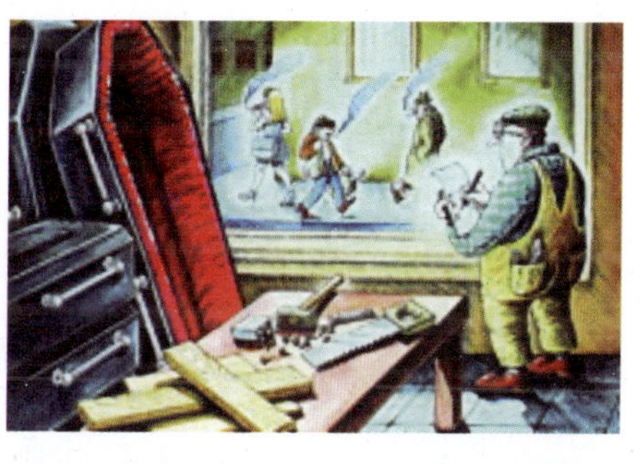

医生的劝诫对吸烟者的心理和行为具有重要影响。医生关于吸烟后果和戒烟好处的劝告，特别是结合吸烟者的自身健康情况的多次严肃劝告，可以在很大程度上增强其戒烟的决心和自觉性。如果吸烟者在戒烟过程中经常到门诊接受医生的进一步指导，并配合一氧化碳测定来帮助医生客观了解该吸烟者的近期吸烟情况，则有望在更大程度上提高戒烟成功率。

医生除对吸烟者进行劝导外，还应对其进行行为治疗。按保守估计，如果医生劝导可使10%的吸烟者成功戒烟，辅以行为治疗则可将戒烟率提高至20%。医生可采取搞讲座、办戒烟训练班或个别指导等方式帮助吸烟者改变自己以往与吸烟有关的行为模式，并为吸烟者分阶段设计一套专用戒烟方案。对于失败者，要帮助他们分析失败的原因，鼓励再次戒烟，必要时将行为疗法和药物治疗联合应用。行为疗法实施中的主要问题是吸烟者难以按时参加各种讲课和学习班，而对每个患者进行个别整套行为指导又会花费医生或戒烟工作者大量的时间。

280. 临床医师在控烟工作中应扮演怎样的角色？

我国临床控烟工作存在诸多问题，主要是缺少对吸烟危害的明确认识、缺乏责任感和紧迫感、未担当表率作用、未积极履行医生控烟和帮助戒烟的职能以及缺乏戒烟知识和技能。控烟任务应当是所有医务工作者义不容辞、责无旁贷承担起的责任，上则推动政府，下则带动公众。现在临床医护人员劝解患者戒烟不是很主动，中国医生吸烟问题也比较突出，特别是外科男医生。医生要达到提高健康水平的目标，劝导患者戒烟，劝导遇到的一切吸烟者戒烟，是非常重要的方面，甚至是一个捷径。

281. 为什么说医生是帮助吸烟者戒烟的最佳人选？

(1)医生戒烟带动全民吸烟率下降：这是40年来发达国家控烟成功的重要经验之一。对医务人员进行培训并动员他们参与戒烟运动，先有医师吸烟率的下降，才有全民吸烟率的下降。英国医生的吸烟率从1951年的60%下降到目前的10%以下，英国18岁以上人群吸烟率随之也从1960年的61%下降到1998年的28%。

(2)医生是戒烟最好的建议者：研究显示，约70%~90%的吸烟者每年与医生接触，约70%的戒烟成功者是由医生的劝告实现。由此可见医生在劝导吸烟者戒烟中的重要作用。我国吸烟者的戒烟率低的重要原因之一是医生没有充分发挥其在戒烟中的作用。吸烟至少是和高血压、高脂血症和糖尿病同等重要的心血管危险因素，控制这些危险因素，心内科医生责无旁贷。

(3)医生的建议最有效：医生是帮助吸烟者戒烟的最佳人选。

每个人在关注自己的健康时，最信赖的就是身边的医务工作者。当吸烟者因病痛就医时，一个能以身作则拒绝烟草的医生给患者提出的不要再吸烟的简单忠告，就可能完全改变患者以后的吸烟行为。

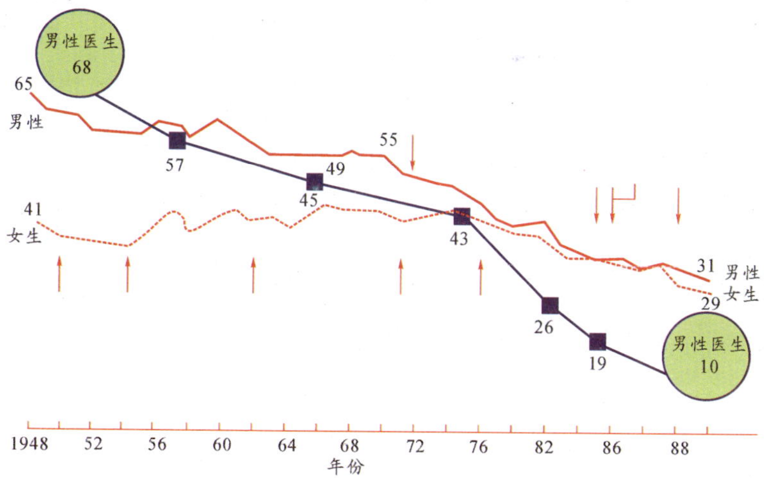

282. 目前我国医师在戒烟工作中的现状如何？

我国医师在临床控烟工作存在的问题很多。目前国内医师的吸烟率为 58%，男医生吸烟率为 48%；医生对吸烟危害的认知较差，98%的医生不知道戒烟的具体方法；对吸烟者，特别是在医院和病房内吸烟者的劝诫少、力度不够；目前在戒烟的医生大部分无辅助治疗。

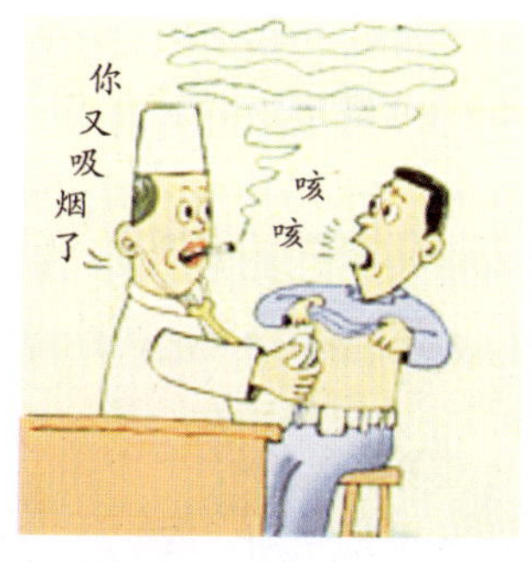

283. 针对医务人员有何控烟对策？

(1)加强医务人员的控烟健康教育。医务人员都受过几年专门的医学教育，对吸烟危害健康的道理非常明白，单纯地宣传吸烟有害作用不会太大。目前更重要、更迫切的是让医生理解医务人员的责任、医务人员的模范作用、医务人员在控烟问题上对整个社会的引导作用。让医生认识到，医务人员作为健康的维护者和健康知识的传播者，有责任给人们树立良好的形象。

(2)加强医德医风建设，规范医患关系。接受病人送烟、敬烟是造成医务人员吸烟和保持吸烟的原因之一。提高医务人员的思想素质，规范医患之间的关系，对截断医务人员这部分烟的来源是非常关键的。医德医风的加强，医患关系的规范，使医务人员自觉文明行医，拒收烟酒，同时也使病人及其家属文明就诊，不向医务人员送烟、敬烟。

(3)开展创建无烟科室和无烟医院活动。通过开展无烟科室和无吸烟医院活动，创造一个良好的就医环境，增强医务人员的无烟意识，使每一位医务人员和患者都参与到禁烟的活动中，让吸烟者无“立足之地”。

(4)条件成熟时，医疗卫生单位可出台单位内部的禁止吸烟制度，用行政措施约束吸烟行为。禁止医务人员在工作区吸烟；禁止患者及其家属在就诊、候诊时吸烟或向医务人员敬烟、送烟，并制订相应的奖惩措施。

(5)卫生行政部门及社会应积极创造条件，减轻医务人员的工作压力及思想压力，如职称晋升问题、医疗事故的处理问题，丰富医务人员业余生活、改善医务人员生活条件等，努力为医务人员创造一个轻松愉快的工作环境，减少以吸烟来缓解工作压力的可能性。

284. 心血管医师如何做好戒烟表率？

心血管医生可能是内科系统中最忙的、也是当前医学研究和治疗领域中最活跃，同时也是最愿意接受新理念和先进诊疗策略

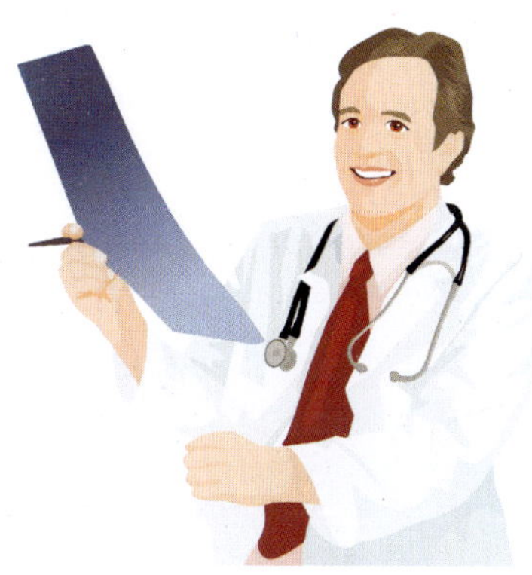

的群体。临床心血管医师应积极践行将控烟融入临床工作的承诺,在日常医疗活动中做到"知、信、行":知,即了解中国控烟工作任务艰巨,吸烟是心血管疾病重要危险因素,以及戒烟是降低心血管风险最经济的干预方式等理念;信,即转变观念,相信医生的力量和榜样作用;行,即医生要身体力行,做控烟表率,应用科学的方法有效控烟。

心血管医师具体可以做以下工作:(1)做不吸烟或戒烟楷模;(2)建议患者戒烟,提供戒烟服务;(3)承担公众教育任务,协助政府制定相关政策。

《中国心血管医生临床戒烟实践共识》指出了临床实践中心血管医生戒烟 ABC:

A——Ask(询问),了解患者的吸烟程度;

B——Brief Advice(建议),用清晰、强烈、个性的方式劝说每一位吸烟者戒烟;

C——Cessation Support(支持),明确障碍,具体支持。

心血管医师应将戒烟融入慢性病管理系统,将戒烟指导作为冠心病、高血压和糖尿病门诊诊疗的必要组成部分。

"戒烟表率、控烟先锋"心血管医生戒烟宣言:

——自觉拒绝烟草,身体力行,做控烟表率;

——将控烟融入日常临床工作,"给每一个吸烟患者 3 分钟时间讨论戒烟";

——充分认识"烟草依赖是一种慢性疾病",将控烟提升到治疗疾病的高度,积极掌握治疗方法;

——努力创建无烟科室、无烟医院,传播戒烟知识;

——拒绝烟草，减少疾病！

——让我们为人类创造一个无烟的健康环境而共同努力！

285. 科室主任在控烟工作中扮演的角色有哪些？

整个控烟工作开展的过程中，科主任的理念和思想、科主任的榜样和示范作用是非常重要的。具体可借鉴的经验有：

(1)积极响应医师协会的号召，成立控烟小组，邀请护士长、主诊医师、护理组长等一并加入，进行科室控烟的管理，制定相应的对策。

(2)定期举办戒烟班，开展控烟知识的宣教，重点是生活方式的教育和常见疾病的预防；此外，心内科医师定期外出走访，到社区开展生活方式及疾病预防的讲座。

(3)清理环境。把病区里的所有的烟、烟缸及卫生死角都清理掉，真正做到无烟环境。

(4)对门诊及住院的患者进行戒烟宣讲，并在住院病历和门诊病历中记录，进行控烟、戒烟方面的指导。

(5)可印刷一些小册子做宣传，主要是改变生活方式方面的，尤其是戒烟，这是生活方式干预的重中之重。在病区墙上张贴一些“吸烟有害健康”的警示牌，让更多人了解吸烟的危害。

(6)对于重点病人，特别是冠心病、高血压、心衰病人，应进行生活方式方面的重点随防，特别是吸烟。看有没有减少吸烟？有没有戒烟？原因是什么？并进行分析和指导。

286. 如何把控烟工作融入日常的临床诊疗工作中？

(1)给予每个吸烟者 3 分钟指导戒烟：临床医师的行为心理干预，可明显提高戒烟率，尽管大多数吸烟者有戒烟的意愿，但自然戒断率低，约 3%。如果医生给每个吸烟患者 3 分钟，宣传与指导戒烟，可提高戒断率到 10%。在冠心病患者，可出现明显的预后方面的改善。

(2)真正实行戒烟的“5A”策略:Ask:询问吸烟状态;Advise:建议戒烟;Assess:评估患者戒烟的意愿,评估尼古丁成瘾的强度;Assist:帮助患者制定戒烟计划;Arrange:安排随诊、检查计划、调整治疗手段。

287. 中国控烟工作中的大事件有哪些?

(1)中国政府全程积极参与《烟草控制框架公约》的起草,并于2003年11月成为正式签约国。该公约于2005年2月27日起生效,对推动中国控烟工作有积极意义。

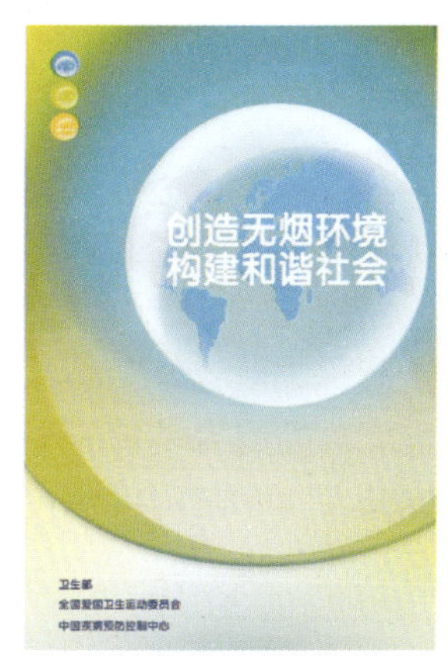

(2)1997年8月在北京召开的《第十届世界烟草与健康大会》,有114个国家或地区的1800名代表参加。不仅表明中国党和政府对人民的健康和控烟工作的高度重视,而且也显示中国政府愿与国际社会一道开展广泛的合作,共同应对烟草危害的坚定决心。

(3)《烟草专卖法》、《未成年人保护法》、《广告法》、《禁止在公共交通工具上吸烟的规定》和《学校卫生工作条例》等控烟的国家法规以及众多的地方法规的发布,为我国控烟提供了法律依据,控烟法规体系初步形成。

(4)中国控制吸烟协会、中国疾控中心控烟办、中国烟草控制联盟、各级爱卫会和疾控中心、宋庆龄基金会、全球烟草控制研究所中国合作中心等一大批热心于控烟事业的国家机构和民间团体的成立和运作,“吸烟与健康”网站的开通,《中国吸烟与健康通讯》的面世等,为指导、宣传、协调和沟通中国控烟工作提供了强有力的组织保障。

(5)年复一年的经常性控烟教育,结合世界无烟日宣传主题开展的形式多样的年度活动,已成为对我国公众进行“烟草危害健康”教育的主导形式。它是我国控烟工作中带有全局意义的一项重要基础工作,其产生的社会效益和影响不容低估。

(6)国家通过经济结构的调整,新烟厂不再续建,现有烟厂已从1995年的180多家减少到现在的130家。这一实施起来难度极大的重大举措无疑有效地阻抑了我国香烟的生产和销售。

(7)无烟医院、无烟学校、无烟单位、无烟公共场所、无烟草广告城市的推广初见成效。如公共汽车、火车上吸烟现象大为减少,民航班机已实现了全面禁烟。部分医院成为无烟医院,为在公共场所实施控烟开了个好头。

(8)由健康发展研究中心、中国烟草控制协会、全球烟草控制研究所中国合作中心等多家民间机构发起的,以宣传框架公约、促进烟草控制为宗旨的中国烟草控制联盟的成立,为凝聚民间力量、充分发挥非政府机构在控烟工作中的积极性和特殊作用,迈出了可喜的一步。

(9)与国际组织或国外相关机构合作或独自组织了多次学术研讨会或论坛,研究单位、医院和高等医学院校开展控烟的调查研究和学术交流,开启了国际交流之门,并为制定控烟策略、技术、措施等提供科学咨询和依据。

(10)为配合“卫生工作者与控烟”这一无烟日宣传主题,由32位疾控中心主任、22位院校长、16位院长分别联署的致全国疾控中心工作人员、医学院校全体师生、全国医务工作者的控烟倡议书的发出,为调动有影响力的公众人物的榜样作用,推动全民控烟,具有正面积极意义。

(11)部分城市的香烟零售柜台设置了“禁止中小学生吸烟”的提示牌,这不仅有助于防止和减少青少年吸烟,而且唤起全社会对青少年吸烟的关注。

(12)世界卫生组织从1989年至今已陆续向我国吴阶平、何鲁丽、陈敏章、翁心植等领导和专家以及中国民航、中央电视台、中国控制烟草协会等8个集体颁发了“控制烟草、促进健康”纪念奖。这表明,中国控烟工作已获得国际组织的肯定和赞赏。

288. 我国控烟工作面临的挑战有哪些?

(1)我国是世界上烟草生产和消费最多的国家,占全球总量的1/3以上。每年香烟销量达1.8万亿支,吸烟人群约3.5亿。每年死于吸烟相关疾病者近100万人。

(2)控烟有利于减轻烟草危害,保护广大群众的健康;而繁荣的烟草业具有明显的经济效益,可提高税收,增强国家财力,扩大就业群体,这一对“利效”难以两全的矛盾将在长时间内影响控烟的进程。

(3)我国人群吸烟率在过去的20多年间未见明显下降。

(4)中国人群对烟草危害的认知度低下,控烟意识淡薄。

(5)吸烟人口呈低龄化,青少年吸烟率上升,成了最使人忧心之事。

(6)被动吸烟人群居高不下,我国大多数人没有意识到被动吸烟带来的危害。

289. 无烟医疗卫生机构标准包括哪些?

无烟医疗卫生机构标准包括:

(1)成立控烟领导组织,将无烟机构建设纳入本单位发展规划;

(2)建立健全控烟考评奖惩制度;

(3)所属区域有明显的禁烟标识,室内完全禁烟;

(4)各部门设有控烟监督员;

(5)开展多种形式的控烟宣传和教育;

(6)明确规定全体职工负有劝阻吸烟的责任和义务;

(7)鼓励和帮助吸烟职工戒烟;

(8)所属区域内禁止销售烟草制品。

无烟医院在此基础上还要符合以下两个标准:(1)医务人员掌握控烟知识、方法和技巧,对吸烟者至少提供简短的劝阻指导;(2)在相应科室设戒烟医生和戒烟咨询电话。

290. 无烟医院的评估标准是怎样的?

评估标准总分为100分。为体现医院管理及工作过程,以60~75分(含75分)为基本达标,75分以上为达标,均授予"无烟医院"称号。

(1)医院有控烟综合行动计划(30分)

①医院有控烟组织构架模式(12分):医院控烟工作应由一位院级领导主持,由医院各部门负责人组成控烟管理委员会(4分);医院控烟实行医院、科室两级管理,各级领导和员工的责任明确(4分);院、科两级控烟管委会定期召开会议(院级不少于半年一次;科室不少于每季度一次),有记录文书(4分)。

②医院有中长期和年度控烟工作规(计)划(5分)。

③医院有控烟制度,开展员工控烟教育(8分):建立控烟和奖罚制度(4分);对医护技、行政后勤、初上岗人员(包括进修和其他临时工作人员)有培训制度,每年至少进行两次集体控烟教育(4分)。

④医院有相应考核制度和各项控烟工作记录(5分)。

(2)医院无烟环境建设(30分)

①医院工作场所禁止吸烟(20分):禁烟区包括医院内所有室内场所(10分);医院的会议室、候诊室、医生办公室等室内场所不摆放烟具(3分);禁烟区无烟头(7分)。

②有明显的禁烟标志(5分)。

③医院内的商店、小卖部等不售烟(3分)。

④医院内设露天吸烟处,引导标志清晰(2分)。

(3)提高医务人员控烟能力(20分):医务人员知道吸烟的危害(3分);医务人员知道戒烟的益处(3分);医务人员知道戒烟的方法(6分);医务人员掌握劝导吸烟者戒烟的技巧(6分);医院设一名专(兼)职控烟医生(2分)。

(4)医院对患者开展控烟教育(10分):医护人员对吸烟患者诊治时对其进行戒烟劝导(6分);医院向患者免费提供控烟相关材料(2分);医院内摆放控烟宣传展板(2分)。

(5)医院职工吸烟率逐渐下降(10分):医院有本院吸烟情况基础调查(2分);医院每三年至少有一次吸烟情况调查(2分);医院职工吸烟率逐渐下降(6分)。

291. 如何执行无烟医院标准?

本院为无烟医院
Smoking is not allowed
in this hospital.

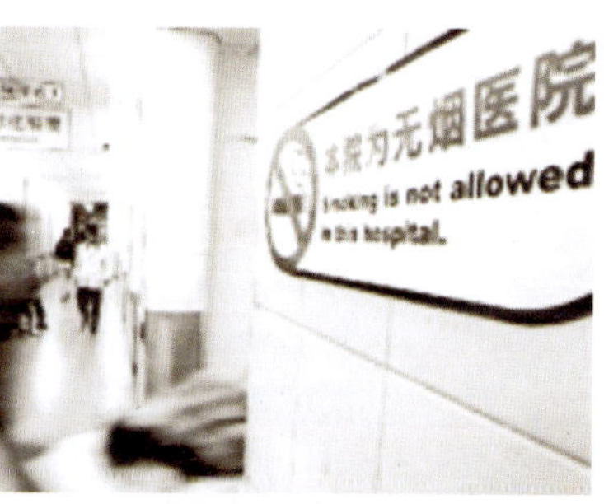

(1)医院有控烟领导组织,有控烟规划、工作方案,有控烟制度和工作保障。

(2)医院内工作场所有明显的禁烟标志。办公室、会议室、接待室及餐厅等场所不摆放烟具。

(3)医院职工、患者和家属

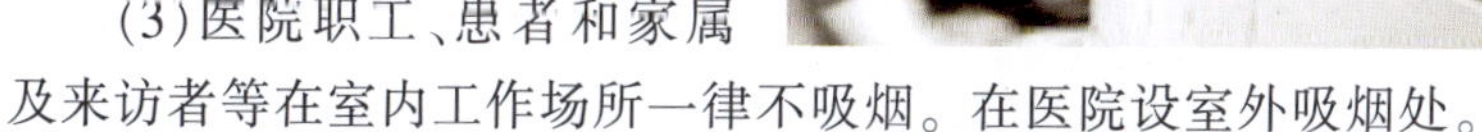
及来访者等在室内工作场所一律不吸烟。在医院设室外吸烟处。

(4)医院职工了解吸烟的危害,积极开展控烟宣传。将控烟纳入相关临床诊疗或防治工作中,医务人员能指导患者戒烟并正确使用戒烟药物和控烟用品。提倡建立控烟门诊和热线。

(5)医院职工吸烟者积极戒烟,吸烟率在原基础上逐渐下降。

(6)医院内小卖部、商店不出售香烟。

292. 医院可提供的戒烟服务模式有哪些?

医院戒烟服务包括普通服务和专科服务两种架构模式。

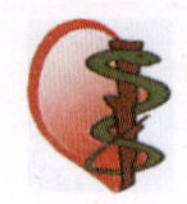

(1)普通服务：需由全体工作人员介入，以简短干预为原则，需要尽可能多的工作人员参与，所有工作人员需要做下列工作：确定患者是否吸烟、激励患者尝试戒烟、需要时建议或者给予药物处方。

(2)专科服务：包括医院的专科门诊和地方或国家的戒烟服务，服务的提供者为经过培训的专职工作人员，可从医院病房和门诊接收被转诊的患者，同时向其他工作人员提供有关如何激励患者尝试戒烟和如何将患者转至专科服务等方面的培训，以及尽可能到床边访视吸烟的住院患者。

293. 如何开设戒烟门诊？

开设戒烟门诊需准备以下事项：

(1)开设计划：应事先完成开设计划，包括人员配备、人员培训、场地的选择、开诊时间设定、门诊宣传、评估计划、仪器设备和戒烟药物的准备等。

(2)门诊设置：由于目前进入戒烟门诊的患者在吸烟人群中的比例还很低，因此戒烟门诊不一定单独开设，否则利用率较低。建议开设在内科相关科室中(如呼吸内科、心血管内科和神经内科等)。

(3)人员构成：除具有专业知识外、戒烟门诊工作人员需具有无私奉献和投身公益事业的热心。戒烟门诊应至少配备1名接受过正规戒烟技能培训并考核合格的执业医师。除医学专业知识外，工作人员必须具有一定程度的心理学知识和心理咨询技能。至少1名护士或

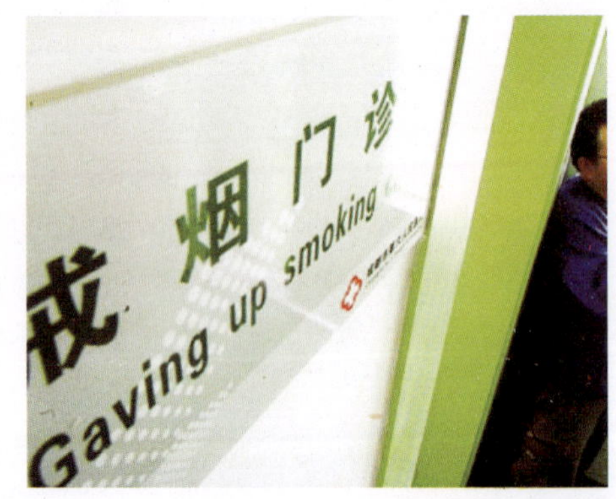

社区工作者协助登记和随访。如有条件，可以培养一定数量的志愿者，协助劝导吸烟者进入戒烟门诊和参加其他戒烟相关的公益活动。

(4)仪器设备：门诊需配备电话(用于预约和随访)、血压计、体重计、听诊器和呼出气 CO 检测仪等设备，准备好戒烟门诊首诊登记表、随访登记表和评估表等。门诊还应该备有一些“吸烟有害健康”的宣传教育材料，如宣传折页、戒烟手册、宣传画和挂图等，并根据条件增设影像资料(DVD 和电视机等)和器官模型(如肺脏、心脏和血管等)。

(5)开诊时间：应有固定的出诊时间，至少每周开诊一次，每次时间不少于半天。根据工作量，适当增加开诊时间。戒烟门诊开始开设时，每次可接诊 3~5 例患者，进行个别治疗，首诊时间不少于30 分钟。如果就诊患者增加，可采取预约的方式，鼓励患者进入戒烟门诊。如果每次门诊患者超过 10 例以上，可以按小组进行治疗。

294. 戒烟门诊的评价指标有哪些？

评价指标包括：

(1)门诊运行评价：资源(人力物力，来源，可持续性)，门诊设置(门诊的地点，必要的配备，门诊的时间，医生或护士人数)，人员培训(培训内容，次数及接受过培训的单位，培训的测评及其方式，接受现场辅导时间及其方式)，接诊(接诊的吸烟者数，包括自行前来的吸烟者数和转诊的吸烟者数，完成登记表的吸烟者数，接受咨询服务的吸烟者数，使用尼古丁替代治疗的吸烟者数，使用其他戒烟药的吸烟者数，接诊时间，接诊方式，接诊人员和所用宣教材料的种类)，随访(随访的次数和频率，完成全部随访的人数，没有完成随访的人数和原因，戒烟的人数，有意愿戒烟的人数，减少吸烟量 50%以上的人数)，时点戒烟率(1 个月、3 个月和 6 个月时点戒烟率，经呼气器 CO 测试证实的 3 个月和 6 个月时点戒烟率)。

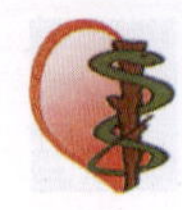

(2)门诊的宣传教育情况：院内：开发医院领导，如院长、科主任等人数/次数及效果，印制的宣传资料种类，发放出去的资料种类和数量，发送对象以及发放形式，利用院内的宣传栏、网页和院报等做宣传的次数及其效果，在院内做戒烟知识和技能培训的次数和参加人数，新加入到倡导戒烟行列中的人数，自愿提供戒烟服务的医生和护士的人数，开设门诊后医护人员戒烟的人数。院外：在周边社区和学校等开展控烟宣教活动的形式和次数，与其他相关单位合作开展控烟宣教工作的形式和次数，开展媒体宣传的形式和频次，印制宣传资料的种类和数量，发放次数、数量、对象和形式。

295. 公共场所应如何控烟?

一些国家控烟成功经验显示，立法是禁止在公共场所吸烟的关键措施。除了落实国家机关带头禁烟以外，对公共场所立法禁烟，禁绝烟草广告，宣传吸烟的危害，倡导吸烟文明，并配以制度规范，都十分必要。在这方面，国外的禁烟经验值得借鉴。比如，为了减少未成年人烟民，1995 年美国香烟管制新措施规定：禁止在学校和学生活动区域设置香烟售卖机；卖烟者应查明顾客确已年过 18 岁。有的城市出动警车在学校附近巡逻，规定第一次看到青少年吸烟将予以没收并告知校方、家长，第二次则要上专门劝阻吸烟的学习班，第三次则须交付 500 至 1000 美元罚款，或去参加社区劳动。不仅对未成年人严厉禁烟，公共场所对成年人禁烟也毫不含糊。例如英国规定从 2007 年 7 月 1 日起，对所有室内公共场合禁烟，个人违法罚款 200 英镑，商家违法最高罚款2500 英镑。2008 年 2 月

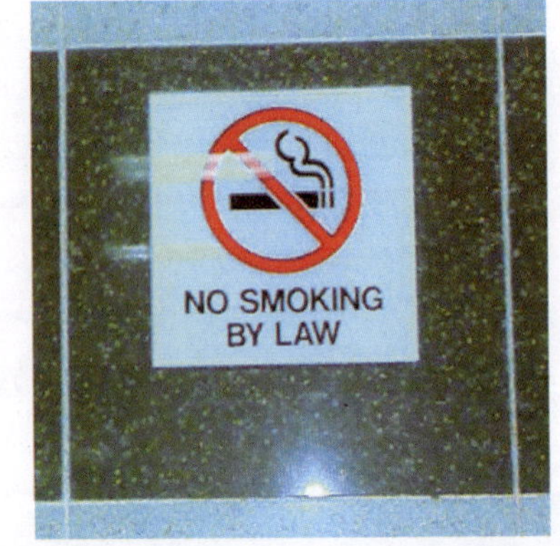

1日，法国在公众场所禁烟的法令生效。在法国的各类企业办公楼、政府机构、购物中心、学校、火车站、机场和医院等公共场所均禁止吸烟，每个在上述场所点燃香烟的瘾君子，都将面临罚款。不仅吸烟者受罚，连物业管理者也将面临罚单。

此外，把控烟教育作为公民素质教育的组成部分，是控烟工作的根本。同时要教育非吸烟人群增强反吸烟自我健康保护意识，态度鲜明地反对吸烟者在公共场所吸烟，建立起一道坚定的“反吸烟屏障”，从而提高人们的自觉控烟意识。

应在公共场所辟出专门的室外吸烟区，解决烟民与不吸烟者之间的矛盾。尽可能减少新增烟民数量，加强“吸烟有害健康”的宣传，以增加人们对于吸烟危害的理性认知，自觉避免香烟的诱惑。中国政府应该进一步增加对烟草企业和烟草价格的调控，这可以在一定程度上使经济拮据的人群减少吸烟。

296. 如何提供戒烟热线服务？

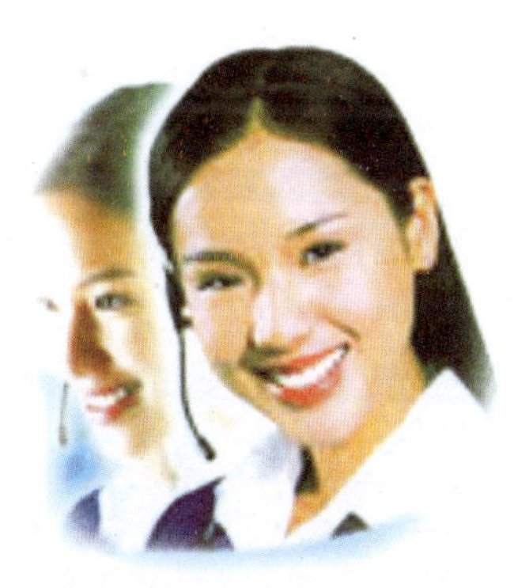

医疗机构开设配备相关工作人员的戒烟热线，并向全国人民免费开放。戒烟热线使用方便，同时全天候均有工作人员值守，可为戒烟者介绍烟草依赖治疗手段，比如戒烟知识咨询、尼古丁替代疗法等。此外，戒烟热线还可触及边远地区的个人，并根据不同人群具体设置，覆盖范围广，效果显著。戒烟热线还可安排人员回拨电话，追踪戒烟者的进展，加强戒烟效果。

297. 如何推进戒烟社区教育？

(1) 政府支持是前提，立法建制是保证。有关调查显示，占

75.56%的群众认为国家应该禁止烟草的生产和销售,这虽然是一种片面的过激的看法，但是我们认为政府在控烟的行动中应该有政策的体现。第一,要限制并逐步减少烟草的生产和销售,否则控烟始终是一句空话,唯有政府的干预才能解决;第二,要严厉打击和禁止任何形式的烟草广告宣传,要表明政府的态度,而不应允许控烟宣传和烟草促销宣传同时存在;第三,要制定烟草生产、销售和使用的明确法规,同时加强市场的监控,只有长期坚持才能取得实效;第四,对香烟的商标图案和色彩也应作出规定,应当取消代表国家形象的天安门、人民大会堂等做香烟的商标,这是表明政府立场和态度的一个严肃问题;第五,建议政府在烟草利润和税收中每年拨出一定经费作为控烟宣传教育经费。

(2)建立社区吸烟与健康组织,开展丰富多彩的控烟活动。可建立单位吸烟与健康协会,采取各种形式,开展大规模的普及宣传教育活动和工作,使职工都了解和掌握“吸烟危害健康”的卫生知识。建立戒烟俱乐部并开展“9 个 1”系列活动,即看一部戒烟录像、发一份戒烟资料、介绍一套戒烟方法、签订一份戒烟协议、致戒烟者家属的一份公开信、组织一次戒烟知识竞赛、举办一次戒烟座谈会、召开戒烟表彰会、举办一场戒烟展览会。

(3)以家庭为最小单位,采取综合干预措施。在开展社区禁烟活动中,以家庭为最小单位,提高家庭自助干预能力,妻子动员丈夫戒烟,母亲劝导儿子戒烟,依靠自助、互助力量矫正行为。在社区卫生院内开设戒烟门诊,进行咨询指导、戒烟服务,加大医生干预力度。调查结果显示,通过子女劝导家长戒烟的占 18.72%,在医生劝导下戒烟者占 5.6%,因病戒烟的占 22.48%。控烟治本,造就新人,在进行家庭控烟教育时,可与幼儿防止吸烟和被动吸烟的教育同步进行。实行健康教育的家庭化是可行的,有发展前景的。

(4)突出重点,标本兼治,持之以恒地开展控烟教育。我国有 3.5 亿多烟民,占世界吸烟人数的 1/4,绝大多数在农村。近些年来，我国政府十分重视戒烟工作，在城市效果显著，而在农村由于诸方面的原因，禁烟工作不容乐观。因此，加强农村控烟教育显得尤为重要，农民戒烟，教育在先。首先必须建立健全农村健康教育机构，使之有人抓，有人管，多层次立体式开展健康教育；其次必须加强农村中小学的健康教育，培养和造就不吸烟的一代新人，是为治本措施。

298. 历年无烟日的主题是什么？

吸烟有害健康
为了明天
No smoking
5月31日世界戒烟日

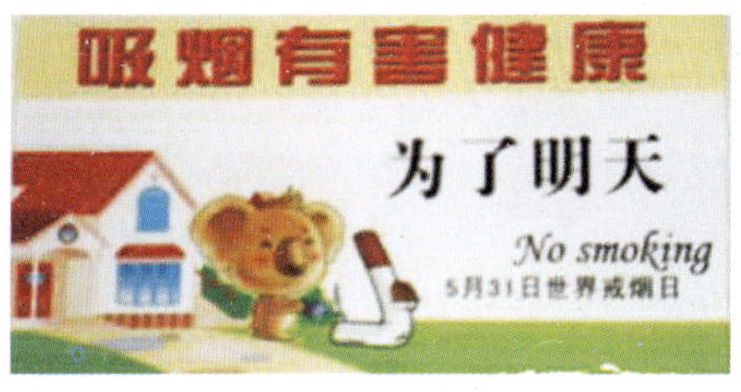

1988 年：要烟草还是要健康，请您选择

1989 年：妇女与烟草

1990 年：青少年不要吸烟

1991 年：在公共场所和公共交通工具上不吸烟

1992 年：工作场所不吸烟

1993 年：卫生部门和卫生工作者反对吸烟

1994 年：大众传播媒介宣传反对吸烟

1995 年：烟草与经济

1996 年：无烟的文体活动

1997 年：联合国和有关机构反对吸烟

1998 年：在无烟草环境中成长

1999 年：戒烟(口号是“放弃香烟”)

2000 年：不要利用文体活动促销烟草(口号是“吸烟有害，勿受诱惑”)

2001 年：清洁空气，拒吸二手烟

2002 年：无烟体育——清洁的比赛

2003 年：无烟草影视及时尚行动

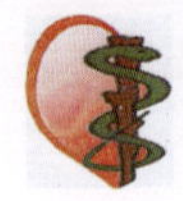

2004 年:控制吸烟,减少贫困

2005 年:卫生工作者与控烟

2006 年:烟草吞噬生命

2007 年:创建无烟环境(口号是“创建无烟环境,构建和谐社会”)

2008 年:无烟青少年(口号是“禁止烟草广告和促销,确保无烟青春好年华”)

2009 年:让肺自由呼吸(口号是“拒绝二手烟,让肺自由呼吸”)

299. 我国控烟办公室是怎样的机构?

我国卫生部于 2002 年成立国家控烟办公室 (National Tobacco Control Office),是卫生部领导下的国家级烟草危害控制专业机构,是烟草危害控制全国业务技术指导中心。控烟办公室主要从以下几方面具体实施控烟工作。

第一,采取经济措施,从价格、非价格和税收等方面进行控制,以减少烟草需求;

第二,采取卫生措施,保护不吸烟人群免受烟草制品的危害;

第三,采取管理措施,使烟草制造商和进口商必须如实披露烟草制品成分和排放物的信息;

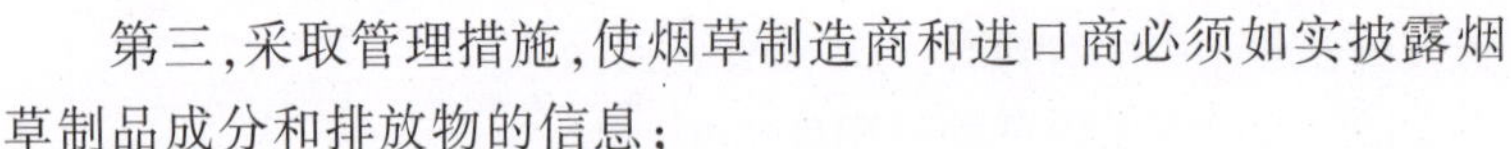

第四,禁止向法定未成年人出售烟草制品等。

300. 什么是中国医师控烟协会?

中国医师控烟协会,原名为中国吸烟与健康协会,成立于 1990 年 2 月,是由志愿从事控烟的各行业人员自愿组成,是全国控制吸烟学术性、社会性群众团体,为非营利性社会组织,接受卫生部和民政部的业务指导和监督管理。全国人大常委会原副委员长吴阶平任首届协会会长(Chinese Association on Tobacco Control)。2004 年 6 月 21 日更名为中国控制吸烟协会。协会办事机构设办公室、组织宣传部、联络部等。

301. 什么是《烟草控制框架公约》?

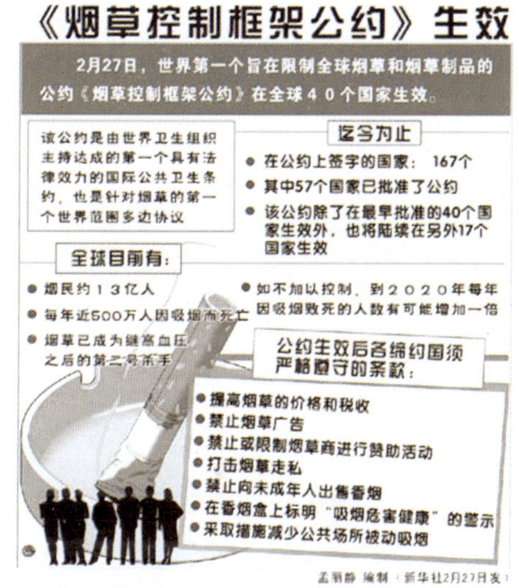

世界《烟草控制框架公约》是一个由各成员国以国际协定的方式达成的全面执行世界烟草控制协议的法律文件。它的既定目标是实行全面的烟草控制战略,其最终内容将依据各成员国所提交的内容而定。公约工作小组首先编写了公约草案的拟议内容,把控烟框架公约分为公约和相关议定书两大部分。公约的内容包括:(1)序言、定义、目标和指导原则;(2)一般性义务;(3)组织机构;(4)执行机制;(5)公约的发展;(6)最后条款。第 1、2 部分主要含拟议的实质性内容,第 3 至 6 部分主要包括程序性内容。相关议定书阐明各成员国更具体的承诺。内容主要涉及:减少烟草需求的价格和税收措施;减少烟草需求的非价格措施;减少环境烟草烟雾和避免被动吸烟的措施;保护儿童和青少年;取缔烟草产品的走私;免税烟草产品的销售;广告、促销和赞助;检测和报告烟草产品成分;烟草工业的管制;烟草的监督、研究和信息交流;健康教育和研究;政府的烟草农业政策;烟草产品管制;与供应烟草有关的措施等许多方面。

2003 年 5 月,在日内瓦召开的第 56 届世界卫生大会上,世界卫生组织 192 个成员一致通过了第一个限制烟草的全球性公约——《烟草控制框架公约》,为在全球控制烟草危害、共同维护人类健康提供了法律框架。这一公约及其议定书对烟草及其制品的成分、包装、广告、促销、赞助、价格和税收等问题均作出了明确规定。公约的主要目标是提供一个由各缔约方在国家、区域和全球各级实施烟草控制措施的框架,以便使烟草使用和接触"二手烟"的频率大幅度下降,从而保护当代和后代人免受烟草对健康、社会、环境和经济造成的破坏性影响。2005 年 2 月 27 日,《烟草控制框架公约》正式生效。它是由世界卫生组织主持达成的第一个具有法律效力的国际公共卫生条约,也是针对烟草的第一个世界范围多边协议。

目前已有 160 个缔约方,涵盖了全球 85%以上的人口。150 个缔约国已批准公约生效。2003 年 11 月,中国成为该公约的第 77 个签约国。2005 年 8 月,全国人大常委会表决批准了该公约,10 月正式向联合国交存了批准书。

302. 什么是 MPOWER 策略?

MPOWER 策略系 2008 年 2 月 7 日 WHO 发布的有效遏制烟草流行的六项烟草控制政策。具体包括:

M(Monitor tobacco use and prevetion politics,监测烟草使用与预防政策):强调加强烟草使用及影响评估,监测对象包括吸烟者、被动吸烟者、青少年、医生,更重要的是控烟政策的实施和有效性。

P(Protect people from tobacco smoke,保护人们免受烟草烟雾危害):防止二手烟已被《烟草控制框架公约》纳入优先领域,无烟环境对于保护非吸烟者和鼓励吸烟者戒烟都十分重要。

O(Offer help to quit tobacco use,提供戒烟帮助):3/4 意识到烟草危害的吸烟者想戒烟,但很难凭个人力量戒烟,多数需要帮助和支持以克服成瘾性。国家卫生保健系统担负治疗烟草依赖的重大责任。

W(Warn about the dangers of tobacco,警示烟草危害):烟草包装图形警示信息和强制性警示图片可有效遏制烟草流行。2009 年 1 月 9 日,我国所有烟草包装均将出现大而清晰、且可以轮换的健康警语。

E(Enforce bans on tobacco advertising,promotion and sponsorship,确保禁止烟草广告、促销和赞助):世界约半数儿童生活在不禁止免费分发烟草制品的国家。研究发现执行广告禁令后,烟草消费最多降低了 16%。

R(Raise taxes on tobacco,提高烟草税):控烟措施中最有效和最符合成本—效益原则的策略。烟草税提高 10%,可使高收入国家烟草消费下降 4%,中低收入国家烟草消费下降 8%。烟草价格上涨 70%,可预防 1/4 烟草相关死亡。

303. 第十九届长城会上与戒烟相关的举措有哪些?

第十九届长城国际心脏病学会议于 2008 年 10 月 23 日在北京国际会议中心开幕。该届长城会以"了解危险,改变命运,健康从心、从我、从改变生活方式做起"为主题,重点议题是"针对如何有效戒烟"和"在戒烟工作中,医生的表率作用和职业责任"。

此次盛会中与戒烟相关的活动有:

(1)近万名医师签名承诺:胡大一教授率领近万名心血管医师在大会特制的长城砖上签名并郑重承诺:戒烟,以身作则,从"心"做起,拒绝烟草,人人有责;并用手中的一块块长城砖筑起了一座无烟长城,表达了医师们争当控烟先锋的决心和信心。

此次心血管医师争当控烟先锋,共筑无烟长城,标志着我国医务人员开始从专业化角度抗击烟草依赖。医生不仅自己身体力行，做戒烟表率，而且要学习科学的戒烟方法，并运用到临床实践中，帮助患者戒烟，全面推进我国控烟工作进程。

(2)将戒烟纳入慢病管理系统：从疾病预防与控制的角度来看，推进全社会戒烟能够有效预防并极大降低肺癌、呼吸系统、心脑血管系统等疾病的发病率，从而减轻这类疾病给医疗卫生系统和患者带来的沉重经济负担。

(3)大会呼吁：医师要掌握戒烟技能：烟草依赖的最佳治疗方案是药物治疗、心理治疗和行为治疗相结合的综合方法。专业医生根据吸烟者对尼古丁的依赖程度和心理状况采取药物和心理的双重干预。作为戒烟、控烟工作的执行者，医师一定要掌握戒烟的技能，才能更好地为戒烟者提供各项专业服务。

304. 什么是《中国心血管医生临床戒烟实践共识》?

《中国心血管医生临床戒烟实践共识》(简称"共识")是由中国医师协会心内科医师分会主任胡大一教授于2007年倡议，随后分会指定的专家组在认真分析心血管流行病学资料和烟草控制文件的基础上写成初稿，又经广泛征求各方面专家的意见，进行酝酿和讨论，几易其稿，才正式成文、并经2008年4月心内科医师分会常委会讨论，一致通过。制定和颁布"共识"的目的是号召全国的心内科医师成为戒烟的表率和控烟的先锋，为提高中国人民的健康水平，为在中国实践世界卫生组织《烟草控制框架公约》作出积极的贡献。

305.《中国临床戒烟指南》的主要内容是什么?

中国是WHO《烟草控制框架公约》的签署国，该公约2006年1月在中国正式生效。为了履行公约，推动中国的戒烟服务，世界卫生组织烟草和健康合作中心王辰主任牵头、联合中国疾病预防控制中心控烟办公室、中国控制吸烟协会医院控烟专业委员会，组织国内呼吸、心血管、肿瘤、公共卫生等多学科领域的专家，综述国际戒烟指南，结合中国国情，制定《中国临床戒烟指南》(试行本)。本指南可供各级各专业临床医生特别是全科医生，护士以及公共卫生医师在临床或公共卫生实践中使用。

指南介绍了烟草流行情况、卷烟烟雾中的有害成分、吸烟与疾病的关系以及戒烟“早戒比晚戒好，戒比不戒好”的观念。明确提出烟草依赖是一种慢性高复发性疾病，治疗需要持久战。具体措施包括：对愿意戒烟的吸烟者，采用 5A 法帮助戒烟，即 Ask（询问烟草使用情况）、Advise（建议）、Assess（评估）、Assist（帮助）和 Arrange（安排随访）；对于不愿意戒烟的吸烟者，采用 5R 法增强戒烟动机，即 Relevance（相关）、Risk（危险）、Rewards（奖赏）、Roadblocks（障碍）和 Repetition（重复）；对于曾吸烟者，采用防止复吸的初级方案和规范方案。指南还介绍了戒烟流程、戒烟日记、戒烟协议书、戒烟药物、国内的戒烟门诊以及控烟资源等。

指南提出烟草依赖是一种值得积极治疗的慢性疾病，需要反复干预。只有少数吸烟者第一次戒烟就完全戒掉，大多数吸烟者均有戒烟后复吸的经历，需要多次尝试才能最终戒烟。目前我们已有一些可使烟草依赖者摆脱成瘾甚至永久戒除的有效治疗方法，但烟草依赖的治疗是一个长期过程，需要持续进行，在这个过程中应强调心理支持和建议的重要性。医生要帮助每个吸烟者朝着戒掉最后一支烟的目标努力，每次至少解决吸烟者戒烟过程中的一点问题。至今为止还没有任何其他临床干预措施像干预吸烟那样，能够如此有效地减少疾病的发生、防止死亡和提高生活质量。

306. 什么是“SHAO 100”原则？

高血压合并多种危险因素时降脂目标为：LDL-C<100mg/dl (2.6mmol/L)，其具体入选标准为“SHAO 100”原则，即高血压患者

同时合并≥3个危险因素：(1)吸烟(Smoking)；(2)早发缺血性心血管病家族史(Family History)；(3)年龄(Age)：男≥45岁，女≥55岁；(4)肥胖(Obesity)。

307. 戒烟在预防策略中的地位如何？

随着医学的进步，目前已经有大量的预防手段被循证医学证明是切实有效的。然而对医师和患者来说，难题在于选择哪些预防措施是最佳组合？对于医疗保险和公费医疗政策制定者来说，需要确定哪些预防措施应该被纳入保健体系；对于卫生策略制订者而言，需要明确哪些措施能使最多的人群获益并且具有最佳的投入产出比，从而作为预防策略的重点。

上述问题的解决有赖于对目前常用的预防措施进行客观、公正的评价。2006年年底，美国国家预防工作委员会(NCPP)对美国常用的15项主要疾病预防措施进行了评价和排序，其目的是为政府卫生决策部门和医疗保健系统提供科学的参考依据，看哪些预防措施能带来更多的获益、更好的效价比。结果显示，阿司匹林、儿童疫苗和戒烟是综合疗效和效价比最高的疾病预防措施。

2006年美国国家预防工作委员会(NCPP)对多种预防措施的排序

美国临床预防措施	健康获益评分	经济效益评分	总分
应用阿司匹林预防心血管疾病(男≥40岁，女≥50岁)	5	5	10
儿童时期免疫	5	5	10
吸烟筛查和戒烟	5	5	10
结肠癌筛查(≥50岁)	4	4	8
高血压筛查(≥50岁)	5	3	8
胆固醇筛查和治疗(男≥35岁，女≥45岁)	5	2	7
肥胖筛查	3	2	5
成人糖尿病筛查	1	1	2

图书在版编目 (CIP) 数据

中国医师控烟手册 / 郭航远等主编. —杭州：浙江大学出版社，2009.6(2012.3 重印)

ISBN 978-7-308-06795-9

Ⅰ.中… Ⅱ.郭… Ⅲ.戒烟—中国—手册 Ⅳ.R163-62

中国版本图书馆CIP 数据核字 (2009) 第 079560 号

中国医师控烟手册

主编 郭航远 马长生 方唯一 霍 勇

责任编辑 余健波
封面设计 十木米
出版发行 浙江大学出版社
(杭州天目山路 148 号 邮政编码 310007)
(网址：http://www.zjupress.com)
排 版 者 杭州中大图文设计有限公司
印 刷 杭州丰源印刷有限公司
开 本 850mm×1168mm 1/32
印 张 7.25
字 数 182千
版 印 次 2012年3月第2版 2012年3月第2次印刷
书 号 ISBN 978-7-308-06795-9
定 价 36.00 元

版权所有 翻印必究 印装差错 负责调换

浙江大学出版社发行部邮购电话 (0571)88925591